歯科医院のための感染対策

Infection Prevention & Control FOR Dental Clinic

ヨーロッパ基準の
インフェクションコントロール

監著 **中村健太郎**

著 山本司将
伊藤磨樹
山本美由紀

クインテッセンス出版株式会社　2018

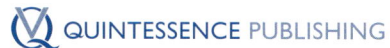
QUINTESSENCE PUBLISHING

Berlin, Barcelona, Chicago, Istanbul, London, Milan, Moscow, New Delhi, Paris, Prague, São Paulo,
Seoul, Singapore, Tokyo, Warsaw

まえがき
～20年以上の歳月をかけて探し求めた歯科医院のための感染対策～

　昨今、医療の安全への関心が高まるなか、患者さんは感染対策の充実が図られることを強く願望されています。厚生労働省は、2018年度診療報酬改定において「院内感染防止策に関する施設基準」を新設し、もし施設基準が提出されなければ、初・再診料を減額するとしました。今後、院内感染対策の充実を図っていくことが着々と要求されていくと思います。

　遡ること23年前、1995年に中村歯科醫院を開業するにあたり、医療機関の原点である安心安全な歯科医院となるべく感染対策に取り組み始めました。

　しかし、その当時は「歯科医院のための感染対策ガイドライン」が存在せず、滅菌・消毒という言葉だけが一人歩きしていました。そこで、1985年に提唱された普遍的予防策（Universal Precautions）と1987年に追加提唱された生体物質隔離（Body Substance Isolation）に準拠し、今ではあたりまえとされる、患者さんごとのグローブ交換を含めた個人防護具（Personal Protective Equipment）の徹底、高圧蒸気滅菌によるハンドピース滅菌ならびに非耐熱性器材への酸化エチレンガス滅菌など、その時代における一般歯科医院としては精力的な感染対策を講じました。

　開業翌年の1996年には、統括された標準的予防策（Standard Precautions）が提唱され、歯科医療従事者（Dental Health Care Personnel）を介する交叉感染対策をより徹底するように努めました。なかでも、交叉感染対策の基本はディコンタミネーション（Decontamination）であることをあらためて痛感しました。しかし、あくまでも医科主導型における感染対策であったため、歯科感染予防業務に当惑する場面も少なくありませんでした。

　2003年に、米国疾病管理予防センター（Centers for Disease Control and Prevention）による『CDC Guideline for Infection Control in Dental Health-Care Settings 2003』では、新たに歯科医療における感染懸念事項が勧告されました。このとき話題となった、治療ごとのハンドピースの滅菌、歯科用ユニットの給水の水質管理ならびにエアロゾルによる環境汚染管理については、開業当初から対策を講じてきたことから大幅な変更もなく、感染予防業務が錯綜することはありませんでした。

　2007年には、一般歯科医院における院内感染対策の実践について『一般臨床家のためのスタンダードプリコーション』と題し、月刊『ザ・クインテッセンス』で紹介しました。

　しかし、当院を含めて日本のほとんどの歯科医院では、まだまだ医科における感染対策を採用せざるを得ない事項も数多く見受けられました。なぜなら、日本では未だに「歯科医院のための感染対策ガイドライン」が確立されていなかったからです。

　そこで、2010年にInfection Control Research Centerを設立し、CDCガイドラインのみならず、アメリカより厳格なドイツのロベルト・コッホ研究所（Robert Koch Institut、RKI）によるガイドラインを研鑽しました。RKIガイドラインが2012年に改定したのを機に、日本における歯科医院主導型の感染対策を系統立てることとしました。2015年にはドイツMELAG Academyを訪れ、RKIガイドラインに準拠した汚染器材の再生処理について詳細に学修してきました。そして、2016年にShurenkaiのやまもと歯科醫院のステリライゼーションルーム（防疫室）を全面リノベーションしました。2017年はドイツDÜRR Academyを訪問し、RKIガイドラインに準拠した消毒薬による院内感染対策について詳細に学修してきました。そして、同年にShurenkai Dental Prosthodontics Instituteのトリートメントルーム（治療室）を開設しました。2018年には、再びドイツMELAGにて、デンタルクリニックにおけるインフェクションコントロールを再検討しました。

　20年以上の歳月をかけて、ようやく「歯科医院のための感染対策」にたどり着きました。それが、RKIガイドラインに基づいたインフェクションコントロールだったのです。

2018年7月
中村健太郎

Contents

Chapter 1
中村健太郎

日本規格のインフェクションコントロール

Chapter 2
山本司将

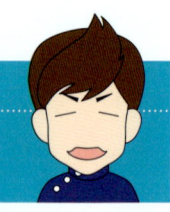

RKIガイドラインによるインフェクションコントロール

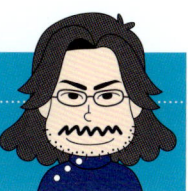
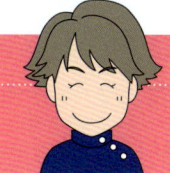

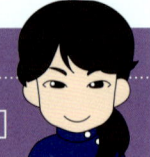

Chapter 5

山本美由紀

インフェクションコントロールの実践 ［ステリライゼーションルーム］

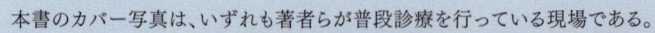

本書のカバー写真は、いずれも著者らが普段診療を行っている現場である。

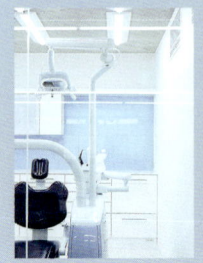

Shurenkai Dental
Prosthodontics Institute
のトリートメントルーム

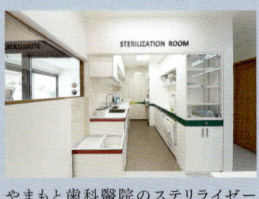

やまもと歯科醫院のステリライゼーションルーム

キャラクター紹介

DRナカムラ
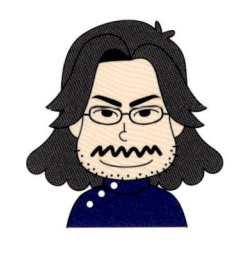
Chapter1で日本の感染対策について問題提起。Chapter3では歯科医院のためのインフェクションコントロールについて解説。

DRヤマモト
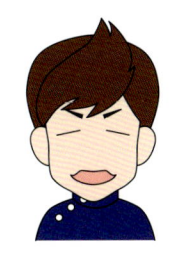
Chapter2で世界基準になりつつあるドイツのRKIガイドラインについて解説。

DHイトウ
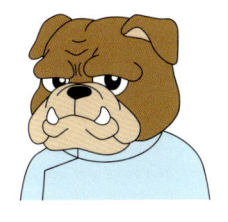
Chapter4でトリートメントルーム（治療室）での感染対策について解説。

DHヤマモト
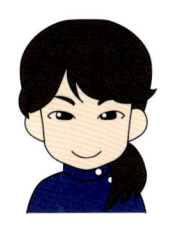
Chapter5でステリライゼーションルーム（防疫室）での感染対策について解説。

ブルドッグ
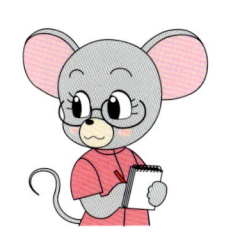
歯科医師。感染対策は十分できていると自分では思っている。できれば費用や手間がかかるのは避けたい。

ペルシャ
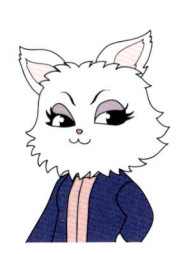
ベテラン歯科衛生士。今までの経験を信じて感染対策を行っている。

ネズミ
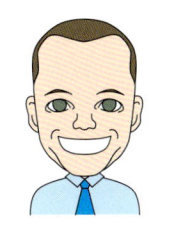
中堅歯科衛生士。業務にひととおり慣れてきて、感染対策に興味を持って熱心に勉強している。

ヒヨコ
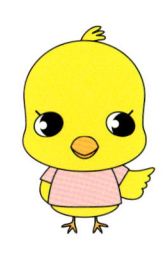
新人歯科衛生士。学校を卒業したてで、感染対策に関する素朴な疑問がたくさんある。

Mr. Volker Walz
DÜRR DENTAL社の製品管理責任者。Topic4で著者らのトリートメントルームについて評価している。

Mr. Christoph Sandow
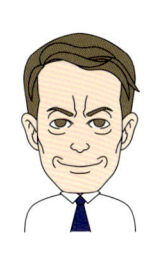
MELAG社の営業取締役。Topic5で著者らのステリライゼーションルームについて評価している。

Chapter 1

日本規格のインフェクションコントロール

中村健太郎
Shurenkai Dental Prosthodontics Institute 院長

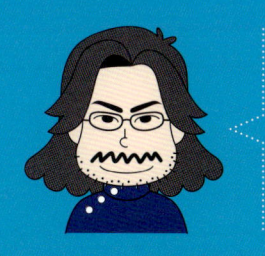

これまで歯科医院における感染対策は、さまざまな意見や情報が錯綜し、混沌としながらも日本独自の発展を遂げてきました。しかし、基本の滅菌・消毒であっても不条理な感染対策に過ぎなかったのです。第1章では、DRナカムラがガラパゴス化する日本規格の感染対策について問題提起します！

1 オートクレーブ滅菌する ハンドピース

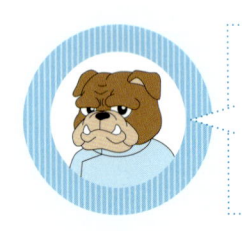

使用したハンドピースをオートクレーブ滅菌したハンドピースと交換することで院内感染対策は万全だ！

湿性汚染物質は、使用後のハンドピースの内部まで侵入している!?

歯科用エアータービンハンドピース（以下タービン）は、回転停止時にヘッド内が陰圧となり、唾液や血液、切削片などの湿性汚染物質が吸引される「サックバック」という現象が生じることから、最近のタービンにはサックバック防止機構が備えられています。一方、歯科用コントラアングルハンドピース（以下コントラ）はギアによる回転ゆえにヘッド内が陰圧にならず、サックバック現象が生じることはないとされています。

これまで、唾液や血液などはタービンやコントラの表面のみに付着しているとして、その表面を消毒用エタノールなどの消毒薬で清拭すれば感染予防対策になると言われてきました。

しかし、サックバック防止機構を備えているタービンであってもサックバック現象が生じているとの報告[1-3]や、コントラであっても内部のギアがポンプの役目をしてサックバック現象を生じさせる場合もあるとの見解[4,5]もあります。改めて、使用後のハンドピースはその内部まで唾液や血液、切削片などの湿性汚染物質が侵入していると考えるべきではないでしょうか。

また、2003年のCDCガイドライン[6]でも、「ハンドピースは1人の患者が終了するごとにつねに加熱滅菌し、高水準消毒は行わないこと」と明記されています。

ハンドピースの滅菌処理について国民も注目している！

そんな矢先、ハンドピースの滅菌処理が不適切であり歯科医療機関における院内感染対策が不十分であるとの報道がありました。ハンドピースの滅菌処理における実態が国民に明らかとなったことから、歯科医療機関を受診される患者さんは必然的にハンドピースを注視するようになりました。

その反響の大きさから、厚生労働省からは『歯科医療機関における院内感染対策の周知について（依頼）』[7]が以下の内容で通達されました。

> ●使用したハンドピースは患者ごとに交換し、オートクレーブ滅菌することを強く勧める。
> ●ハンドピースの所有数は、歯科用ユニット（以下「ユニット」）の2倍以上であるかを確認する。

したがって、使用したハンドピースはオートクレーブ滅菌が必要不可欠となり、多くの歯科医院ではハンドピース滅菌（短時間の滅菌行程）に対応したオートクレーブを設置しているのではないでしょうか。

タービンやコントラの滅菌は
中空構造内部まで滅菌できる高圧蒸気滅菌器でないと不十分である

　使用済みのタービンやコントラはオートクレーブ滅菌さえすれば、院内感染対策は万全なのでしょうか。

　オートクレーブ滅菌（高圧蒸気滅菌）とは、密閉された装置内で適切な温度と圧力の飽和水蒸気で加熱することにより細菌を殺滅することを意味します。この滅菌には、チャンバー内の空気が飽和水蒸気と全部置換してそのうえで被滅菌器材すべてに隅々まで飽和水蒸気が到達することが不可欠なのです。そのため、高圧蒸気滅菌器には、重力加圧脱気式（重力置換式方式）と真空脱気プレバキューム式（プレポストバキューム方式）がありバキュームチップやシリンジノズルなどの中空器材は後者の方式でないと中空構造内部のすべてに飽和水蒸気が到達しません。

　タービンやコントラは、その構造から中空器材に該当します。したがって、中空構造内部まで完全に滅菌できる高圧蒸気滅菌器でないと滅菌できていないことになります（図1）。

　さらに、内部に付着している唾液や血液、切削片などの汚染物質は、飽和水蒸気が浸透する程度では洗浄できません。汚染物質の除去ができない以上、オートクレーブ滅菌だけでは滅菌処理が不十分であると言わざるを得ません。また、残留している汚染物質がユニットの管路まで汚染する可能性があります。これでは、ハンドピースを患者さんごとに交換しても交叉感染が懸念されます。

図1　ハンドピース中空構造内部の滅菌状況

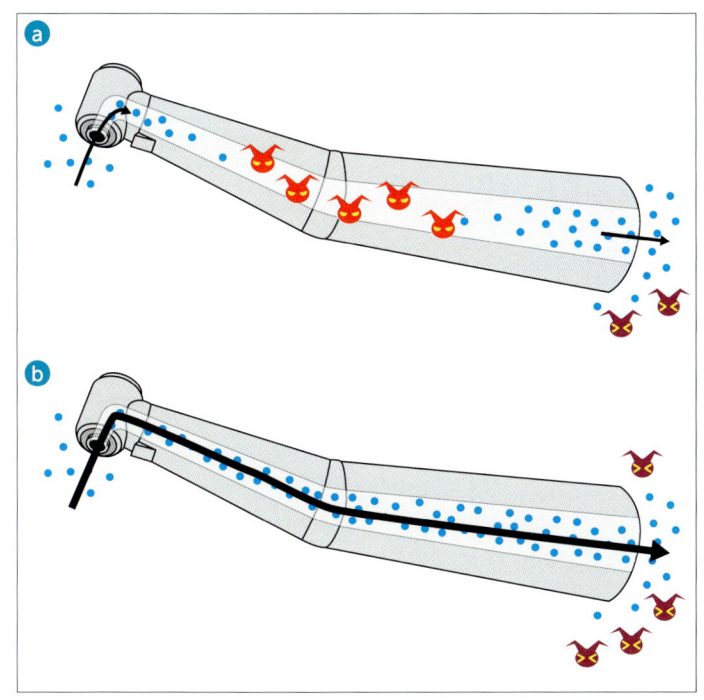

ハンドピース内すべてを滅菌するには、プレポストバキューム方式による高圧蒸気滅菌器を使用しなければならない。
ⓐクラスNと呼ばれる従来の重力加圧脱気式（重力置換式方式）による高圧蒸気滅菌器では、中空構造内部のすべてに飽和水蒸気が到達しないため、滅菌が不完全となる。
ⓑクラスB（条件に適合するクラスS）と呼ばれる真空脱気プレバキューム式（プレポストバキューム方式）による高圧蒸気滅菌器では、中空構造内部のすべてに飽和水蒸気が到達するため、滅菌が完全となる。

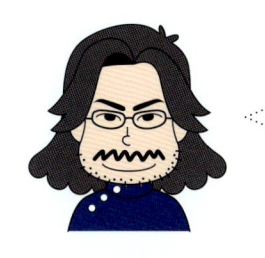

DRナカムラ's comment

単にオートクレーブ滅菌したハンドピースを
患者さんごとに交換しても
院内感染対策が万全であるとは限らないのです！

2 手袋による自己感染対策

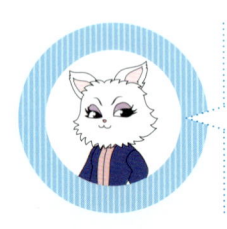
とりあえず、手袋をしておけば安心よね！

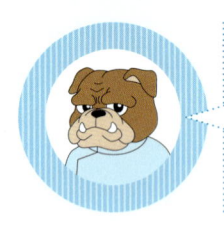
手袋さえしておけば、自分が感染することはない！

職務感染対策には グローブの着用が不可欠である！

HBV、HCV、HIVなどの重症感染症患者さんから歯科医療従事者（DHCP）の職務感染を防止することを目的に、1985年にユニバーサルプリコーション（普遍的予防策、P.42参照）が提唱されました。このときの感染防止対策ではグローブの着用が強調されました。直接手指に血中ウイルスを付着させないことが最大の目的だったと考えられます。

1987年には、血液を含む、含まないにかかわらず、潜在的に感染性のあるすべての湿性の生体物質を主にグローブを着用することにより隔離するボディサブスタンスアイソレーション（生体物質隔離、BSI）が提唱されました。DHCPが職務する際には、どんな状況であっても着用することを義務づけたと言っても過言ではありません。この時代は、DHCPの職務感染が後を絶たなかったことが窺えます。

日本ではグローブの着用による 感染対策の認識が足りない！

一方、感染に対する認識が低かった当時の日本の歯科環境では、埋伏抜歯といった大がかりな観血処置で着用されていたぐらいで、感染症患者さんにおける歯科治療であっても着用が義務づけられることはありませんでした。このときの歯科医師の多くは、これまで素手で身につけた手指の感覚が、グローブによって失われることへの不安から着用を拒んでいました。

1990年代に入ってから、やっと日本でもグローブの着用が一般化されました。しかし、グローブは職務感染予防対策であるとし、またグローブ自体も高価な時代であったことから、「患者ごとに交換しない」「グローブ着用のまま手指消毒する」「一日中着用している」などの意見が多く聞かれました。なかには、「穴が空いていなければ再使用する」「再使用するグローブは洗って干しておく」などの意見も聞かれました。

グローブが安価になった現在でも、歯科医師からは「すべての患者に着用するとは限らない」「患者ごとには交換しない」との意見も少なくありません[8, 9]。2012年の歯科医療機関における院内感染対策アンケート調査（回答率14.8％）では、グローブの完全着用率が73％程度にしか過ぎず、2006年の同アンケート調査（回答率10.1％）時の67％と比較してもほとんど増加していません[10]。このことからも、日本では、現在もグローブを正しく着用して感染予防する認識が低いことが窺えます。また、使用後のグローブを着用したまま、ボールペンやカルテ、キーボードなどに触れてしまうことも少なくありません。

グローブを正しく着用しなければ自己感染対策にはならない

誰のためのグローブの着用なのでしょうか。CDCガイドライン（2003）[11]では、グローブの着用について「両手とも患者ごとに新しいグローブをはめ、使用後は直ちに外して手指衛生し、微生物を他の患者や周囲環境に広げないように努めなければならない」と強く勧告しています。**グローブの着用は、汚染された手指から周囲環境、あるいは次の患者さんへの汚染拡大を防止し、患者さんを交叉感染から予防する大切な意味を持ちます。**

また、CDCガイドライン[12]では、「グローブをはめたままの術前の手指衛生あるいはグローブをはめたままの術後の手指衛生による再利用は禁ずる」とも勧告しています。さらに、新品のグローブでもピンホール（肉眼では確認できないほどの孔・傷）が存在し、20分以上着用した場合はピンホールが急激に増加します[13]。グローブを交換せず、その上から手指消毒をしても、微生物を除去できないばかりか、グローブにダメージを与えて防御機能を低下させ、その後の手指消毒でも細菌は除去できないことが危惧されます[14]。したがって、患者さんごとのグローブ交換は当然なことなのです。

グローブを正しく着用することで、自分の保全はもちろんのこと、患者さんも保全することができるのです（**図2**）。

Discussion

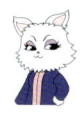

もったいないから、汚れたり破れたりするまで使い続けなさいと言われます……。私も、グローブの表面をきれいに手指消毒しておけば大丈夫だと思っていますが……。

一日中グローブを着用し、そのグローブの上から手指消毒を繰り返しても、感染対策にはなりません。それでは、あなたも患者さんも感染から守られませんよ。

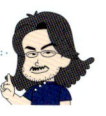

図2　ドイツ視察時に著者らが目にしたグローブ使用

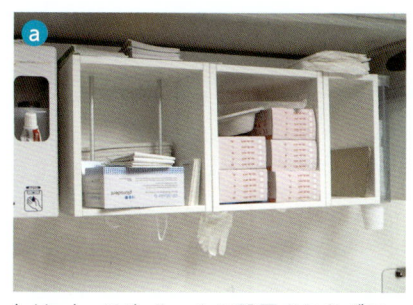

トリートメントルームに設置されたグローブ保管状況。サイズ違いのグローブを下部から取り出せるようになっており、ことあるごとにグローブを交換している。

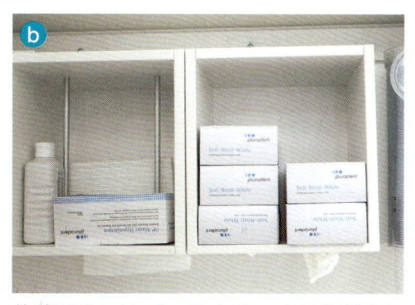

他院でのトリートメントルームに設置されたグローブ保管状況。ドイツの多くのデンタルクリニックがこの保管方法を採用している。

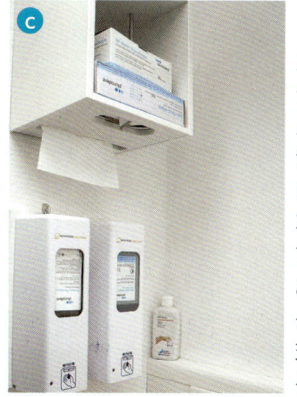

ステリライゼーションルームに設置されたグローブ保管状況。ここでも、ことあるごとにグローブを交換している。

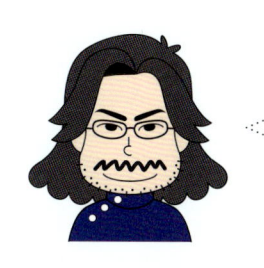

DRナカムラ's comment

グローブの正しい着用が、職務感染と交叉感染を防止できるのです！

3 万能な消毒用エタノール

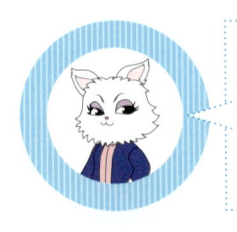

すべて滅菌できるわけではないから、どうしても消毒薬に頼らざるを得ないの！　そのための消毒用エタノールでしょ!?

普段から滅菌できるものは すべて滅菌している!?

　普段から抜歯や歯周外科など観血処置に使用した外科用器材は、間違いなく滅菌しています。また、耐熱性に優れたミラーやピンセット、探針、バットなどの基本セットも観血処置を問わず滅菌しています。

化学的消毒法も難しい場合には 消毒用エタノールの清拭法が選択される！

　耐熱性に優れず、オートクレーブ滅菌に適さない器材には、その多くにグルタラール製剤やフタラール製剤などによる化学的消毒法が採用されています。これらの製剤による処理は、高水準消毒（グルタラール60分浸漬では化学的滅菌）が水準分類とされています[15, 16]。その効力を左右する因子として、濃度、温度および時間の他にも、消毒薬との接触状況、血液などの有機物による汚染などが挙げられます[17]。したがって、殺菌効力を有効にするためには、消毒薬の濃度・温度・時間が管理された浸漬法が一般的とされているのです。

　しかし、クラウンリムーバーや咬合紙ホルダー、コンタクトゲージなどの補綴用器材は、その数量の関係から、消毒用エタノールを浸潤させたワッテやガーゼによる清拭が常習的となっていませんか。また、ハンドピースのケーブルやシリンジの先端部、ユニットのテーブルの上などオートクレーブ滅菌も化学的消毒法にも対応できない器材や場所も、常習的に消毒用エタノールを浸潤させたワッテやガーゼによる清拭ではありませんか（**図3**）。

図3　消毒用エタノールを浸潤させたワッテやガーゼによる清拭

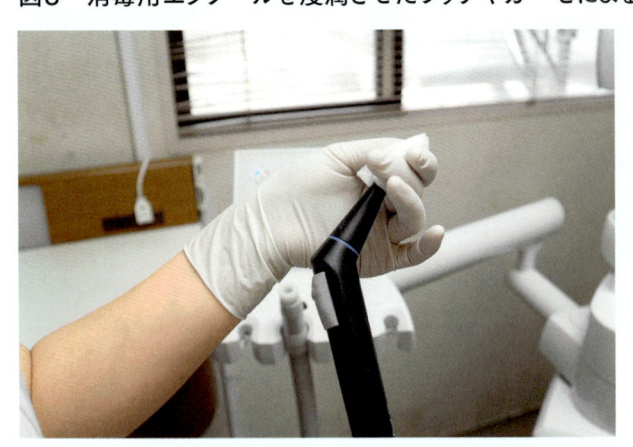 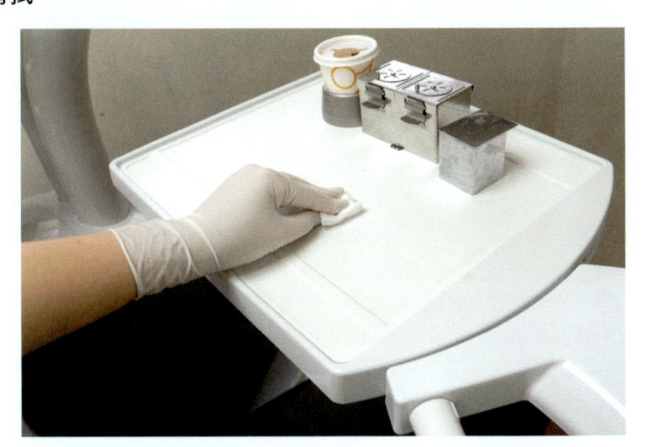

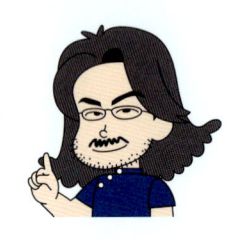

消毒用エタノールをしみこませたワッテで拭くだけで、ちゃんと消毒できるのでしょうか。

消毒用エタノールは化学的消毒法の消毒薬に適さないだけでなく
汚染物質や細菌の拡大の危険性が高まる

　消毒用エタノールは、殺菌効力に優れ、器材や場所も選ばず、人体に無害である万能の消毒薬なのでしょうか。

　実は、消毒用エタノールはその分類と特性から（**表1**）右のように結論づけられるため、化学的消毒法の消毒薬には適さないと言わざるを得ません。

　さらに、消毒用エタノールを浸潤させたワッテやガーゼによる清拭は、浸漬法と異なり器材と消毒用エタノールが直接接触するとも限りません。また、洗浄（除去）が完全でないと、タンパク質の凝固により殺菌効力も発揮されません[18]。したがって、**消毒用エタノールを浸潤させたワッテやガーゼによる清拭では、かえって汚染物質や細菌の拡大が懸念されます。**

- ●中水準消毒（高水準消毒より抗微生物スペクトルが狭く、芽胞形成菌には無効）であり、殺菌効力が高水準消毒に及ばない[18]。
- ●グルタラール製剤やフタラール製剤とは異なり、用量や作用時間に規定がなく、殺菌効力の信頼性に乏しい。
- ●揮発性から容器の開閉や気密性が劣ることで経時的に濃度が下がり、至適濃度を下回ると殺菌効力が低下する[19, 20]。
- ●至適濃度を下回ると殺菌効力が低下するだけでなく、容器内に細菌が繁殖する危険性がある[20]。

表1　消毒用エタノールの分類と特性

項目	解説
薬効分類	外皮用殺菌消毒剤
水準分類	中水準消毒
効能・効果	手指・皮膚の消毒、手術部位の皮膚の消毒、医療器具の消毒
濃度	希釈せず、原液を使用する（至適濃度：70％）
用量	規定されていない
作用時間	規定されていない
注意事項	●タンパク質を凝固させて効果を損なうため、十分な洗浄が必要である ●揮発性が高く、十分な気密性を必要とする ●細菌の芽胞に対する効力はない ●長時間の浸漬で腐食を起因する

用量や作用時間に規定がなく揮発性によって至適濃度の低下の恐れがある消毒用エタノールは中水準消毒には適さない。

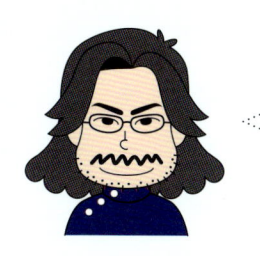

DRナカムラ's comment

消毒用エタノールは万能な消毒薬であるどころか
感染拡大につながりかねないのです！

4 偶像化する紫外線殺菌法

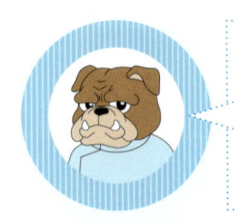

一斉風靡した紫外線殺菌器、昔はどこの歯科医院にもあったぞ！　今では院内スリッパでさえも紫外線殺菌するから、院内感染対策は万全だな！

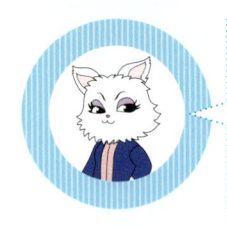

紫外線に当てるだけで殺菌できるから簡便だし、器具も劣化しないから安心だわ！

紫外線殺菌法は環境を汚染しない安全な殺菌法として注目されている！

紫外線殺菌法は古くから研究されており、これまで食品関係や医療関係など幅広く利用されています。その殺菌作用は1901年にHermann Strebelによって確認され、日本では1950年代に厚生省が理髪店に対して紫外線消毒器の設置を義務づけたことを発端に、全国に普及していきました。最近は、消毒薬による健康被害や環境汚染が問題となるなか、厚生労働省が紫外線殺菌の有効性を公認する区分を拡大させたことから、対象物に残留せず、また環境を汚染しない安全な殺菌法として注目されています。

紫外線殺菌法のメリットは、以下のとおりです。

- ●耐性菌を産出しない。
- ●滅菌対象器具を変性させない。
- ●滅菌対象器具に残留しない。
- ●殺菌管理が簡便で、自動業務に適する。

逆にデメリットは、以下のとおりです。

- ●紫外線は浸透せず、殺菌範囲が表面に限定される。
- ●紫外線が到達しないと殺菌効力はない。
- ●照射しないと殺菌効力が持続しない。

器具の一時保管やスリッパの殺菌に紫外線殺菌が使用されているが……

紫外線のこれらの特徴から、歯科では器具の一時保管に最適とされ、当時は紫外線殺菌灯保管庫の設置は不可欠であるとされてきました[21]。しかし、滅菌バッグの普及から器具の保管環境は大きく変化し、近年その姿を消しつつありますが、なかには印象用トレーなど基本セット以外を紫外線殺菌灯保管庫に保管している歯科医院もあるかと思います（**図4**）。

また、ほとんどの日本の歯科医院では上下足分離となっており、上足ではスリッパに履き替えます。近頃では、院内感染対策として紫外線殺菌灯スリッパ保管庫を完備している歯科医院も少なくありません[22]（**図4**）。

紫外線殺菌法は歯科医院の殺菌法としては向かない

紫外線殺菌灯スリッパ保管庫を設置することが院内感染対策となるのでしょうか。また、そもそも紫外線殺菌法は本当に有効なのでしょうか。

紫外線などの殺菌線によって細菌の新陳代謝が阻害され、増殖機能を失い、さらに原形質が破壊され、死滅（不活化）すると考えられていますが、そのメカニズムは未だ十分に解明されてはいません。紫外線殺菌に必要な紫外線放射量（放射照度×照射時間）は、菌種や形態、存在する環境によって異なり、その殺菌目的に応じて、照射時間のみならず、放射照度（照射器具の型式、殺菌灯の種類と大きさ、照射距離）を調整しなければなりません。しかし、**多くの歯科医院に設置してある紫外線殺菌灯保管庫には、照射照度を調整する機構がありません。**

また、紫外線は物質を透過することができず、その表面に到達しないと殺菌効力はないに等しいのです。したがって、照射時間に関係なく、照射距離や照射方向を調整しなければなりません。しかし、**多くの歯科医院に設置してある紫外線殺菌灯保管庫には照射距離や方向を調整する機構がありません。**

紫外線殺菌法は、食品工場や製薬工場などの滅菌工程では不可欠な殺菌法であります。しかし、歯科医院での殺菌法としては不適切であると言わざるを得ません。さらには、放射照度が調整できない、スリッパ内の先端まで紫外線が到達しにくい紫外線殺菌灯スリッパ保管庫は、歯科医院には不相応であると言っても過言ではありません。

図4　紫外線殺菌灯保管庫と紫外線殺菌灯スリッパ保管庫

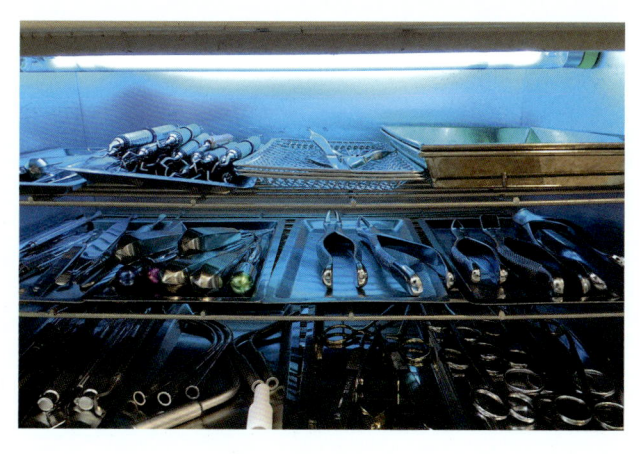
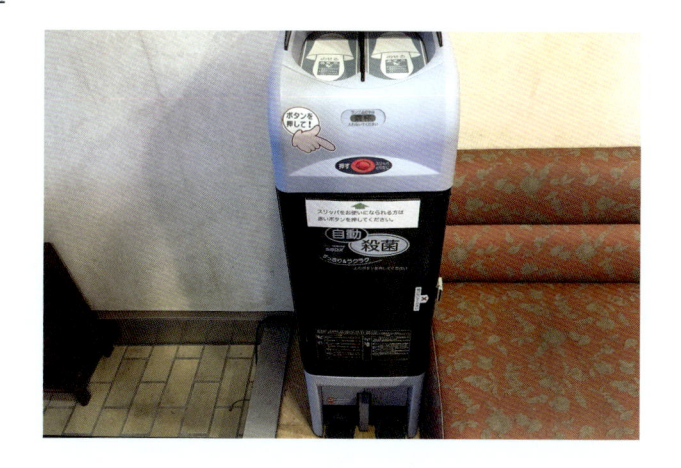

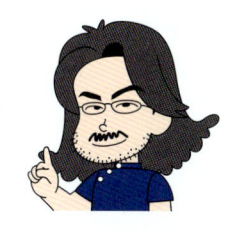

照射照度・距離・方向を調整する機構が備わっていないだけでなく、紫外線が下の段の器材やスリッパの内部までまったく届いてはいないのです。紫外線殺菌法による感染予防対策は止めるべきではないでしょうか。

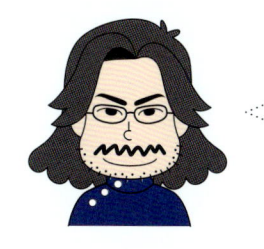

DRナカムラ's comment

照射照度の調整不可や紫外線が到達しづらい歯科用器具の形状から
歯科医院に紫外線殺菌法は不向きなのです！

5 ラッピングによる環境汚染対策

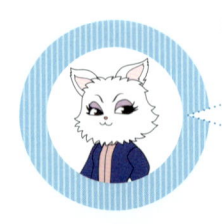

肝炎の患者さんの治療には、しっかりとラッピングするわ!

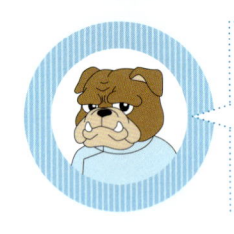

インプラントのオペでは、必ずラッピングをしなければ!

日本の環境汚染対策はラッピングが一般的とされている!?

治療後のユニットやその周辺は、血液や唾液が含まれたエアロゾルの飛散やグローブをはめた手指の接触によって汚染されます。環境汚染された表面から、歯科医療従事者（DHCP）の手指を介して次の患者さんの口腔内へ伝播することが危惧されます。そのため、環境汚染の拡大を防止するために、患者さんごとの環境整備が不可欠となります。

日本の環境汚染対策は、洗浄しにくい表面などを防護カバーで手指が接触、飛沫付着する部分を隔離する、ラッピングと呼ばれる方法がもっとも有効とされ、一般的とされています[23,24]。これは、手指が接触する器材やスイッチ類、ハンドピースとバキュームのホース部を、事前にラッピング材にて防御バリアする一種の生体物質隔離（BSI）であると考えられます。CDC（1999）では、ユニットを患者さんごとにラッピング材にて防御バリアすることを勧告しています[25]。

ラッピングによる環境汚染対策は万全なのか?

ラッピング材には、メーカー別にサーフェスフィルム

バリアフィルム、カバーオールフィルム、スリーブなどと呼ばれるクロスカバーのほかに、市販の食品用ラップフィルムやポリ袋、養生テープ、滅菌した市販のアルミホイルを代用する場合もあるようです[26]。

防御バリアが推奨されるところは、

- ●ユニット周辺：ライトハンドル、ライトスイッチ、テーブルハンドル、ユニット各種スイッチ、ハンドピースホース、バキューム・サリバイジェクターホース、スリーウェイシリンジ、カートの引き出しハンドルなど
- ●治療用機器：LED光照射器、カートリッジディスペンサー、根管長測定器など各種周辺機器、マイクロスコープ、画像診断機器など
- ●治療用機器以外：カルテ、ボールペン、コンピュータキーボード、タブレット、マウス、ドアノブなど

とされています。

しかし、接触する可能性がある部分をすべて防御バリアすると、ユニットからその周辺はラッピング材だらけとなります。結果、患者さんに不安を与えるだけでなくかえって環境整備が整わなくなります。また、患者さんごとに交換し、使用済みのラッピング材は感染性廃棄物として処理しなければならないことから、ラッピング材を交換する時間やランニングコストも軽視できません。

環境汚染対策用消毒薬を用いることでラッピングは不要になる

このラッピングは、日本以外の国でも普及しているのでしょうか。実は、ヨーロッパ諸国では、ラッピングによる防御バリアはほとんど実践されてはいません。CDCの勧告は20年近く経過しており、現在のデンタルクリニックでの環境汚染対策にそぐわないことから推奨されていないのです。その理由として下記が挙げられます。

●術者が口腔内を触ったグローブをはめたまま、ユニットのコントロールスイッチ類やカルテコンピュータのキーボードなど周辺機材に接触することがない。
●唾液や血液、切削片などを含んだエアロゾルは、サクションシステムと呼ばれるユニットに搭載される強力な吸引システムによって飛散しない。

ユニットのコントロールスイッチ類は非接触、もしくはフットペダルによってコントロールされ、手指で接触することはありません。キーボードをはじめ周辺機器に触れる際には、グローブを外して手指消毒します。またカニューレとサクションシステムによってエアロゾルの飛散は確実に防止できます。したがって、ラッピングによる防御バリアを必要としません。もちろん、患者さんごとに消毒薬による清拭にて環境汚染対策を実践しています。

一方で、ラッピング材を交換する際には表面を汚染することが懸念されるため、消毒薬による清拭が不可欠となります。したがって、ラッピングすることが防御バリアとして有効であるとは限らないのです（**図5**）。現にCDC（1999）では、消毒薬による清拭も勧告しているのです[23]。

まずは、患者さんの口腔内を触った手指（グローブ着用）で、ユニットや周辺機器を接触しないことが環境汚染対策の第一歩です。

図5 手指が接触するライトハンドルへの汚染対策

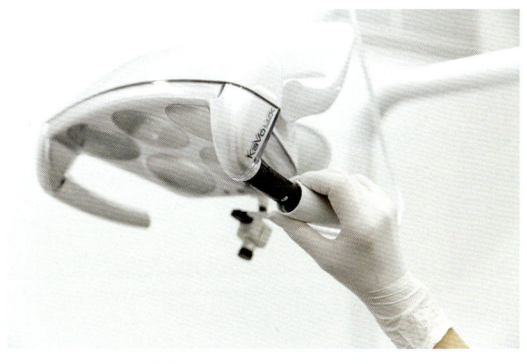
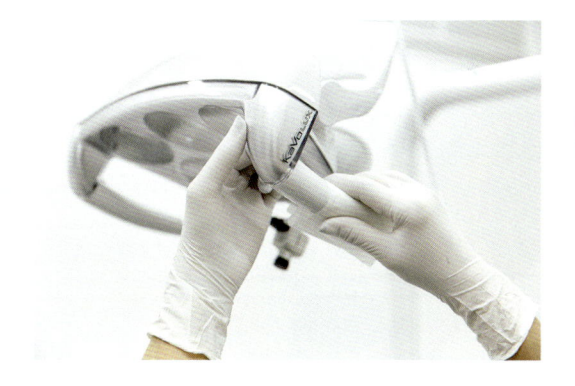
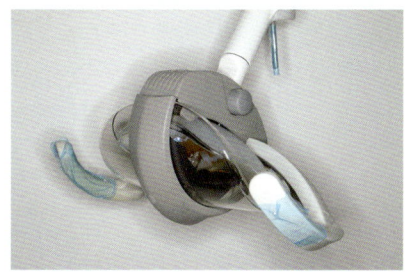

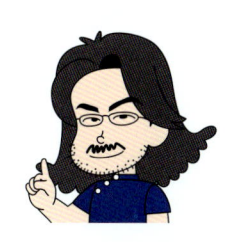

たとえば、ライトハンドルの日本における汚染対策は一般的にラッピングとされていますが、ヨーロッパではハンドルを取り外して薬液浸漬をするか、環境汚染管理用消毒薬による清拭にて環境汚染管理をしています。

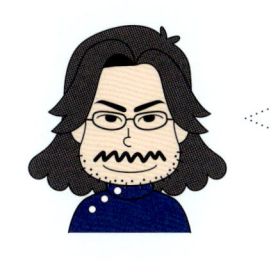

DRナカムラ's comment

ラッピングによる防御バリアでは
院内感染対策が万全であるとは言い難いのです！

6 スポルディングの呪縛

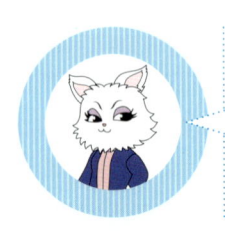

いろいろな消毒薬があるから、消毒薬を使用するための指標がいるの！　そのためのスポルディングの分類でしょ！

スポルディングの分類では、汚染による感染の危険度と消毒水準で分類されている!?

　これまでの医療の現場で、汚染器材ごとに必要な洗浄・消毒・滅菌による再生処理を決定する指標となっているのが、1968年にE. H. Spauldingが提案した「スポルディングの分類」です[27]。再生処理する器材とその使用用途に分類され、汚染による感染の危険度に応じて、器材を「クリティカル」「セミクリティカル」「ノンクリティカル」の3段階に分類し、それぞれに対応した消毒水準分類は「滅菌」「高水準消毒」「中水準消毒」「低水準消毒」の4段階に設定されています（**表2**）。

　消毒水準分類は、
- ●滅菌：いかなる形態の微生物も完全に殺滅
- ●高水準消毒：多量の芽胞を除くすべての微生物を殺滅
- ●中水準消毒：芽胞を除く結核菌とその他の細菌、ほとんどのウイルスや真菌を殺滅
- ●低水準消毒：芽胞や結核菌を除くその他の細菌、一部のウイルスと真菌を殺滅

となっていますが、医療現場ではどこまで対応できているのでしょうか。

日本の歯科医院での汚染器材の再生処理は滅菌と高水準消毒が一般的である!

　歯科医療で使用する器材のほとんどは、組織内に挿入する、あるいは粘膜と接触することから、「滅菌」「高水準消毒」「中水準消毒」にて処理しなければなりません。皮膚と接触しているユニットだけが、「低水準消毒」にて処理することになります。

　しかし、これまでの日本では、歯科医院における処理方法は明確に指導されていません。それゆえに、耐熱性に優れた器材は高圧蒸気滅菌による「滅菌」と、耐熱性に劣る器材は化学的消毒法（グルタラール製剤、フタラール製剤）による「高水準消毒」が一般的とされてきました。なかには、酸化エチレンガス（EOG）滅菌による「滅菌」にて処理している医療機関もあります。

　なお、消毒薬や酸化エチレンガスは毒性を有する化学物質であるため、作業従事者は曝露の防護が必要となります[28]。

表2　スポルディングの分類

分類	定義	処理	対象器材の例
クリティカル	通常無菌の組織や血管に挿入されるもの	滅菌	手術器材
セミクリティカル	損傷のない粘膜および創のある皮膚に接触するもの	高水準消毒（中水準消毒）	人工呼吸器回路、麻酔器回路、軟性内視鏡
		中水準消毒	ネブライザー、哺乳瓶
ノンクリティカル	損傷のない皮膚と接触するもの	洗浄	血圧計、酸素マスク
		消毒する場合は低水準消毒	

本来は医科医療における分類であり、表に示すように医科感染管理における対象器材やその処理法が示されているところに、歯科器材を無理やり当てはめているに過ぎない。

スポルディングの分類はとても古く
しかも現代の歯科医院に適するとは言えない

「スポルディングの分類」は、消毒薬を適切に選択するための指標となるのでしょうか。この分類が提案されたのが1968年とちょうど50年前であり、**その後は一度も改訂されてはいません。**また、**もともとは医科における指標**[29]であり、歯科医療、とくに歯科医院の指標には該当しないと言っても過言ではありません。

また、CDCガイドライン（2003）[30]でも、「器材の耐熱性・非耐熱性」と「目視による血液の付着」を指標に、処理方法を「滅菌」「高水準消毒」「中水準消毒」「低水準消毒」と区別しているに過ぎません。

したがって、「スポルディングの分類」は消毒薬を選定する指標でもなく、また歯科医院における適切な再生処理とは乖離しており、もはや形骸化していると言わざるを得ません。

さらに、いまだに曝露防護しなければならないほどの有害な消毒薬を使用していることも懸念されます。あらためて感染のリスクレベルによる汚染器材の再生処理方法について分類するべきだと思いませんか。

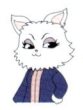

スポルディングの分類は、私たちにとってはあたりまえのルールであり、誰もがこの分類によって器材に対する消毒薬を選択していますが……。

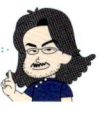

50年も前に制定されたスポルディングの分類は、もともと医科感染管理における指標であり、これまで何の改訂もない分類をそのまま歯科の指標とするのはいかがなものでしょうか。

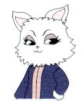

スポルディングの分類が適さないのであれば、どうすればよいのですか？

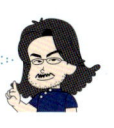

ドイツRKIのガイドラインには、歯科医院に適した器材のリスク分析があり、そのルールによって適切に再生処理ができますよ（P.42参照）。

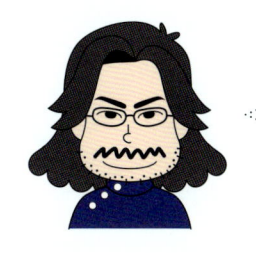

DRナカムラ's comment

スポルディングの分類は消毒薬を選定する指標でもなく
もはや形骸化していると言っても過言ではありません！

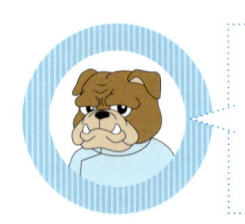

7 高性能な クラスBオートクレーブ

ヨーロッパ規格EN13060に準じた
ハイクラスなクラスBオートクレーブを導入すれば
滅菌は完璧だぞ！

オートクレーブのクラス分類は ヨーロッパ規格に振り回されている⁉

2006年あたりから日本の歯科医院向けにクラスB オートクレーブの販売が始まると、オートクレーブの性能に関心が寄せられ、そのクラス分類であるEN13060 が一躍話題となりました。EN13060では、滅菌対象器材の構造や包装の複雑さによって、クラスB（Big）、クラスS（Specific）、クラスN（Naked）と分類されています[31]。

これまで、滅菌レベルを上げることを目的にクラス

Bを導入しなければならないと警告する意見[32,33]から、ヨーロッパ規格はローカル基準であり、国際基準である ISO規格ではないから準拠する必要はないとする意見[34] まで散見されてきました。クラスBが普及しつつあるなか、EN13060やクラスBに関する情報が錯綜しているようです。

また、クラスSがクラスBとクラスNの中間に位置づけされていますが、その明確な区分基準も釈然としません。なかには、クラスSをハンドピース専用のオートクレーブと位置づけているメーカーも見受けられます。

図6 PCD内にロール状に納められたチューブを伸ばした図

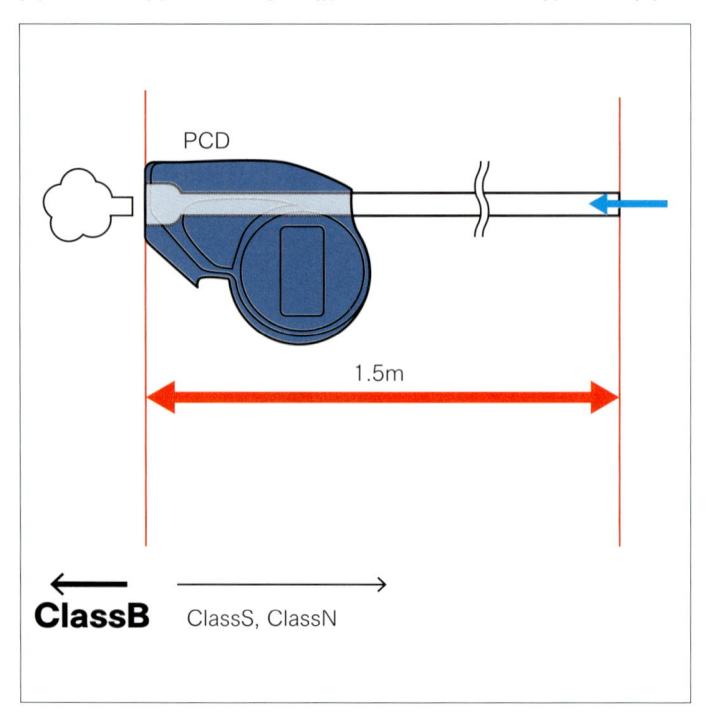

長さ1.5m、内径2mm、厚さ0.5mmのポリテトラフルオロエチレン（PTFE：フッ素樹脂）製チューブのホロー型プロセスチャレンジデバイス（PCD）にセットされたインジケータが黒色化することで蒸気到達が判定でき、その判定によってクラスB基準であることが証明されます。長さ1.5mのPCDによってクラスBとなり、それ以下の長さではクラスSと区別されるのです（図6）[34]。

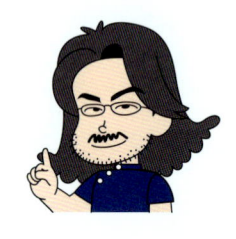

EN13060は中空構造内部への蒸気到達率による分類であり
スチームステリライザーの性能を示す分類ではない

どれだけの歯科医療従事者が、EN13060を正しく理解しているのでしょうか。EN13060とクラスB／Sオートクレーブに関連する言葉について、少し整理してみましょう。

まず、オートクレーブとは、高温・高圧下で化学反応を起こさせるための耐熱耐圧密閉容器を意味します。正式には、高圧蒸気滅菌はスチームステリライゼーション、高圧蒸気滅菌器はスチームステリライザーといいます。

ENとは、欧州30ヵ国で構成される欧州標準化委員会（CEN）が公刊する欧州の統一規格であり、各国の国家規格とすることが義務づけられています。EN13060は小型蒸気滅菌器を対象とした蒸気滅菌法の規格であり、**歯科専用の規格ではありません**[31]。

また、**EN13060は性能を表すものではなく、器材内部への蒸気到達率によって設定**されています。**長さ1.5m**、内径2mm、厚さ0.5mmのポリテトラフルオロエチレン（PTFE：フッ素樹脂）製チューブのホロー型プロセスチャレンジデバイス（PCD、**図7**）によるHelix Testがクリア（インジケータが黒く変色）であれば、クラスBに分類されるだけです[35]。クラスBであれば、ハンドピースなどの中空構造物の滅菌は保証されます。

クラスSを単に稼動させても、ハンドピースの滅菌が保証されるとは限りません。ハンドピース内部の構造を考慮したバッチモニタリングシステム（BMS、**図8**）あるいはPCDによるHelix Testがクリアであれば、クラスSでもハンドピースの滅菌が保証されます[36]。

なお、インプラント器材を入れたインプラント用サージカルキットケースなどは、複雑な中空構造を有するため、クラスBでないと滅菌の保証は得られません。ハンドピースなどの中空構造も、クラスB／Sでないと滅菌の保証は得られません。

図7　プロセスチャレンジデバイス（PCD）

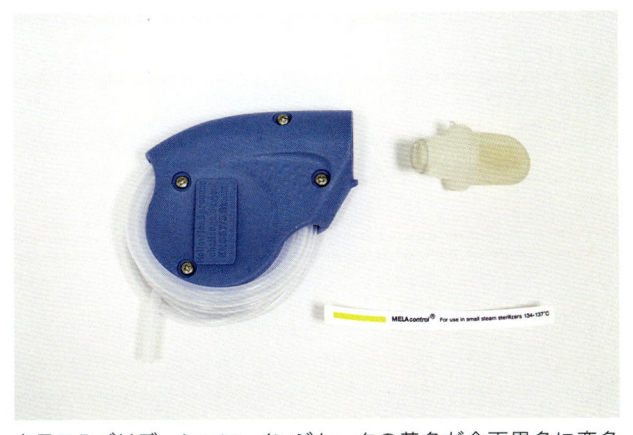

クラスBバリデーション。インジケータの黄色が全面黒色に変色することで、蒸気到達を確認することができる。

図8　バッチモニタリングシステム（BMS）

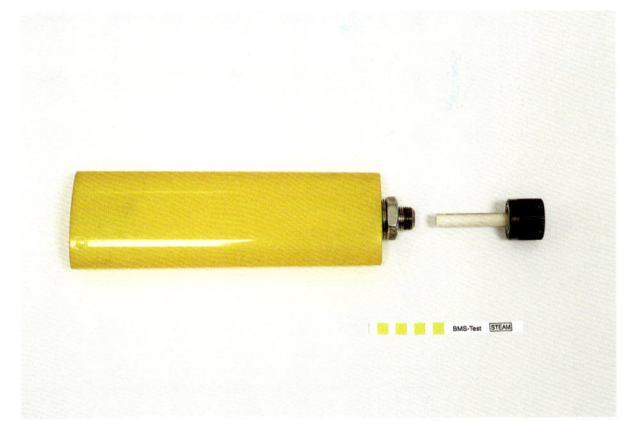

クラスS（ハンドピース用）バリデーション。プロセスチャレンジデバイスと同様に、黒色に変色することで、蒸気到達を確認することができる。

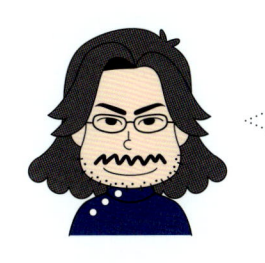

DRナカムラ's comment

EN13060は性能を示す分類ではなく
クラスBは高性能なスチームステリライザーではなかったのです！

8 完璧なオートクレーブ滅菌

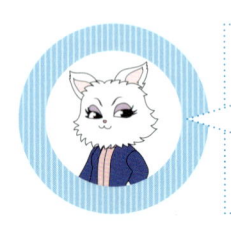

滅菌バッグに入れて、チャンバーに入れて扉を閉めて
そして作動スイッチを押せば、滅菌は完璧よ！

スチームステリライザーの設定条件 ちゃんと守れていますか？

スチームステリライゼーションは、密閉された装置内で適切な温度と圧力の飽和水蒸気で加熱することにより微生物を殺滅します。チャンバー内の空気が飽和水蒸気と全部置換することが重要で、被滅菌器材すべてに飽和水蒸気が到達しなければなりません。

急速な加熱により、被滅菌器材の深部まで熱が素早く到達することで、すべての細菌を短時間で殺滅させるのです。被滅菌器材の種類や形状、コンテナや滅菌バッグの収納状況などによって加熱の程度が異なってくること

から、チャンバー内（被滅菌器材の外ケースも含む）の温度や圧力が設定条件に達してからの滅菌時間が大切になります。また、チャンバー内のコールドスポットと呼ばれる最低温度部位での温度到達時間と設定温度到達時間には時間差があります。事前に確認して設定条件を変更することもあります[36]。

多くの歯科医院では、滅菌バッグに封入した滅菌対象器材をチャンバー内に満杯にし、力任せに扉を閉め、設置時のままの設定条件で作動スイッチを押しているのではないでしょうか（**図9**）。そして、滅菌工程終了後に扉を開け、水気を含んだ滅菌バッグを取り出しているのではないでしょうか。

図9　滅菌対象器材を入れた滅菌バッグが満タンに詰まったチャンバー内

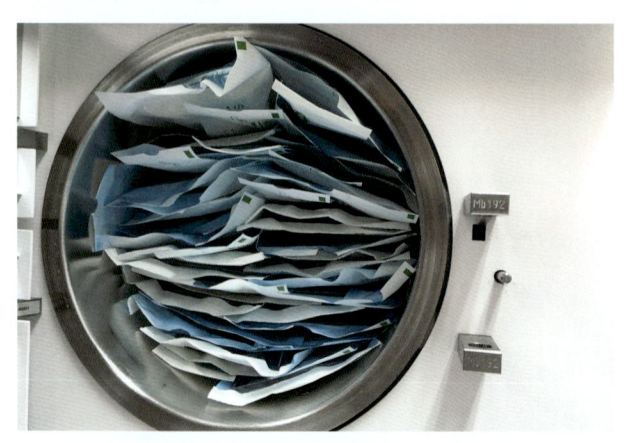

効率化を図ることだけを目的に、器材を入れた滅菌バッグを目一杯詰め込んでいる光景をよく目にします。しかし、スチームステリライザーの原理からすると、確実に滅菌できているとは言い難いです。

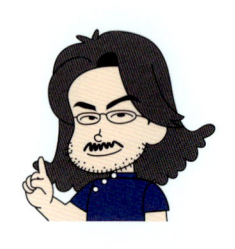

スチームステリライゼーションの滅菌を保証する
滅菌バリデーションがなされていない

スチームステリライザーを作動させれば、かならず滅菌できるのでしょうか。

滅菌とは確率的な概念であり、無菌性保証水準（SAL：Sterility Assurance Level）は国際的に10^{-6}に設定されており、生存する微生物が100万分の1まで死滅させていなければ滅菌が保証されているとは言えません[37]。本来なら、既滅菌器材を微生物学的に検査しなければならないでしょう。しかし、日常の滅菌業務において、その検査（生物学的インジケータ、BI：Biological Indicator）を施行することは不可能です。

したがって、期待されるSALを達成しているかを検証し、文書化した「滅菌バリデーション」が不可欠となります（**図10**）。スチームステリライザーを最初に設置した時に設定条件を確定した「滅菌バリデーション」に基づいて、滅菌工程や中空器材の内部への蒸気到達率のモニタリング（日常管理）をすることで、スチームステリライゼーションの妥当性を確認できます[36]。

日常の滅菌工程のモニタリング（日常管理）としては、物理的インジケータ（Physical Indicator：PI）、化学的インジケータ（Chemical Indicator：CI、蒸気浸透試験（Bowie & Dick test：BD）と工程試験器具（Process Challenge Device：PCD）がある）の2つがあります。

設置時の妥当性確認（滅菌バリデーション）としては、据付時適格性確認（Installation Qualification：IQ）、運転時適格性確認（Operational Qualification：OQ）、稼働性適格性確認（Performance Qualification：PQ、物理的PQと生物学的PQがある）の3つがあります。

これらの「滅菌バリデーション」を通じて、スチームステリライザーが正常に運転しているか、または蒸気到達しているかを監視することで、スチームステリライゼーションの無菌性を保証しているのです。

つまり、「滅菌バリデーション」なくして、スチームステリライザーの作動スイッチを押しても、滅菌の保証は得られないのです。

図10 コンピュータ管理されている「滅菌バリデーション」

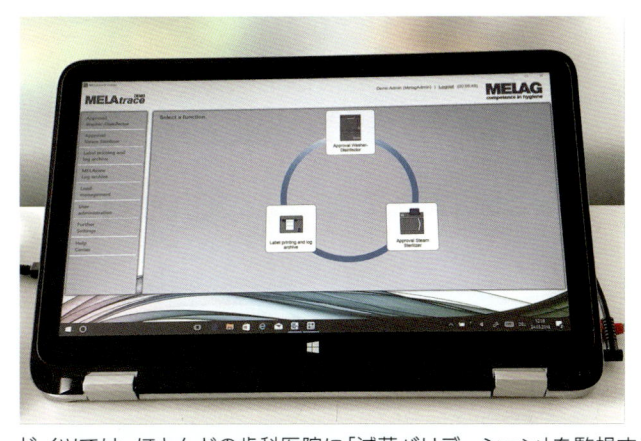
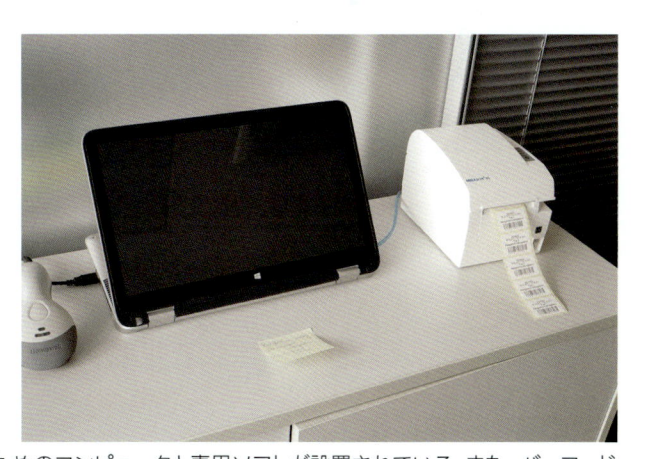

ドイツでは、ほとんどの歯科医院に「滅菌バリデーション」を監視するためのコンピュータと専用ソフトが設置されている。また、バーコードによって既滅菌器材を管理し、滅菌の保証を保っている。

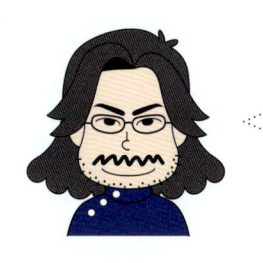

DRナカムラ's comment

滅菌バリデーションによって
スチームステリライゼーションの滅菌が保証されるのです！

9 包装材としての滅菌パック

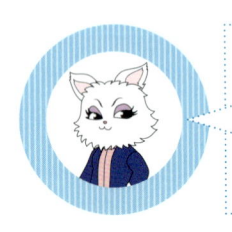

器材がはみ出ないように、パパっとシールして～。破れていなかったり、穴が空いていなければ再利用すればいいし～。滅菌パックはどんなものでもいいよね～。

包装材には、クリアすべき要件があるはずだが……

包装材は滅菌した状態のままで保管することが可能で、開封されるまで器材が滅菌状態であると保証できる役目を担っています。歯科医院で使用する包装材は、「蒸気をスムーズに通過させる高い透過性を有する」「規格に準拠したバクテリアバリア性を有する（無菌バリアシステム）」といった、スチームステリライゼーションに適する要件を満たさなければなりません。相反するこの2つの要件を満たす包装材でないと、滅菌の保証が得られないのです[38]。

滅菌バッグではなく滅菌パックと呼ばれている!?

日本のほとんどの歯科医院では、滅菌バッグが採用されています。しかしながら、滅菌バッグは指定しないとの意見が多く聞かれます。なかには、「滅菌パックから器材がはみ出さなければ大丈夫」あるいは「安価な滅菌パックによるコストカット」といった意見、ついには「滅菌パックの再利用」といった意見まで聞かれます。

これらの意見を集約すると、「滅菌パックは器材の包装材」であると言っても過言ではありません。その証拠に、滅菌バッグ（Bag）を滅菌パック（Pack）と呼んでいる歯科医療従事者も珍しくありません。

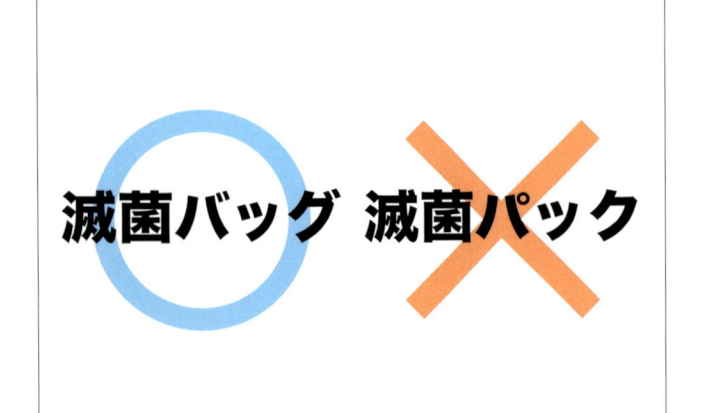

滅菌バッグは単なる包装材ではありません。高い蒸気浸透性と無菌バリアシステムを兼ね備えたISO11607[39]に準拠している滅菌バッグを選び、正しく取り扱わないといけません。滅菌バッグ（Bag）は滅菌パック（Pack）ではありません!

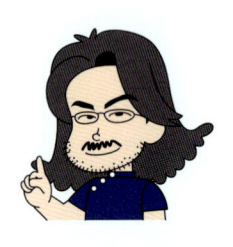

滅菌バッグの規格を準拠せず、適切なヒートシーラーを選んでいない

どのような滅菌バッグを選定すればよいのでしょうか。滅菌バッグに求められる要件は、

> ● 蒸気がスムーズに通過する滅菌剤透過性（蒸気浸透性）がある。
> ● 長期の無菌保存が可能なバクテリアバリア性がある。
> ● 急激な圧力変化に耐えられるヒートシール性（剥がれにくさ）がある。
> ● 開封時の紙粉を極力抑えるピールオープン性（剥がしやすさ）がある。

であり、それぞれの相反性を兼ね備えてなければなりません（ISO 11607）[39]。

滅菌紙は、網目構造をもち、その構造内に空隙として気孔が存在することで、蒸気透過性に優れ、かつバクテリア侵入を阻止します。滅菌工程では、陰圧から蒸気によって高圧を持続し、一定時間経過後に排気とともに減圧します。チャンバー内での激しい圧力変化によって滅菌紙にかかる圧力の負担が大きいにもかかわらず、優れた蒸気透過性を必要とします。そのため、滅菌紙には貫通孔（透気度を示す重要な空隙）と呼ばれる、紙の厚さに対して直線的に形成せずに、線維の複雑な接着と絡み合い、極めて小さく、かつ距離の長い迷路のような気孔が形成されています（図11）。したがって、この特殊な構造をもつ滅菌紙は再利用できないのです[40, 41]。

また、開口部はヒートシーラーによってシーリングされます。剥離強度の弱いシーリングでは、滅菌時や運搬時、保管時に破袋し、滅菌の保証が得られません。逆に、強いシーリングでは、開封時に破損が起こりやすく、既滅菌器材の落下が懸念されます。また、クラスBスチームステリライザーに使用する滅菌バッグの場合、シーリングラインのシーム幅が6mm以上あり、滅菌バッグに示されたシーリング時間を遵守できるヒートシーラーを選択する必要があります（EN 868-5）（図12）[42]。

規格に準拠した滅菌バッグとヒートシーラーなくして、スチームステリライザーの作動スイッチを押しても滅菌の保証は得られないのです。

図11　滅菌紙の断面模式図

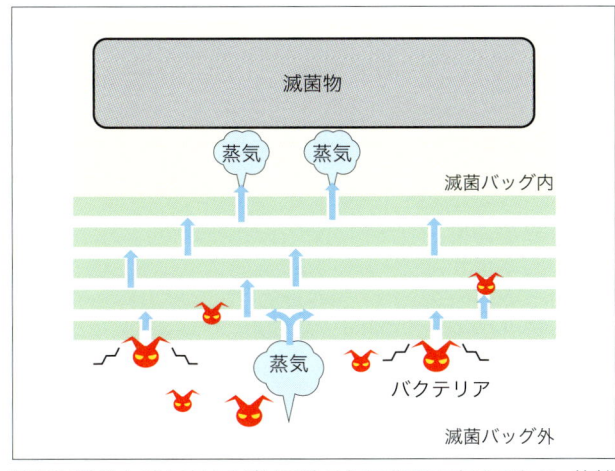

蒸気浸透性とバクテリアバリア性の相反作用を有するため、複雑に絡み合った小孔が蒸気を通過させると同時に、バクテリアの侵入を阻止する構造を持っている。

図12　シーリングの適切なシーム幅

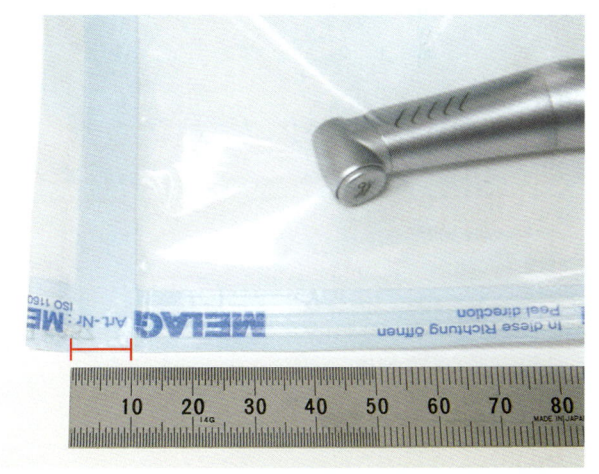

シーリングラインのシーム幅が6mm以上あり、滅菌バッグに示されたシーリング時間が設定されたヒートシーラーを採用しなければならない。

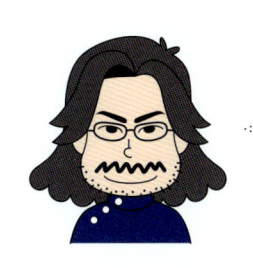

DRナカムラ's comment

規格に準拠した滅菌バッグとヒートシーラーを選びましょう！

10 ルーティンワークの手洗い洗浄

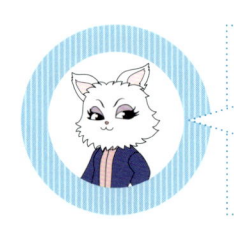

器具の洗浄は手洗いがあたりまえでしょ！
だから、個人防護具を必ず着用しなければならないの！

歯科医院では個人防護具を徹底するには限界がある！

洗浄とは、汚染器材から有機物質や汚染物質を物理的に除去することです。そのなかで、手洗い洗浄（用手洗浄）は、洗浄剤を塗布したブラシやスポンジを用いたブラッシングで除去する方法です。このとき、作業従事者は血液や唾液の飛散や微生物による曝露のリスクに冒されます。

日本の院内感染対策の成書などを概観すると、器材洗浄時にも個人防護具（PPE）の着用義務を主張していま

す。つまり、作業従事者は、キャップ・ゴーグル・マスク・ゴム手袋・エプロン・長靴を着用した完全防備でなければならないとしているのです（**図13**）。

しかし、歯科医院では、病院のように中材（中央材料室）に作業従事者が常駐しているわけではありません。スタッフ全員で代わる代わる用手洗浄しているためPPEを着脱しているヒマがありません。グローブの上から厚手のゴム手袋を着用する程度が現状ではないでしょうか。これでは、感染のリスクが高く、院内感染対策は不十分であると言わざるを得ません。

図13　手洗い洗浄時に着用しなければならないPPE

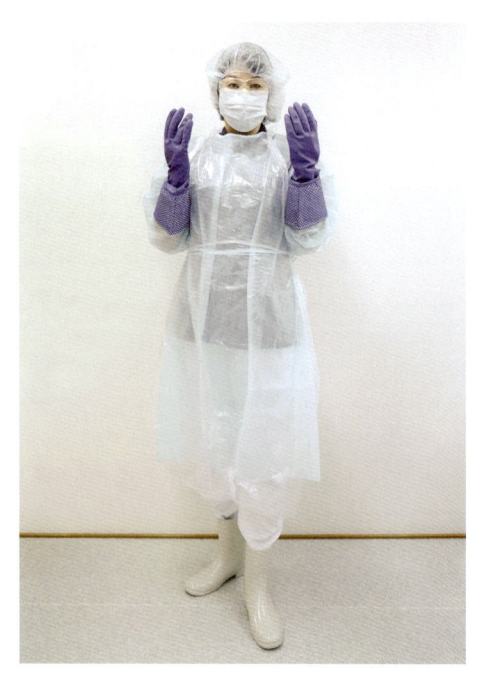

日本では、手洗い洗浄時にキャップ・ゴーグル・マスク・ゴム手袋・エプロン・長靴といったPPEをすべて着用しなければならないと強調されています。しかし、ヨーロッパのデンタルクリニックでこのようなスタイルのスタッフは1人もいません。PPEの装着を迫られるような手洗い洗浄こそ、止めるべきではないでしょうか。

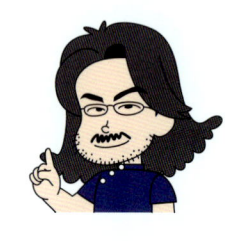

問題だらけの用手洗浄に頼り切っている

そもそも、汚染器材の洗浄は、用手洗浄でなければならないのでしょうか。これまで、用手洗浄の問題点については、

●飛散により、シンク周辺の作業環境の汚染や作業従事者の曝露の危険性が高い。

●PPEで完全防備しなければならず、選任作業従事者を任命しなければならない。

●ブラッシングだけでは除去できない場合がある。

●作業従事者間で除去率にばらつきがある。

●厚手のゴム手袋着用により指先の感覚が鈍くなり、除去率が低下する。

●鋭利器材による切創の危険性が高い。

などが挙げられています[43]。作業時間がかかるわりには、作業従事者による除去率のばらつきや洗浄ミスによって、その後の滅菌工程が無駄になることも懸念されます。また、「滅菌するから、十分な洗浄ができていなくても大丈夫であろう」と考える作業従事者も少なくな

いと聞きます。未洗浄や洗浄不十分の汚染器材をいくら滅菌しても、滅菌の保証は得られないのです。

ヨーロッパでは、汚染器材の洗浄において用手洗浄は不適切とされ、どのデンタルクリニックでも実践していません。例外なく、ウォッシャーディスインフェクター（WD）による器械洗浄が実践されています[44]。汚染物や有機物が強固に付着している器材や熱に弱い器材は、浸漬洗浄や超音波洗浄を併用しています。

設置されているシンクは手指衛生用であり、シンクおよびシンク周辺は一切汚れてはいません（図14）。また、完全防備している作業従事者も存在しません。なぜなら、用手洗浄による汚染の拡大や曝露の心配がないからです。

用手洗浄を止めることで、器材洗浄時の完全防備が不要となります。さらには、器材の落下による穿通を防止する防水加工のシューズを履く必要もありません。

WDによる器械洗浄が、用手洗浄のすべての問題点を解決してくれるのです。

図14 ドイツ視察時に著者らが目にしたステリライゼーションルームのシンク

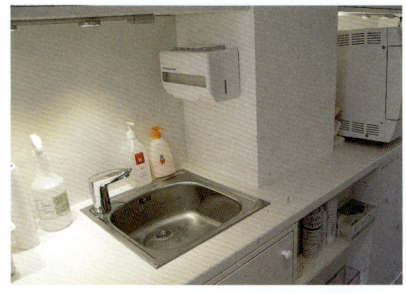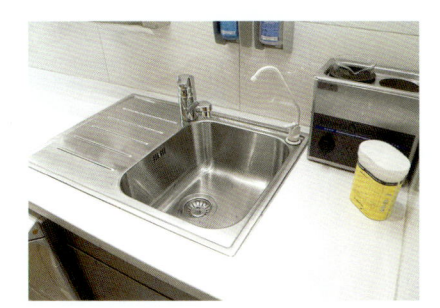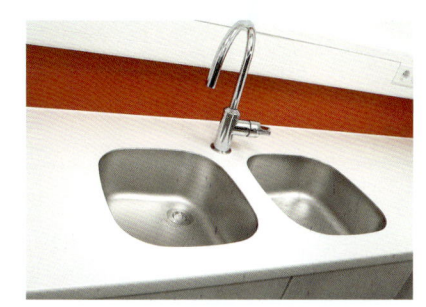

どのデンタルクリニックのステリライゼーションルームでも用手洗浄は行われてはおらず、そのシンクの用途は手指衛生のみである。

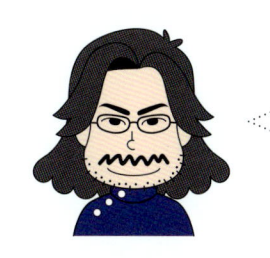

DRナカムラ's comment

用手洗浄しなければ、個人防護具による完全防備は必要ないのです！

11 高級な自動式器具洗浄器

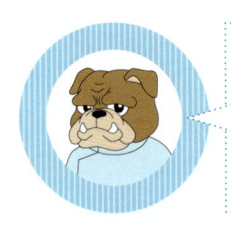

ウォッシャーディスインフェクター（WD）は
歯科用ということだけでとにかく高価なんだ！
市販の食器洗い機となんら変わらんのに……。

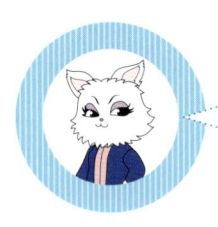

WDで洗浄すると時間がかかるでしょ！
器具が足らなくなるのが心配だわ……。
それに、手洗い洗浄のほうが早いし、きれいになるし……。

高額な機器を導入するなら 洗浄器よりも滅菌器が重視されている!?

ウォッシャーディスインフェクター（WD）を大型食洗機と同じ機構であると思い込み、歯科用として高価であることに疑問を感じ、導入に難色を示す方が多いと聞きます。また、一般家庭で使用される食洗機をWDの代替器としている歯科医院も少なくないとも聞きます（図15）。

ほとんどの歯科医院は、用手洗浄が主力です。用手洗浄から滅菌業務までスムーズに流れている歯科医院では、高額なWDを導入する必要がないと考えているかも

しれません。また、WDに支払う金額があれば、クラスBやハンドピース用のスチームステリライザーの購入に回したほうが得策ではないかと考えているかもしれません。

"インフェクションコントロールの核心は滅菌"と考えられている日本では、クラスBやハンドピース用のスチームステリライザーがWDより先番であると思われているようです。歯科医院におけるインフェクションコントロールに、歯科専用のWDはオーバースペックなのでしょうか。また、用手洗浄が主流となっているこの時代に、高額なWDの導入は時期尚早なのでしょうか。

図15　消毒コーナーに設置されている卓上型食器洗い機

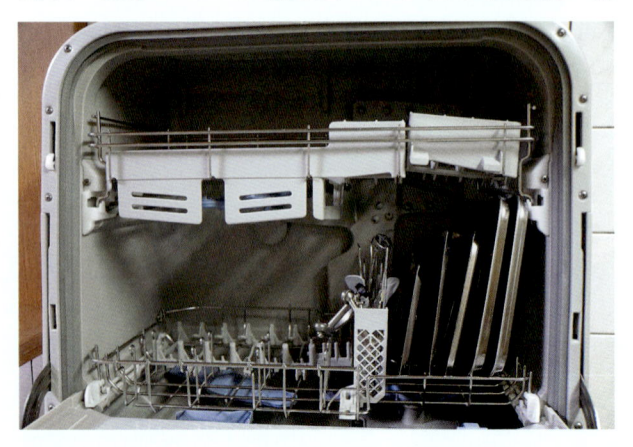

WDが高価であることを理由に、食器洗い機による器械洗浄をしている歯科医院があると聞きます。しかし、WDは食器洗い機とその機構や機能もまったく異なることからWDの代わりにはならないのです。

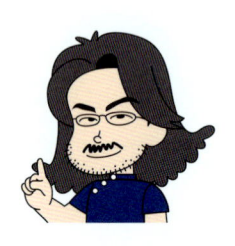

WDの性能や使用目的が理解されていないため、導入されていない

WDの導入は、歯科医院にとってどんなメリットがあるのでしょうか。

短時間における作業や粗雑な作業によって洗浄が不十分であると、消毒や滅菌の効果を十分に得ることができません。また、未洗浄であると、消毒や滅菌の工程そのものが無意味となってしまいます。洗浄の効果は、その後の消毒や滅菌に著しく影響を及ぼします。そのため、長時間による用手洗浄によって作業従事者がシンクに拘束されていることで、歯科医院の人員配置に苦慮することがあります。洗浄の目的とは、「目に見える汚れを除去する」「目に見えない汚れを除去する」「可及的に微生物を除去する」です。また、WDのメリットは以下のものが挙げられます[45, 46]。

- ●毎回、一定の洗浄効果が得られる。
- ●細部まで洗浄効果が得られる。
- ●一度に大量の洗浄ができる。
- ●洗浄にかかる時間が大幅に短縮できる。
- ●環境や作業従事者への曝露が最小限になる。
- ●怪我による感染の心配がなくなる。
- ●高温で洗浄、消毒ができる。

WDは、用手洗浄の煩わしさから解放させる器械ではありません。短時間で、環境や作業従事者へ曝露させずに、汚染器材を細部まで一定の洗浄効果が得られ、かつ中空器材の中空構造内部まで洗浄を可能にした唯一の器械なのです（ISO 15883）（図16）[47]。

ヨーロッパにおけるインフェクションコントロールは「洗浄に始まり、洗浄で終わる」とさえ言われています。それゆえに、洗浄（Decontamination、ディコンタミネーション）のガイドライン[48]が作成されているほどです。

また、WDは「熱水消毒」も兼ね備えており、広範囲の細菌や微生物に有効であり、残留毒素がない安全な消毒を可能としています。ヨーロッパでは、「粘膜・唾液・組織に接触」である「セミクリティカル（Semi-critical）」と確実に判定できた場合、熱水消毒で完了とするとされています[49]。

図16　ドイツのデンタルクリニックのWD

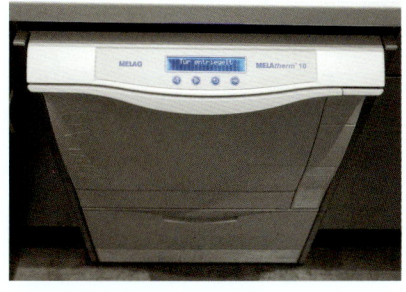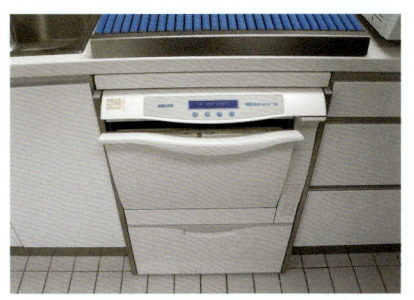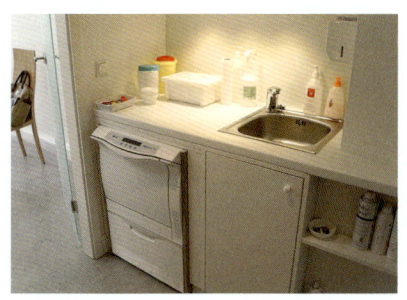

WDによる器械洗浄が義務化されているため、患者が少人数制のデンタルクリニックであってもステリライゼーションルームにはWDが設置されている。

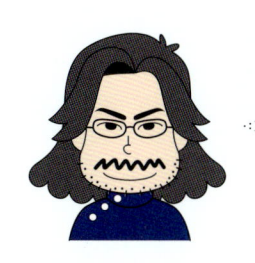

DRナカムラ's comment

ウォッシャーディスインフェクターは、
高度な器械洗浄と熱水消毒を兼ね備えた
唯一無二の機器なのです！

12 | 無防備な補綴歯科治療

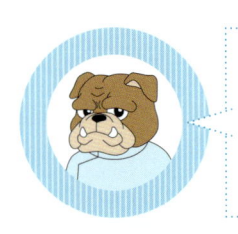

補綴治療はほとんど非観血処置だし、印象は水洗いで、
補綴物は消エタで十分だろう！

補綴歯科治療における唾液や血液では感染しないと思っている!?

印象採得後に、手を受け皿のようにしながら唾液や血液の付着した印象体を診療室や石膏コーナーのシンクまで運搬し、水洗している光景を見かけます（**図17**）。咬合採得後に、バイトワックスやシリコーンバイトをそのまま技工室に運搬している光景も見かけます。デンチャーの咬合採得時や試適時に、口腔内から取り出した咬合床やろう義歯をそのまま模型にはめる光景も見られます。口腔内を触れたグローブで、消毒できない機器や器材にそのまま触れている光景もよく見られます。口腔内に使用した咬合紙ホルダーやクラウンリムーバーを消毒用エタノールが浸潤したガーゼで清拭している光景も見られます。

これでは、補綴歯科治療における院内感染対策は不十分であると言わざるを得ません。なぜなら、血液が付着した印象体をシンクで水洗すれば、血液が飛散します。さらには、血液が混じっていない唾液であっても、潜血反応が認められない頻度は少ないと報告されているからです[50]。

感染者に対する院内感染対策が達成するとは限らない

一方、肝炎の患者さんの補綴歯科治療では、印象体やバイト材をはじめ、ユニットから術者が触れたところまで、入念に消毒をしている光景が見られます。このように、感染者に対する院内感染対策はどの歯科医院でも徹底されていることと思います。

しかし、問診時に必ずしも告知されるとは限りません。その理由としては、肝炎による歯科治療を拒否されることが過去に続いたために、患者さんが言いづらくなっていることが考えられます。また、感染症に罹患していることを知らない患者さんも多数存在し、その年齢は感染症頻発年齢より低年齢化していることが報告されています[51,52]。何より、歯科医師のB型肝炎罹患率は、一般集団より2.5倍と有意に高く[53]、医療従事者でももっとも多いと言われています[54]。歯科医師だけでなく、石膏模型から歯科技工士が感染する危険性も指摘されています[55-59]。

図17　印象体やバイト材の運搬と水洗

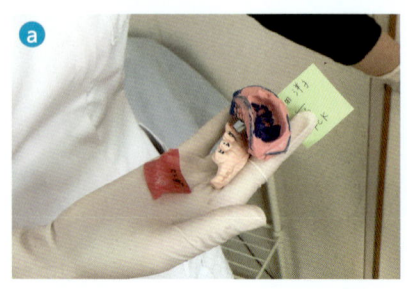

印象体やバイト材を手のひらの上で運ぶと落下する危険があり、もし落下すると一気に汚染の拡大につながる。

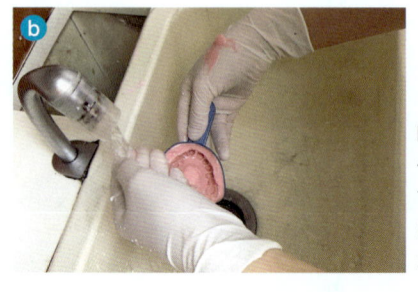

唾液の付着した印象体を診療室のシンクで水洗すれば、一気に汚染の拡大につながる。

印象体や補綴装置の洗浄・消毒が確実に実践できていない

補綴歯科治療において院内感染対策を考えるなら、どうしたらよいでしょうか。

補綴歯科治療で汚染が拡大する発端を考えると、①印象体や顎間記録したバイト材、②口腔内に挿入した補綴装置、③口腔内に挿入した機器や材料、④口腔内に挿入した術者の手指、の４つが挙げられます。

口腔内に挿入した器材は、洗浄・滅菌できるだけの数量を用意すれば対処することができます。口腔内に挿入した手指は、その都度グローブを外して手指消毒すれば対処することができます。

しかし、**印象体や口腔内に挿入した補綴装置については、洗浄・消毒がその精度や材質に影響を及ぼす**[60]ため、器材の消毒・滅菌のように妙案がないのが現状ではないでしょうか。

問題点についてあらためて考えると、

● 運搬時に診療室内が汚染される危険性がある。
● 洗浄時に診療室や石膏コーナーのシンクが汚染される。
● 確実に洗浄・消毒ができない。
● 消毒薬の噴霧だけでは消毒できると限らない。
● 浸漬消毒によって印象体の変形を招きやすい。
● 消毒薬は高水準消毒であり、作業者に曝露しない。

が挙げられます。

ヨーロッパでは、すべての問題点を解決する方法があります。それが、1991年に発売された印象体および補綴装置の洗浄除菌システム（ハイゴジェット、ハイゴボックス）なのです（**図18**）。これについては、Chapter 5で詳説します。

図18　印象体および補綴装置の洗浄除菌システム

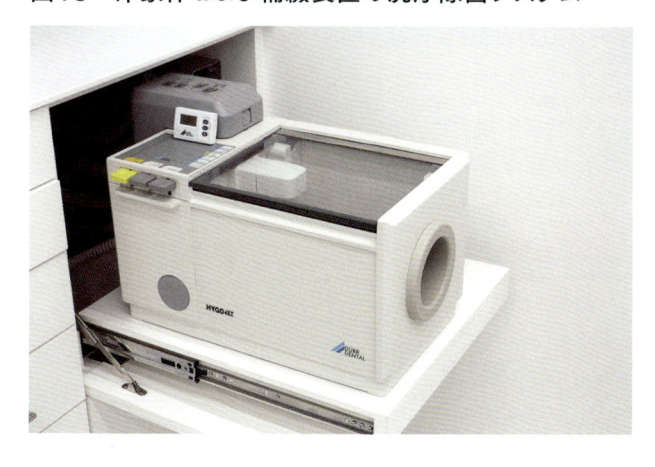

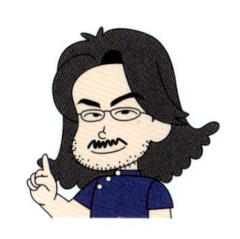

印象体や補綴装置を洗浄および消毒（グルタラール製剤）する際に、外部と遮断された洗浄除菌システムによって汚染や感染の拡大が阻止され、かつ消毒薬による人体への健康被害も防止されます。また、印象体の物性への影響を及ぼしません[61]。

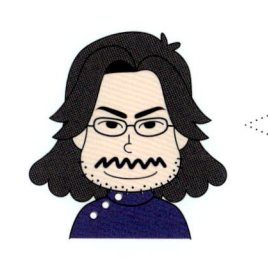

DRナカムラ's comment

印象体や補綴装置は
専用の洗浄除菌システムで洗浄・消毒しましょう!

13 | 歯科用ユニットの給水に無関心

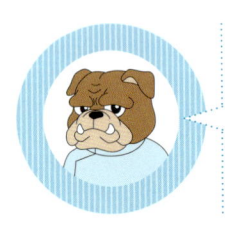

診療チェアの給水が汚染される!?　バッチリ塩素が効いた水道水だぞ!　どうしても必要にかられるなら、空ぶかしで十分だろう!

日本の水道水を利用しているユニットの給水内に微生物が付着する!?

CDCガイドライン（2003）では、「歯科医療現場における水質に関する懸案事項」として、歯科用ユニット配管系のバイオフィルムと微生物学的に許容される治療用水の供給、配管系のフラッシング（残留水排出）の有用性について勧告しています[62]。そのなかで、一般細菌数が500CFU/mL以下を満たす水道水を歯科用ユニット（以下「ユニット」）の水質基準と規定しています。また、各患者さんの治療終了後には20〜30秒間程度のフラッシングを推奨しています[63]。

CDCでは、これまでにユニットの給水に曝露した歯科医療従事者や患者さんに健康被害のリスクがあることを示した報告はないとしているものの、ハンドピース水（ハンドピースやシリンジの先端から放出される水）を給水する管内に、細菌、真菌、原虫などの微生物が定着すると警告しています[63]。

一方、日本の水道水質基準では、大腸菌が検出されず、一般細菌数が100CFU/mL以下を満たすことと規定しています[64]。このことから、水道水を使用している多くの歯科医院では、そのユニットの含嗽水やハンドピース水は許容範囲内の水質基準に達していると考えられているのではないでしょうか。しかし、ユニットの給水から水道水の水質基準をはるかに超える一般細菌数が確認されたことが報告されていることも事実です[65-69]。

診療前の空ぶかし（フラッシング）が推奨されているが……

CDCガイドライン（2003）では、毎日の診療前のフラッシングにより、水道水質基準を満たす水道水へとユニット内の残留水を全部入れ替えることも推奨されています[63]（図19）。しかし、ユニット内の残留水を入れ替えるだけのフラッシング時間は各ユニットで異なるため、規定はされていませんが、数十分単位のフラッシング時間を要すると考えるべきではないでしょうか。また、ハンドピース水をフラッシングする際の水圧では、管内に付着したバイオフィルムを剥離させるのは不可能ではないでしょうか。

図19　毎朝の1〜2分の空ぶかし（フラッシング）

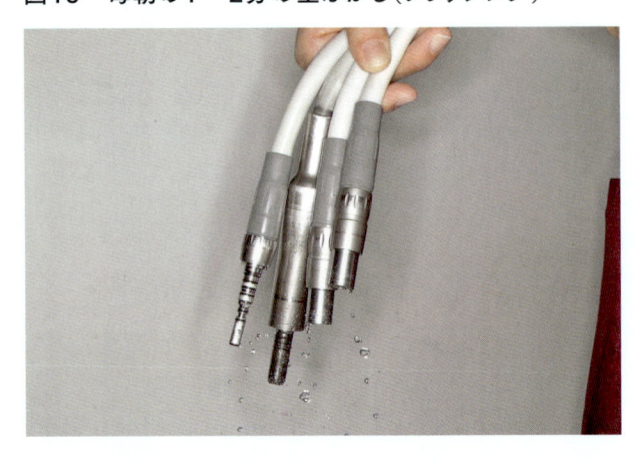

CDCガイドラインでは、毎日の診療前のフラッシングにより、ユニット内の残留水を水道水とすべて交換することが推奨されています。しかし、残留水を交換するだけのフラッシングにはかなりの時間を要すると考えられます。また、フラッシングによる水圧ではバイオフィルムが剥離しにくいと考えられます。空ぶかしだけでは、ユニット内の水質管理は不十分ではないでしょうか。

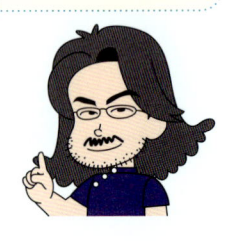

フラッシング単独では水質管理が難しいにもかかわらず化学的な洗浄消毒を行っていない

フラッシングさえすれば、ユニットの給水は水道水質基準を保てるのでしょうか。

ユニットの給水系の細菌による水質汚染は、ユニットの給水管内のバイオフィルムの形成が原因とされています[70,71]。バイオフィルムが形成される理由として、ユニットの給水管内の残留水の塩素濃度が、時間の経過、配管構造、材質や流速、診療室内環境要因などにより低下することが考えられます。それゆえに、**バイオフィルムの増殖を抑制するためには、フラッシングではなく、消毒薬の使用が推奨**されているのです。

『一般歯科診療時の院内感染対策に係る指針』では、1回の消毒薬の使用だけでは給水管内の細菌数を減少させておくことが不可能であること、また消毒薬を治療後に自動的に残留水に添加することで細菌数を減少させてお

くことが可能であると報告されています[72]。それゆえに、定期的ではなく、毎日の消毒薬の使用が強く推奨されています[73]。

とくに、シリンジ水やハンドピース水はユニット内の複雑な配管構造により長い経路を経て排出されていることから、自動的に水道水質基準に準拠するよう水質管理をすることは困難です。日ごとにユニット給水管全体を化学的な洗浄消毒することで、ハンドピース水の水質は水道水質基準に満たす基準に改善されるのです（**図20**）。

ヨーロッパでは、ほとんどの歯科医院で過酸化水素水洗浄システムを搭載したユニットが設置されており、化学的な洗浄消毒法によって水質基準が保たれています[74]。さらにフラッシングとの併用によって、ユニットの給水を水質管理することができます。

図20　ユニット給水管内のバイオフィルムを洗浄消毒

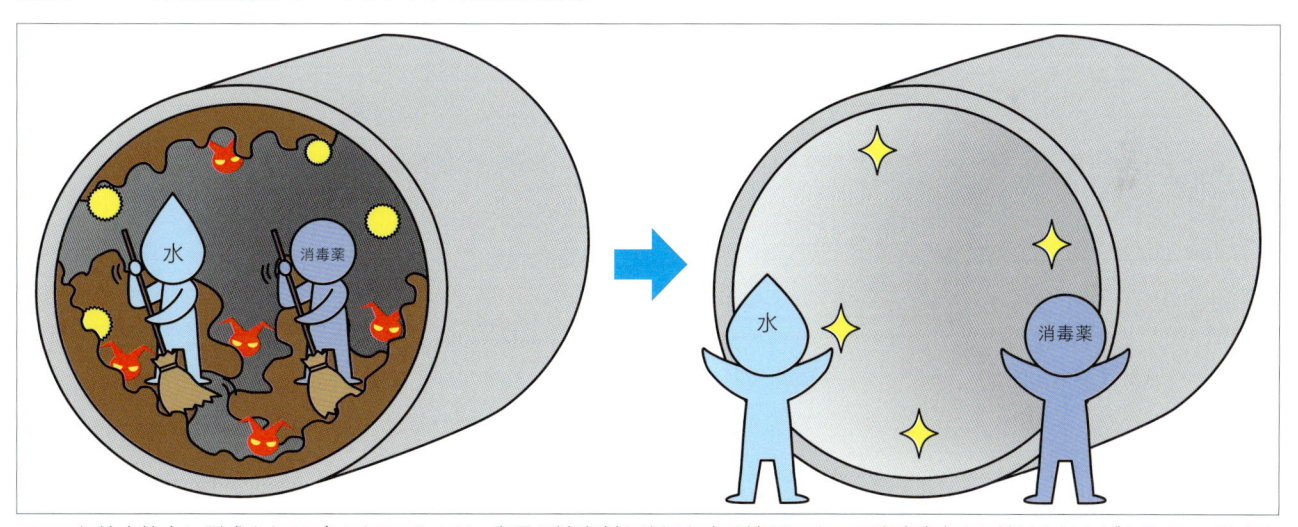

ユニット給水管内に形成されるバイオフィルムは、専用の消毒剤と適切な水の流量によって随時除去され続けなければならない。除去され続けることで、含嗽水やシリンジ水、ハンドピース水が水質管理されることになる。ドイツでは、ユニット給水管内にバイオフィルムを形成させた場合、その歯科用ユニットを必ず交換しなければならない。

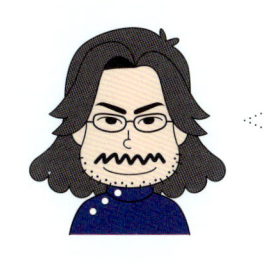

DRナカムラ's comment

含嗽水やシリンジ水、ハンドピース水は
化学的な洗浄消毒法によって水質管理しなければなりません!

14 日本仕様の歯科用吸引装置

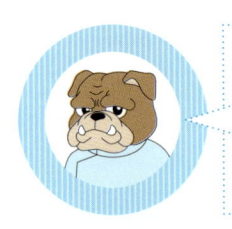
「外来環」や「か強診」のためには
歯科用吸引装置を導入しなければ！

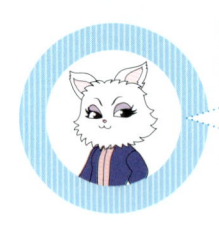
舞い散る粉塵やエアロゾルを吸引してくれるから
安全安心よね！

歯科用吸引装置の有効性は日本では立証されているが……

これまで、唾液や血液、切削片などを含んだエアロゾルによる曝露予防には、グローブ、マスク、ゴーグル、キャップ、エプロンといった個人防護具（PPE）の着用が何よりも重要であると指摘されてきました。しかし、PPEの着用は術者への曝露を予防するだけで、エアロゾルの飛散そのものを防止するものではありません。

近年、歯科外来診療環境体制に関する施設基準のなかで「歯科用吸引装置等により、歯科ユニット毎に歯牙の切削や義歯の調整、歯の被せ物の調整時等に飛散する細かな物質を吸収できる環境を確保していること」が制定され、「歯科外来診療環境体制加算」を請求するために、多くの歯科医院では歯科用吸引装置を登録していると思います。

回転切削器機を併用した抜歯処置において、術野から1m離れた位置で血液を含んだエアロゾルが検出された報告[75]や、口腔内吸引装置と口腔外吸引装置を併用すると周囲における細菌の検出が約90％も減少したとの報告[76,77]があり、口腔外吸引装置の有効性は立証されています[78]。また、唾液が付着している義歯などの調整時に飛散する切削片を吸引することは、曝露防止に少なからず役立っています[79]。そのため、多くの歯科医院では、単体移動型の歯科用吸引装置を設置していると思います（**図21**）。

図21　歯科用吸引装置の内部

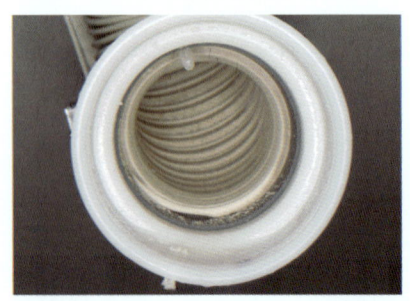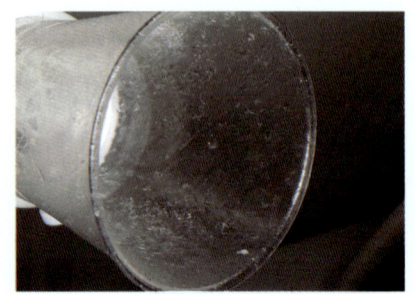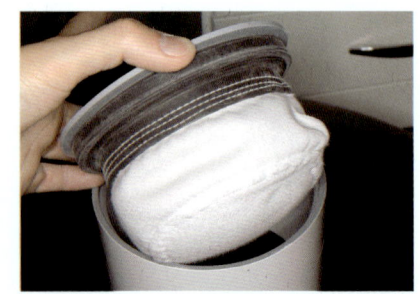

唾液を含んだ切削片を吸引する装置によって、ユニット回りの環境汚染の防止につながっているが、吸引によって装置の管内や貯蔵庫に付着した切削片やバイオフィルムについてはその対策が講じられてはいない。

洗浄・消毒できない歯科用吸引装置は感染源となる

では、この歯科用吸引装置は日本以外の国でも普及しているのでしょうか。実は、ヨーロッパ諸国では、販売はおろか、歯科用吸引装置自体が存在しません。また、その存在すら認知されてはいません。彼らのデンタルクリニックには、空気清浄機さえも設置されてはいないのです。

彼らは、唾液や血液、切削片などを含んだエアロゾルを吸引している以上、**吸引開口部から管内、吸引装置、フィルターまでを洗浄・消毒できなければ、内部で細菌が繁殖し、感染源となる**ことを指摘しています。

また、ULPAフィルターやHEPAフィルターなどの高性能除塵フィルターを通過させても、微かにでも排気臭を感じたならば、装置内が感染源となって排気とともに曝露していることも指摘しています。なぜなら、排気臭は細菌が生成する「におい物質」だからです。たとえ排気臭を芳香剤で打ち消したとしても、環境汚染を避けることはできないのです。

また、吸引スイッチを切ることで、吸引できなかった粉塵や湿性汚染物質を含んだエアロゾルや補綴装置の切削片が、管内から返戻する危険性があることも指摘しています。

ヨーロッパでは、サクションシステムと呼ばれるユニットに搭載される強力な吸引システム（1分間に体積量300Lを吸引しなければならない）が歯科用吸引装置としての役割を果しています。そのシステム内は洗浄・消毒が可能であり、また専用の洗浄・消毒薬も市販されており、管内の細菌の繁殖防止に役立っています。

カニューレ（ユニバーサルサクション）とサクションシステムによってエアロゾルの飛散が確実に防止でき、術者への曝露が著しく軽減されるため、通常のPPEはグローブとマスク、そしてゴーグルだけで十分となります。患者さんにタオルや穴あきドレープを使用することもありません。また、パウダーによる歯面清掃器でも、専用のカニューレに使用することで飛散を確実に防止できるため、患者さんの顔にパウダーが飛散し、付着することもありません。

唾液や血液、切削片などを含んだエアロゾルによる曝露防止には、吸引力が強力で、逆流を防止する機構を備え、かつ管内が洗浄・消毒できるカニューレとサクションシステムが有効なのです。

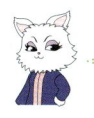

Discussion

日本で推奨されている歯科用吸引装置では、エアロゾルによる曝露防止にはならないのですか？

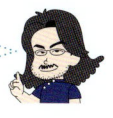

唾液や血液、切削片などを含んだエアロゾルを、吸引によって曝露防止することはまったく問題はありません。ヨーロッパでは、吸引口から管内、貯留庫までを洗浄・消毒できないことに懸念を示しており、それゆえにカニューレとサクションシステムが有効であるとしているのです。

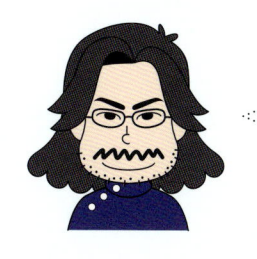

DRナカムラ's comment

歯科用吸引装置は洗浄・消毒ができないため
残念ながら院内感染対策とは言い難いのです！

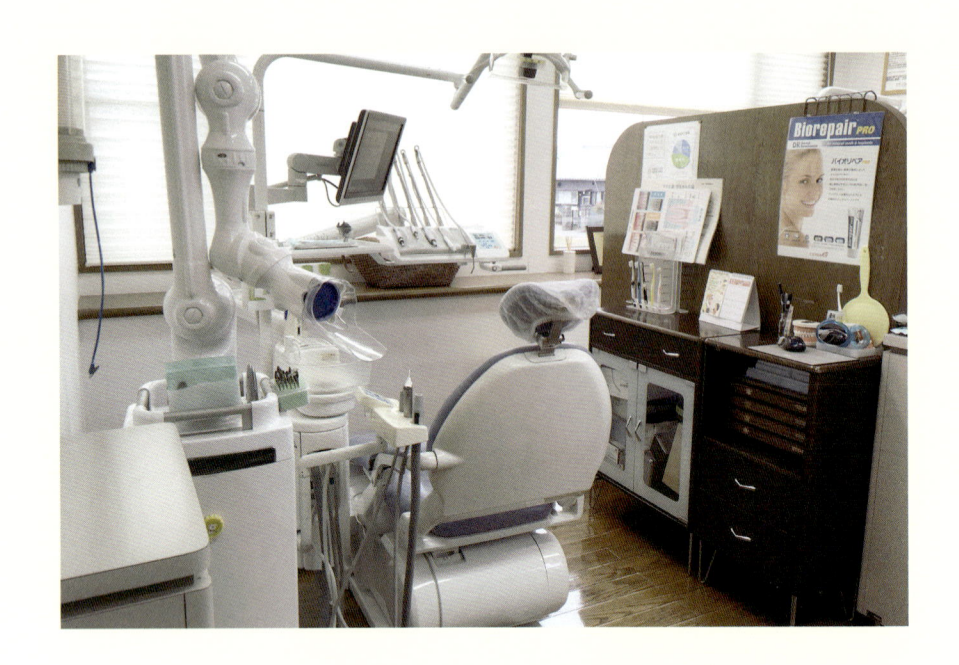

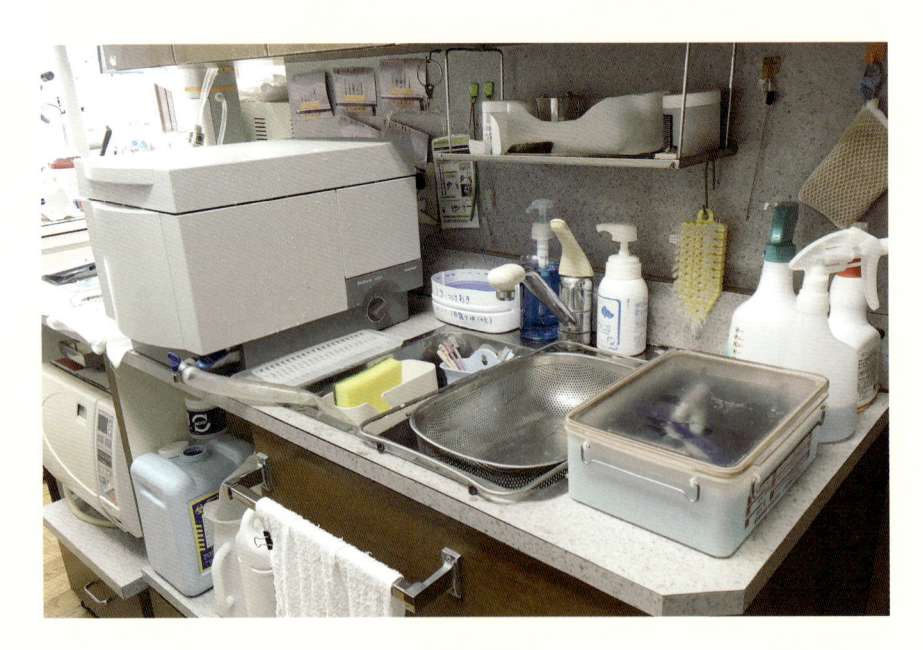

日本の歯科医院でよく見られるチェアサイドと消毒コーナーの写真です。ドイツなどヨーロッパの歯科関係者にこれらの写真を見せると、皆さんが口を揃えて"crazy"と言います。直訳すると"ぶっ飛んでるね"、その真意は「まったく理解できない」ということです。彼らにしてみると、日本の感染対策の基準やルールが予想すらつかないのだと思います。日本で独自に発展を遂げた歯科医院における感染対策は、ヨーロッパの基準やルールからは程遠く、ガラパゴス化している感染対策であると言っても過言ではありません。

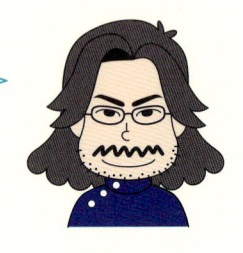

RKIガイドラインによる インフェクション コントロール

山本司将

やまもと歯科醫院 院長

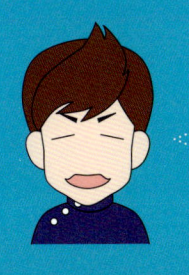

歯科医院におけるインフェクションコントロールについて、厳格に、そして詳細に定められているのが、ドイツのロベルト・コッホ研究所（RKI）から発行されているガイドラインです。第2章では、日本医療機器学会認定の第1種滅菌技師であるDRヤマモトがこのガイドラインに従ったインフェクションコントロールについて説明します！

1 米国疾病管理予防センター（CDC）とロベルト・コッホ研究所（RKI）

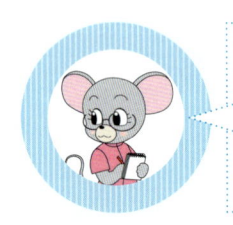

感染対策でよく目にするCDCって、何のことでしょうか？

米国疾病管理予防センター（CDC）は1946年にアメリカ合衆国で創立された機関で、健康に関する情報を提供している総合研究所です。

CDCは2003年に『歯科医療における感染管理のためのCDCガイドライン2003』を、2016年には『歯科における感染防止の実践』を提唱しています。その中で、歯科において推薦される項目として、

- ●感染防止の向上と歯科医療従事者の健康維持を行うこと。
- ●スタンダードプリコーション（P.44参照）を守るために必要な対策を行うこと（手指衛生製品、皮膚への傷を減らすような器材、個人防護具の導入）。

- ●感染予防の訓練を受けた責任者を少なくとも1人配置すること。
- ●科学的根拠（EBM）に基づくガイドラインに則った感染予防方針とその手順を書面で作成し、施設において適切に管理、維持、実施すること。
- ●施設には、潜在的な感染者が最初に患者さんと遭遇することに対する早期発見と管理システムを有すること。

が挙げられています。

CDCの提唱する感染対策は歯科医院に関係するすべての歯科医療従事者（Dental Health Care Personnel：DHCP）に適応されなければなりません（**表1**）。

表1　CDCによる感染対策が適応されるべき歯科医療従事者

① 歯科医師	⑤ 学生と研修生
② 歯科衛生士	⑥ 契約社員
③ 歯科助手	⑦ 直接患者の治療にかかわらなくても、感染の可能性がある者（管理者、事務員、清掃員、ボランティア）
④ 歯科技工士（院内、院外問わず）	

（文献1より）

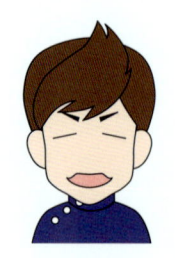

DRヤマモト's comment

CDCはアメリカ合衆国の機関で
歯科医療の感染対策についてガイドラインを発行しています。
そこには、歯科医療従事者の自己防衛手段が記載されています！

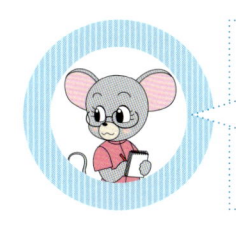

RKIも、CDCと同じ意味ですか？

ロベルト・コッホ研究所（RKI）は、1891年に設立されたドイツ連邦共和国の中央監視研究機関であり、感染症や非感染性疾患のための連邦政府機関です。RKIはドイツの厚生省の一部になっています。名前の由来になっているハインリッヒ・ヘルマン・ロベルト・コッホは、医師で微生物学者です。彼は、炭疽菌、結核菌、コレラ菌の発見者であり、ノーベル生理学・医学賞を受賞しています。

RKIの勧告は科学的根拠に基づいており、ドイツ連邦政府、州および地方の保健当局および医療専門家に対する助言的な役割を担っています。**ドイツでは、医院のスタッフを守るための法律や、患者さんを守るための法律が定められており、頻繁に改定されています。これらの法律に向けたガイドライン（指針）を発行しているのがRKIなのです（図1）。**

RKIによって発行されたガイドライン『医療機器の再処理に関する衛生要件』[2)]に準拠して洗浄・滅菌が実施された場合には、器具の再生処理が適切に実施されたとみなされます。RKIのガイドラインでは、すべての歯科医院において使用する器材のリスク分析を行い（P.42参照）、ディコンタミネーション（P.45参照）の方法を定義しなければならないとされています。

ちなみに、ドイツでは、法律の規定に添った歯科医院の検査を州の商業規制当局が実施しています。無作為に選定された歯科医院は、検査日を事前に知らされ、検査当日は感染対策に関する書類と文書化された器具の再生処理についてチェックを受けます。この検査で不適合とみなされた場合には、歯科医院に対し勧告が行われ、勧告に適合するシステムを導入するか、高額な罰金を支払った後にシステムを確立しなければ、該当する医療業務を停止されます。RKIのガイドラインに準じた医療機器（薬剤を含む）を使用していれば、チェック対象の書類や再生処理方法は適正であるとみなされるのです。そのため、本書ではRKIガイドラインを採用することとしました。

残念ながら、日本では感染の危険性がある歯科医院を監視規制し、罰則を課す法律はないため、感染対策は各歯科医院の取り組みに一任されています。

図1　ドイツの立法と執行の構造

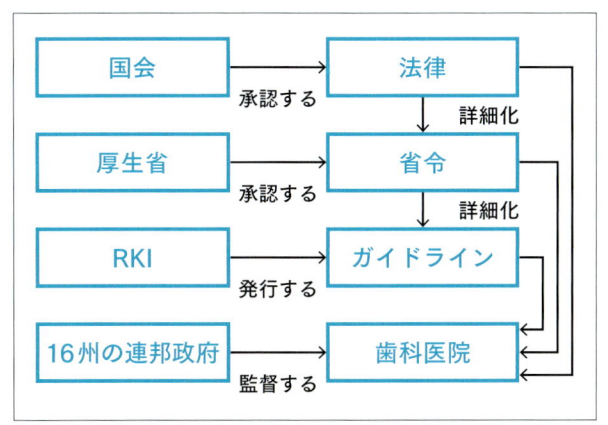

ドイツでは、歯科医院のスタッフと患者を感染から守るために、国会で承認された法律、さらに詳細に定められた省令がある。これらをもとに、歯科医院で実践するためのマニュアルとして、RKIがガイドラインを発行している。

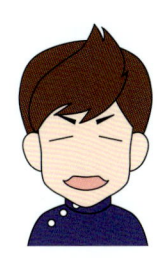

DRヤマモト's comment

RKIはドイツの連邦政府機関で、歯科医院のための感染対策ガイドラインを発行しています。ドイツではRKIのガイドラインに則った法律によって、歯科医療従事者と患者さんを守るのは歯科医院の責任とされており、感染の危険から守られています！

2 歯科医療機器のリスク評価とガイドラインの科学的な推薦度

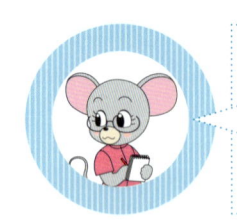

歯科医療機器にはいろいろな種類がありますが
RKIでは使用後の処理はすべて同じなのでしょうか？

歯科医療機器は**表2**に示すリスクに応じて分類されます。リスクに応じた適切な取り扱いと再生処理手順が行われたならば、感染の危険性を少なくすることができます。

クリティカルCに該当する歯科医療機器はありません。セミクリティカルおよびクリティカルな医療機器は、再生処理において特別な要件を必要としない機器（グループA）と、再生処理において高度な要件を必要とする機器（グループB）に分けられます。グループBの医療機器は、さらに下記の3つに分けられます。
● 目視検査では洗浄工程の有効性をすぐに証明することができない医療機器

・長い、細い、特に内腔を有する構造
・片側デッドエンドの中空管構造（すすぎができないため、汚染物を完全に除去できず、可能な限り汚染濃度を下げることしかできない）
・複雑な表面形状であるために洗浄効果を表面に到達させにくく、すすぎが困難な器材
● 曲がりやすい医療機器
● デリケートな表面性状の器材（輸送を含む再生処理において医療機器の機能的安全性に悪影響を及ぼす）
使用回数と再生処理の回数は、メーカーによって定められた具体的な回数とします。

表2　RKIによる歯科医療機器のリスク分析

使用におけるリスク		処理におけるリスク	予備洗浄	洗浄・消毒	滅菌
ノンクリティカル 傷のない皮膚		例）筋電図電極		不可欠	
セミクリティカル 粘膜、病的な皮膚、唾液、体組織に接触	A	目視で確認できる 例）デンタルミラー、印象トレー	推奨	不可欠	推奨
	B	構造が精細、または**目視で確認できない** 例）ハンドピース	不可欠	不可欠、**機械洗浄を推奨**	推奨
クリティカル 軟組織・粘膜への浸透、骨または他の臓器への接触、血液または滅菌薬剤との接触	A	目視で確認できる 例）構造がシンプルな外科器具、スケーラー	推奨	不可欠、**機械洗浄を推奨**	蒸気滅菌
	B	構造が精細、または**目視で確認できない** 例）ハンドピース	不可欠	不可欠、**機械洗浄が不可欠**	蒸気滅菌
	C	蒸気滅菌できない 例）ドレナージ用の神経手術システム	不可欠	不可欠、さらに保証された品質管理が必要	十分な滅菌、さらに保証された品質管理が必要

（文献2より）

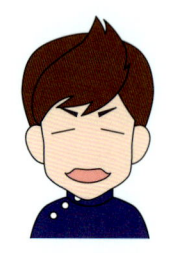

DRヤマモト's comment

歯科医療機器によって再生処理方法は異なりますが
RKIのリスク分析に応じた方法で行えばよいのです！

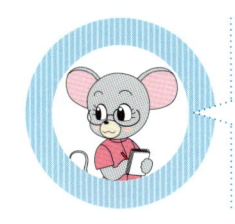

RKIのガイドラインは信用できるのでしょうか？

1997年に、RKIによって、院内衛生管理と感染予防のガイドラインにおける科学的な推薦度について、その関連する文献をもとにカテゴリーに分類されました（**表3**）。このガイドラインは歯科医院における院内感染対策の指針を示すもので、その内容に準じて業務を行うことで、適切な感染対策が行えているものとみなされます。これ以降のページには、このカテゴリーに適合する項目にはその分類と根拠となる文献を表記します。

表3　RKIのガイドラインにおける科学的な推薦度のカテゴリー分類

（文献2より）

カテゴリー		分類の定義
Ⅰ　強く推薦	ⅠA	徹底的に計画された実験的研究または疫学的研究に基づくもの
	ⅠB	RKI内の委員会での合意に従って、専門家によって効果的であると考えられているもの。その内容は、有効性に関して十分に確立されていると指摘されたもの（科学的研究がまだ行われていない場合でも、このカテゴリーⅠBに割り当てられる）
Ⅱ　条件付きの推薦		この推薦は、臨床的研究または疫学的研究に基づいており、その根拠は部分的に理解が可能であるか、すべての病院や状況を満たすとは限らない研究
Ⅲ　非推薦		推薦できない、または問題が解決されておらず合意が得られていないもの
Ⅳ　法律上の規定		病院やその他の医療機関における法的規定のために必要とされる要件。自己規制または行政規定

Chapter1で述べたように、これまで正しいと思われてきた感染対策には間違ったものや、効果が認められないものがある。感染対策の方法が正しく、かつ効果が認められるかは、根拠となる研究による裏付けがあるかで判断できる。この判断について、各歯科医院で論文を調べ、一つひとつ検討するには膨大な時間と労力が必要なため現実的には不可能である。そこで、RKIでは感染対策に関する多くの研究論文の中から信頼度が高い論文を選び出し、専門の委員会で検討が行われ、推薦度を評価している。

推薦度が高いカテゴリーⅠAは、その方法を行うことを強く勧められるもの、つまり必ず行わなければならないことを意味する。感染対策を行うにあたり、何から行っていいのかわからない場合は、このカテゴリーⅠAから取り組むのがよい。また、カテゴリーⅠBも積極的に取り組むべき感染対策を示す。

カテゴリーⅡは、すべての歯科医院で取り入れることができるとは限らないが、カテゴリーⅠA、ⅠBに次いで取り組むべき感染対策である。

カテゴリーⅢは、効果が認められていないため薦められない感染対策である。

カテゴリーⅣは、各歯科医院での取り決めや、国や自治体によって定められた規則であり、守るべき感染対策である。

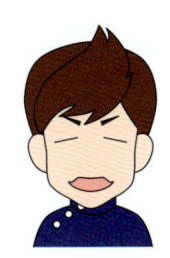

DRヤマモト's comment

RKIのガイドラインは科学的な裏付けに沿って
4つのカテゴリーに分類されていますので、信頼度が明確です！

3 スタンダードプリコーションから ディコンタミネーションへ

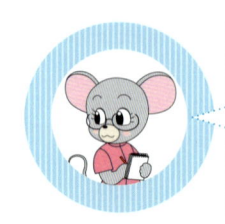

日本では、スタンダードプリコーションが
ガイドラインなのですか?

　感染対策を説明するときに必ず目にする言葉に、スタンダードプリコーションがあります。スタンダードプリコーションは、日本では「標準的予防策」と呼ばれています。

　1985年にCDCから提示されたユニバーサルプリコーションの考え方を発展させたスタンダードプリコーションは、1996年に「病院における隔離予防策のためのガイドライン」の中で発表されました。その内容は、血液、体液、排泄物などすべての湿性生体物質は感染の可能性があるとして対応するという考え方です。さらに、この内容は2007年に改定および拡大されました。

　2007年に世界保健機関（WHO）から勧告されたスタンダードプリコーションのキーワードは**表4**の10項目です。

表4　スタンダードプリコーションにおける10個のキーワード

①	手指衛生	手袋の装着にかかわらず、すべての患者に接触する前、汚染物に接触した後に手指衛生を行う。
②	手袋	血液、体液、分泌物、排泄物、汚染物に接触する際に手袋を装着する。手袋は、使用後、非汚染物に接触する前、ほかの患者に移る前に外す。
③	フェイスプロテクション（眼、鼻、口）	飛沫が予想される処置の前にフェイスプロテクションを装着する。
④	ガウン	飛沫が予想される処置の前にガウンを着用する。汚染されたガウンはできるだけ早く脱衣し、手指衛生を行う。
⑤	針刺し防止と鋭利な器材による怪我	針、メス、その他の鋭利な医療機器を取り扱ったり、洗浄したり、処分したりする際には、注意が必要。
⑥	呼吸器衛生と咳エチケット	咳やくしゃみをする際は、鼻と口を覆う。また、使用したティッシュとマスクは処分し、呼吸分泌物との接触後は手指衛生を行う。
⑦	環境清掃	日常の清掃を十分に行い、接触した表面は洗浄消毒を行う。
⑧	リネン類（布製品）	リネン類は皮膚や粘膜組織の露出と汚染を予防し、ほかの患者や環境へ病原体が移動することを防止する。
⑨	廃棄物処理	条例に基づき、血液、体液、分泌物、排泄物で汚染された廃棄物を適正に処理する。使い捨ての器材も適正に処分する。
⑩	患者に使用した医療機器	再使用が可能な医療機器は、ほかの患者に使用する前に洗浄、消毒、再生処理を行う。

（文献3より）

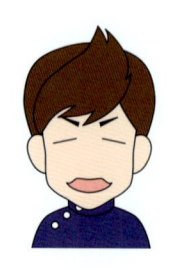

DRヤマモト's comment

医療従事者が守るべき感染管理の基本は
スタンダードプリコーションです！

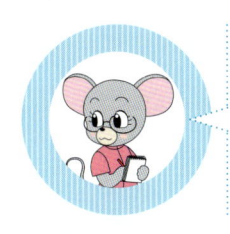

**RKIのガイドラインでは
まず何に気をつけたらいいのでしょうか?**

感染源＝コンタミネーション
感染源を取り除く＝ディコンタミネーション

スタンダードプリコーションでは、湿性生体物質を「感染の可能性がある」とみなしますので、感染源としての湿性生体物質を取り除くことが感染対策には必須です。湿性生体物質とは**表5**に示す潜在的感染性物質（OPIM）で、このうち歯科に関連するものは、唾液、抜去歯、歯肉組織、骨組織などです。

このような湿性生体物質をコンタミネーションといいます。コンタミネーション自体も、コンタミネーションが付着している機器も感染する可能性があるのです。一方、感染源となるコンタミネーションを取り除くことをディコンタミネーションといいます。

ディコンタミネーションの基本は正しい洗浄です。

患者さんの感染を予防するには

既往歴を把握する

患者さんからの申告、または病歴を問診することで、感染症の危険性を知ることができます。病歴は一定の間隔で更新する必要があります（カテゴリーIB[4]）。

口腔内消毒 (oral antisepsis)

歯のクリーニングと粘膜の消毒を行うことで、唾液中と粘膜の微生物叢の著しい減少をもたらし、エアロゾル中の病原体の濃度を低下させることができます。そのため、感染の危険性が高い患者さんの外科的処置前はもちろんのこと、すべての患者さんの歯科治療前に、うがいによる唾液と粘膜の消毒（グルコン酸クロルヘキシジン、ポピドンヨード等）が必要です（カテゴリーII[5-7]）。

表5　潜在的感染性物質

① 人間の体液（精液、腟分泌液、脳脊髄液、滑液、胸水、心嚢水、羊水、歯科治療の唾液、血液が混ざっているのが目に見える体液、どの部分からの体液か判定できないすべての体液）	③ HIVを含む細胞と組織培養物、HIVまたはHBVを含む培地、HIVまたはHBVに感染した実験動物の血液や組織
② 生化学反応が停止していない人体または人間以外の霊長類（生死にかかわらず）の組織や臓器	④ 病原性微生物
	⑤ 人間の細胞

（文献8より）

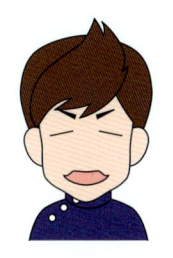

DRヤマモト's comment

感染源となる湿性生体物質をコンタミネーションといい
コンタミネーションを取り除くディコンタミネーションが感染対策の基本です!

4 | 歯科医療従事者の感染予防対策

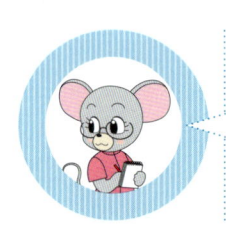

RKIガイドラインのディコンタミネーションにおいて
もっとも重要なことは何ですか？

手指衛生

**スタッフの手は病原体のもっとも重要な伝達経路で
す。したがって、手指衛生は感染予防のもっとも重要な
手段の1つです。**手指衛生によって、患者さんと歯科医
療従事者を保護することができます（カテゴリーIA[9]）。
指輪、時計、その他のアクセサリーは、検査および治
療中には着用できません（カテゴリーIV[10]）。さらに、
手袋を損傷させる可能性があるため、手指の爪は指先
から突出しないことが推薦されています（カテゴリー
IB[8,9]）。手指衛生は、主に下記の3つに分けられます。

衛生的手洗い

業務の前後に手指を水と抗菌石けんで洗うこと（衛生
的手洗い）は一般的な衛生規則です。目に見える汚れを
取り除いたり鼻をかんだりした時、食事の前、用を足し
た後にも衛生的手洗いを行います（カテゴリーIB[9]）。

手指消毒

すべての治療の前、グローブの交換前、治療が完了し
た後に手指消毒が必要です（カテゴリーIA[9]）。消毒剤は、
適切なディスペンサーから清潔で乾燥した手（手のひらと
手の甲、親指と指の間、手首などの内面・外面）に徹底的
に擦り込みます。特に、指先や爪の間には注意が必要です。
効果的な手指消毒は、所定の消毒剤滞留時間中に手を消
毒剤で湿らせておくことです。擦式アルコール製剤の使
用が望まれます（カテゴリーIB[9]）。適切な薬剤はガイド
ラインに記されています[11]。

手指の外科的消毒

外科的手術において、滅菌グローブを着用する前の手
指の外科的消毒、手術時手洗いは、感染の危険性（カテ
ゴリーII[9]）を有する患者さんに対して必要です。

> ●手指表面のすべての汚れは除去する必要がありま
> す。洗浄・乾燥後、適切なディスペンサーから取
> り出した消毒剤を手指および前腕に擦り込みま
> す。その後、手指と腕は所定の滞留時間（約3分間）
> 湿った状態で保ちます。手袋は手指が乾燥してか
> ら着用します（カテゴリーIB[9]）。
> ●汚染の程度が低い短時間（最高60分間まで）の外
> 科手術では、外科的消毒のみで手術時手洗いを省
> 略しても構いません。1時間以上継続した手術後
> は再度手術時手洗いを行うべきです（カテゴリー
> II[9-17]）。

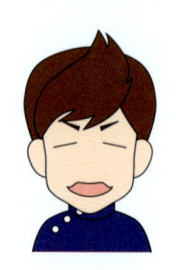

DRヤマモト's comment

スタッフの手がもっとも重要な感染伝達経路であり
手指衛生こそが感染予防のもっとも重要な対策手段なのです！

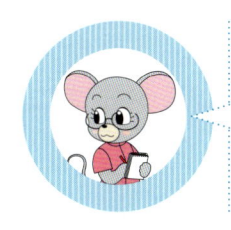

では、手指衛生の次に重要なことは何でしょうか？

個人防護具の使用（表6）

サージカルマスク・ゴーグルの使用

　コンタミネーションに触れる可能性がある場合には、個人防護具（PPE）の使用を徹底する必要があります。微生物、血液、唾液などの飛沫によるエアロゾルからの感染リスクを低減するためには、顔面や鼻をぴったりと覆うサージカルマスクや、目を適切に覆うゴーグルを着用する必要があります（カテゴリーIV[10,18]）。サージカルマスクは、汚染されて湿気が浸透した場合に取り替えます。また、汚染されたゴーグルは消毒用ワイプなどを用いて清拭、消毒しなければなりません（カテゴリーIB[19,20]）。

グローブの使用

　体液や分泌物で汚染された領域や表面に触れる場合は、グローブを着用する必要があります（カテゴリーIB、IV）。グローブを装着していても、手に傷がある場合は感染のリスクが高くなります[10,18,21-25]。

　グローブは、異なる患者さんを治療する前に交換する必要があります（カテゴリーIB[26-30]）。唾液にだけ接触した場合、グローブに損傷が認められなければ手指衛生を行います（カテゴリーIB[10,31-36]）。

　また、滅菌グローブについてですが、現時点ではそれを着用しているかどうかで抜歯後の感染症に関して差が出るという証拠はありません[37]。とはいえ、滅菌グローブは手術創から唾液の侵入を防ぐ必要がある口腔外科処置、および感染リスクの高い患者の口腔外科処置に使用されるべきです（カテゴリーIB[8]）。

　なお、防護服（ガウン、エプロン、ヘアーキャップ）については、治療中に病原体で汚染される可能性がある場合に着用します（カテゴリーIV[10,21,22]）。

　器材の洗浄はWDによって行うため、防護服を着用する必要はありません。

表6　個人防護具の使用基準

業務内容	マスク	ゴーグル	グローブ
受付業務	×	×	×
医療面接	×	×	×
機材の準備	×	×	×
清潔な皮膚への接触	×	×	×
飛沫の可能性がない治療	○	×	○
飛沫の可能性がある治療	○	○	○
汚染された機材の片付け	○	×	○
汚染機材の再生処理（WD使用）	○	×	○
滅菌済みの機材の輸送	×	×	×

○：必要　×：不要

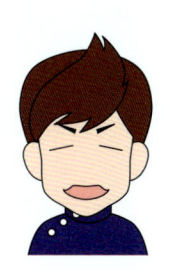

DRヤマモト's comment

個人防護具によって
コンタミネーションによる感染伝達の経路を遮断することが重要です！

5 歯科医療機器の再生処理とその工程

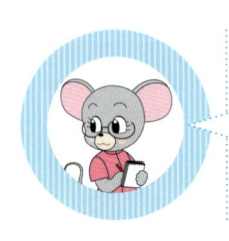

RKIガイドラインのように、何回も滅菌すると
機器が壊れませんか？

歯科医療機器は高額で精密な機器が多く、どれだけ使用してもつねに優れた機能を発揮できると考えられがちです。しかし、機器の機能や性能を長期間にわたって維持するためには、正しい再生処理法や手入れを行わなければなりません。

再生処理とは、医療機器を安全に使用できるようにするための手段で、基本的に**表7**の各工程から構成されます。再生処理が可能な機器であるかは、メーカーの取扱説明書で確認します。再生処理法はメーカーが推奨する方法で行います。もし、取扱説明書の内容を無視すると、修理や交換に出費が必要となったり、患者さんや第三者に危害を及ぼす原因となったりする恐れがあります。そのため、取扱説明書の内容で不明な点があれば、機器の使用を中断し、メーカーに問い合わせる必要があります。

表7　再生処理の工程

① 準備（前処理、回収、予備洗浄、分解可能な機器は分解）	⑤ 機器の機能試験
② 洗浄、消毒、仕上げすすぎ、乾燥	⑥ マーキング
③ 洗浄消毒後の目視点検	⑦ 必要に応じた包装と滅菌、再使用の承認と保管
④ 必要に応じたメインテナンスと修理	

（文献2より）

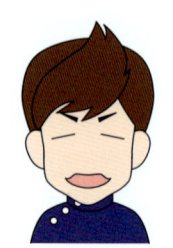

DRヤマモト's comment

正しい再生処理を行えば
感染対策も器具の性能を維持させることもできます！

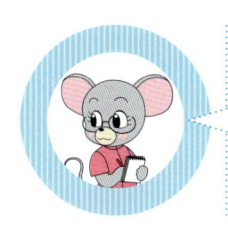

RKIガイドラインでは、滅菌が正しく行われているかどうかをどのように判断すればいいのでしょうか？

再生処理には正しい洗浄と消毒、効果的な滅菌がもっとも重要です。耐熱性の医療機器は、熱水消毒の工程が付加されたウォッシャーディスインフェクター（WD）と高圧蒸気滅菌器を用いて自動的に再生処理することがRKIのガイドラインで提唱されています（カテゴリーＩB[38]）。RKIの勧告「医療機器再生処理の際に守るべき衛生学的要件」などのドイツの法律では、再生処理の工程における品質管理と品質保証の実施が求められます。そのため、再生処理がRKIのガイドラインに準拠して実施された場合に、機器の再生処理が適切に実施されたとみなします。

洗浄と消毒はWDを用いることでもっとも良い効果が得られます。ただし、国際規格（ISO 15883）および各国内のガイドライン（DIN EN ISO 15883）に明記されているように、バリデーション実施済みのWDの洗浄および消毒工程のみを用いなければなりません。また、洗浄と消毒を行ったあとで滅菌を行ったとしても、機器が滅菌されているとは限りません。滅菌が完了した医療機器は、無菌性保証水準（SAL）が10^{-6}以下を達していることを証明しなければいけません。そのためには、稼働性適格性確認（PQ）においてバリデーションされた滅菌条件に達していることをPI[1]、CI[2]、BI[3]等を用いて証明する必要があります。日常的な滅菌モニタリングで滅菌不良あるいはその疑いが見出された場合には、滅菌

不良機器を回収（リコール）しなければいけません。

リコールを回避するためには、滅菌作業ごとにPCD[4]を用いたBIを使用して、BIの培養結果が陰性であることを確認した後に滅菌物を供給します。そのためには、BIが陰性を示すまで保管しておける十分な量の機器が必要ですが、歯科医院においては現実的ではありません。そこで、**歯科医院ではヨーロッパで採用されているパラメトリックリリース[5]を確立して、BIを使用しない方法を推薦します。**高圧蒸気滅菌（EN/ISO 17665）では物理的モニタリングを行うことが必須です。

また、医療機器の再生処理（洗浄、消毒、滅菌）と廃棄物処理のための専用の区域を定めなければなりません。さらに、作業工程に応じて「不潔」の区域と「清潔」の区域に分けることが必要です（カテゴリーⅣ[38,39]）。

※1　物理的インジケータ（Physical Indicator：PI）
※2　化学的インジケータ（Chemical Indicator：CI）
※3　生物学的インジケータ（Biological Indicator：BI）
※4　工程試験器具（Process Challenge Device：PCD）
※5　医療機器の日常の再生処理において、滅菌後の無菌性の保証を判定する方法は、①パラメトリックリリース、②BIの培養試験結果および滅菌バリデーションの結果に基づき定めたパラメータの管理結果による判定、の2つに分類される[40]。このうちパラメトリックリリースは、高圧蒸気滅菌において物理的モニタリングを必須とし、バリデーションにおける稼動性適格性評価（PQ）によって確認された物理的モニタリングと同様の工程が行われたならば、滅菌機器の払い出しが可能であるとする判定方法である[41]。

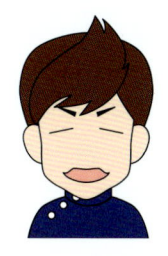

DRヤマモト's comment

歯科医院では、高圧蒸気滅菌器が正常に作動しているかを判定する物理的モニタリングを行いましょう！

6 水回路システム

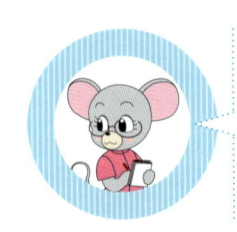

歯科ユニットの水が汚れているというニュースを聞きましたが
RKIガイドラインに何か対策方法はありますか?

水回路システム

ドイツでは、飲料水条例を満たす水のみを歯科ユニットで使用します[42]。この基準が満たされていても、水回路システムに接続されるシリンジ、超音波スケーラー、洗口水などにはさまざまな微生物が繁殖することがわかっています[43-50]。これらの微生物はコロニーを形成し、水の配管の内側壁に増殖します[43,51,52]。こうしたバイオフィルムが貯留した後、汚染された冷却水として口腔内に大量に放出されます。日本では歯科ユニットに水道水を使用していますが、同様に水の配管内は汚染されていると考えられます。水回路システムの汚染は、以下のように区別されます。

- ●供給水の停滞による汚染（バイオフィルム形成）
- ●患者さんの血液、分泌物による汚染

さらに細分化すると、下記のとおりになります。

- ●定期的な運転によって発生する吸引システムの汚染
- ●接続されるハンドピース類の供給水からの逆行汚染（サックバック）

以下の項目は、個々で実践しても良いですし、互いに組み合わせることで、歯科用ユニットにおける水回路システムの微生物による汚染に対してさらに有効です。

（1）ハンドピース類はメーカーからの情報を遵守し、動作の限界範囲内で使用する必要があります（カテゴリーIV[53,54]）。

（2）歯科用ユニットの水回路のための水消毒システムは、冷却水の微生物学的汚染を減少させる有効性が実証されています[55-57]。

（3）水消毒システムを追加導入する場合、適切な初期状態にするための必須条件として、現存するバイオフィルムのコロニー形成を取り除かなければなりません[58,59]。

（4）水回路システムは、うがい用コップの給水口はもちろんのこと、スピットンの給水口などすべての水の給水口を、毎日の診療開始前に約2分間ハンドピース類を接続せずにフラッシングを行います（カテゴリーIB[43]）。これは、水が停滞し、よどんでいるときに微生物が蓄積するのを大幅に減少させます[8,43,60]。

（5）水回路システムは、患者さんの口腔内細菌叢から潜在的に逆流汚染される可能性があります[61]。したがって、冷却水システムにはすべての液体に対する逆流防止が必要です。前の患者さんの治療による水回路システム（逆流防止システムが組み込まれている機器を含む）の微生物による汚染は、治療後に約20秒間フラッシングを行うことで減少します（カテゴリーII[8,57,60,62-65]）。また、微生物の発生を取り除くために、その日の最後の患者さんの治療後に水回路システムはフラッシングを行うべきです（カテゴリーII[52]）。

（6）新しい歯科用ユニットを導入する際には、水回路システムにどの程度薬剤を入れると微生物の増殖を防止するかについてメーカーに尋ねるべきです。十分に整備された歯科用ユニットでは、100コロニー／mLを超えません。コロニー数の上昇はバイオフィルムの拡大を示すため、治療前に徹底的なフラッシングを行う必要があり、さらに必要であればメーカーに水消毒システムの調整を依頼します（カテゴリーIII[66,67]）。

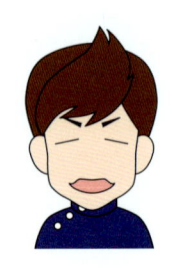

DRヤマモト's comment

水道水を使用しても、歯科ユニット内では微生物が繁殖しています！
患者さんの口腔内に使用する水には
消毒薬を添加するシステムが有効とされています！

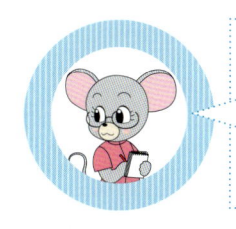

血液や唾液が流れているバキュームやスピットンにおいても RKIガイドラインで決められたディコンタミネーションの方法はありますか?

吸引システム／スピットンからの汚染拡大

口腔内の血液や唾液を吸引する吸引システム（バキューム、排唾管）のホース、うがいによって汚染されるスピットン周囲の消毒が可能な領域は、各患者さん（カテゴリーⅠB[8,68,69]）の後に消毒する必要があります。

吸引カニューレ（バキュームチップ）が吸引された頬粘膜や舌などの軟組織によって閉鎖されると、吸引された冷却水、血液および唾液が、患者さんの口腔内へ逆流することが報告されています[68]。つまり、汚染された液体が吸引ホースから患者さんの口腔内に到達し、感染の危険が生じることを意味します。

また、吸引力が低い吸引ホースからは、汚染された液体が逆流することが研究からわかっています[8,70-73]。これは、汚染された液体が吸引ホースから患者さんの口腔に到達し、感染の危険が生じることを意味します[8,70-72]。したがって、すべての治療において、吸引システムと吸引ホースは、重力によって吸引された液体が患者さんの口腔内へ逆流しないような位置にすることが重要です（カテゴリーⅡ）。吸引システムの頬粘膜や舌への付着による吸引圧減少に対する対策がなされた吸引カニューレと吸引システムは、汚染された液体の逆流防止に有効です。

さらに、**吸引ホースからの逆流への対策として、吸引ホース内部の洗浄消毒が必要なことは言うまでもありません。**

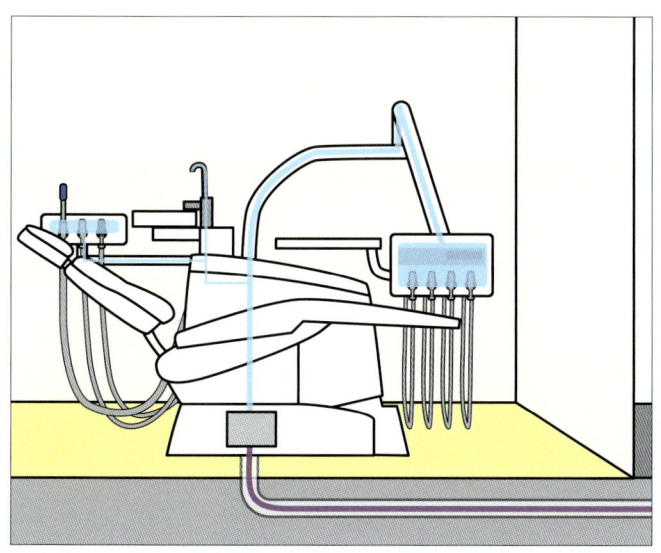

歯科ユニットに供給される水道水が水質基準を満たしているのは、紫色で示した配水管までである。歯科ユニット内に入った水は、水消毒システムによって微生物の増殖を抑える必要がある（水色の回路）。

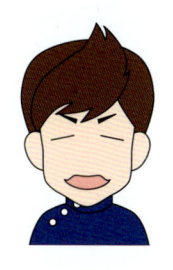

DRヤマモト's comment

汚染された吸引ホースからの逆流によって口腔内が感染する危険があります！
吸引ホースやスピットンには専用の洗浄消毒が必要です！

7 歯科医療機器に特有の感染予防対策

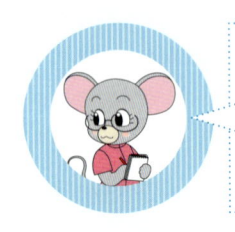

> 滅菌・消毒ができない、歯科で使われる特別な医療機器について、RKIガイドラインでどのように書かれているか教えてください。

歯科医院の感染管理では、医科で行われている方法をそのまま応用しようとする傾向があります。しかし、歯科医療にだけ使用される機器も多いため、医科で使用される機器と同様に再生処理を行うことはできません。RKIでは、歯科医療機器に特有な感染予防対策についてもガイドラインに示しています。

画像検査機器からの汚染拡大防止

エックス線装置の汚染された部分は、患者さんが使用した後に毎回消毒します。また、患者さんの近くではない機器の表面に、血液、唾液、または感染性の分泌物によって目に見えて汚染されている場合もあります。目で見える血液などが付着し、感染のリスクが高い状況であれば、汚染領域の洗浄、消毒が必要です（カテゴリー I B[68]）。口腔内から取り出したデンタルエックス線フィルムには、消毒ができるようなカバーを装着します（カテゴリー I B[68]）。

エックス線室やその付近には、少なくとも1つの手指消毒用ディスペンサーを設置します（カテゴリー II[68]）。デンタルエックス線フィルムおよび撮影補助器具（ロールコットン、フィルムホルダー、チンレスト）は、撮影後に洗浄、消毒が必要です。カバーフィルムの使用によって撮影機器表面の汚染を防ぐことができます[68]。

口腔内機器からの汚染拡大防止

エアー、液体（水）、粒子を排出する機器と排出しない機器（口腔内カメラ、う蝕診断装置、噴射型歯面清掃器具、光重合器、歯石除去装置）は、メーカーの指示にしたがって準備します（カテゴリー IV[74]）。これらの機器には保護カバーを使用することで、汚染から防御することができます。また、治療後に少なくとも20秒間、エアー、水を放出しきれいにしなければなりません（カテゴリー I B[8]）。メーカーの推奨があれば、取り外し可能なパーツは熱水消毒（ウォッシャーディスインフェクター）または滅菌が推薦されます。

回転式や振動式のハンドピースおよび歯内治療用機器は複雑な構造であるため、特別な要件が洗浄、滅菌に適用されます（P.42 **表2**のセミクリティカルBの定義を参照）。これらの機器は、自動洗浄ができるウォッシャーディスインフェクターによる洗浄と熱水消毒[75-78]、高圧蒸気滅菌が推薦されます（カテゴリー II[38]）。

PMTC用のブラシおよびラバーカップは、通常、血液、唾液と研磨ペーストの混合物によって、血液による汚染の可能性があり、洗浄が困難であるので特に問題があります。これらすべての汚染を用手洗浄または機械洗浄で除去ができない場合、PMTC用のブラシおよびラバーカップは再生処理ができません（カテゴリー I B[38、75-78]）。

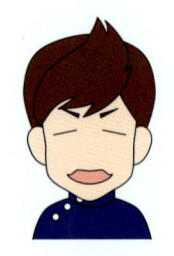

DRヤマモト's comment

口腔内に挿入される機器には
それぞれに合った汚染除去方法があります！

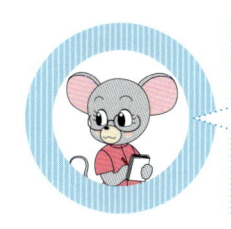

印象体や口腔内で試適した補綴装置については
RKIガイドラインではどうなっていますか?

印象体・補綴装置からの汚染拡大防止

　歯科医院と歯科技工所との間で交換される印象体、補綴装置、歯科用検査器具などは、洗浄と消毒を特別に考慮しなければなりません。これらは微生物学的に汚染されているとみなされ、歯科医療従事者とほかの患者さん、輸送中にかかわる第三者の感染を防止する方法で取り扱われなければなりません（カテゴリーIV [79-83]）。また、すべての材料や補綴装置は汚染されているとみなし、洗浄と消毒を行ってはじめて歯科治療領域から移動することが推薦されます（カテゴリーII [8, 79-83]）。

　ウォーターバスをワックスや印象材に使用するときなどは、適切な温度の飲料水を使用し、それらが唾液や他の体液で汚染されたら、患者さんごとに取り替える必要があります。ウォーターバスの槽は水を補充する前に洗浄・消毒を行います（カテゴリーIB [38]）。

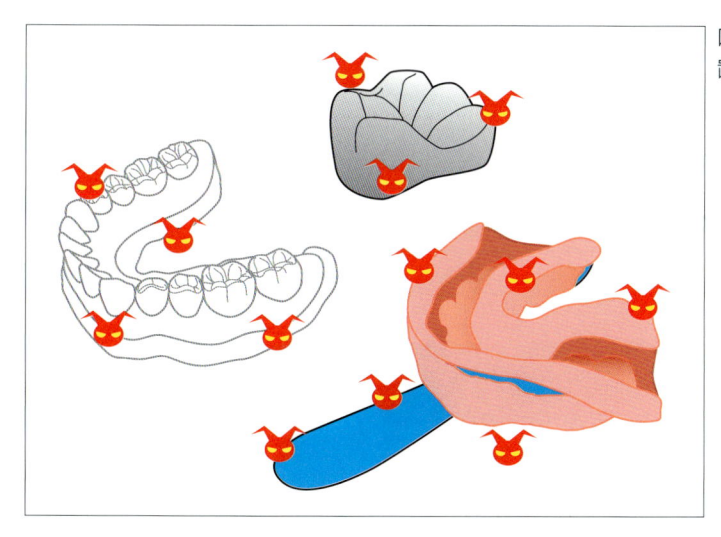

口腔内から取り出した印象体はもちろんのこと、模型や補綴装置にも見えない微生物が付着している。

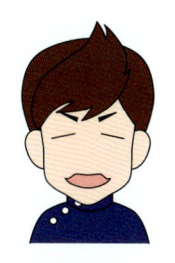

DRヤマモト's comment

印象体や補綴装置は多くの人に接触するため
洗浄・消毒してはじめて歯科治療領域から移動することができます！

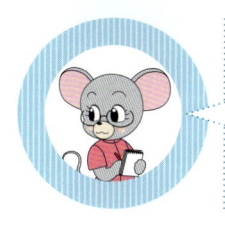

RKIガイドラインではその対策がしっかり明記されていて
すごいですね！

Topic2　これが常識!　ドイツのデンタルクリニックの現実

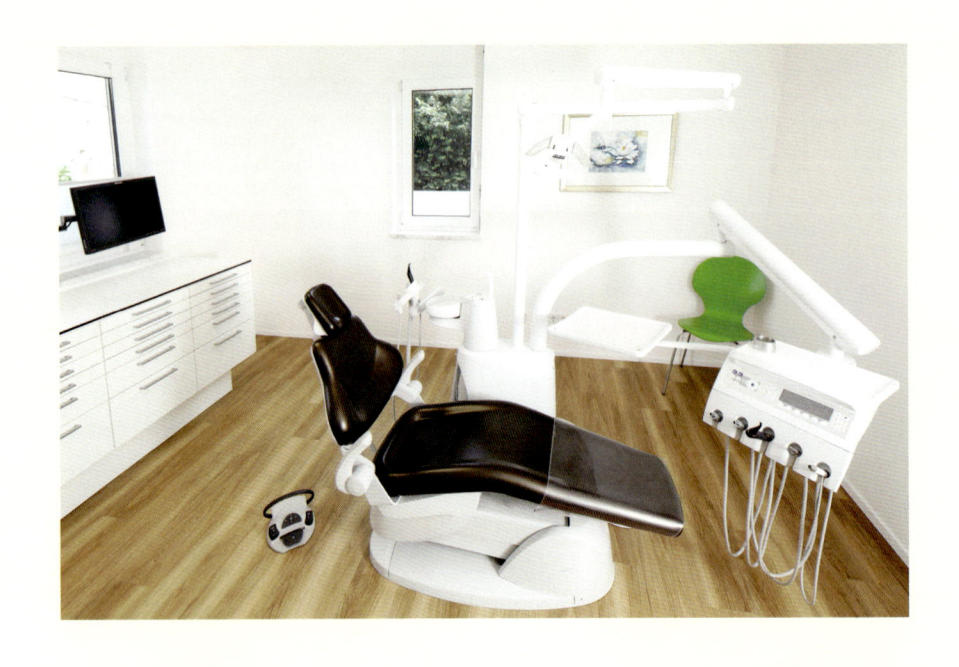

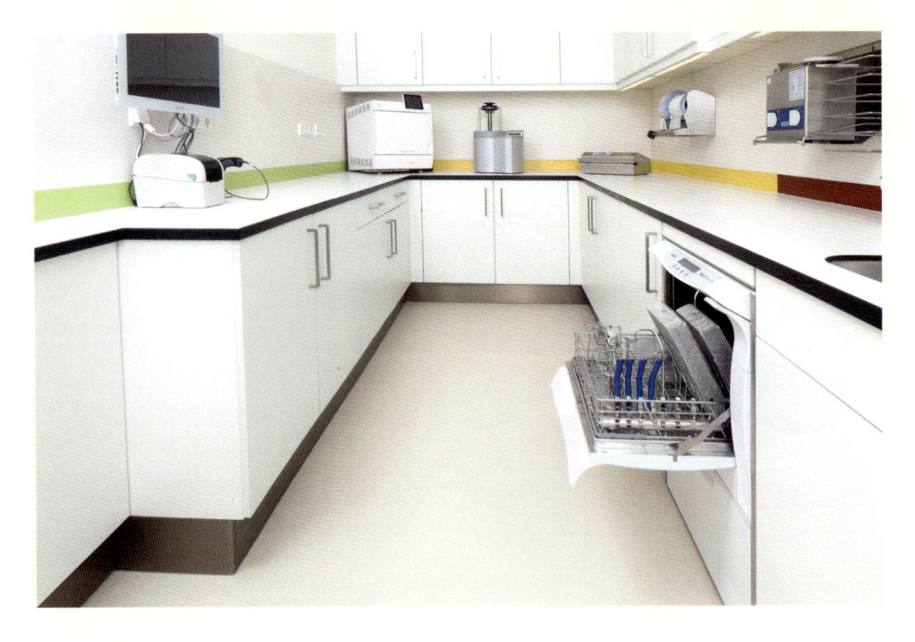

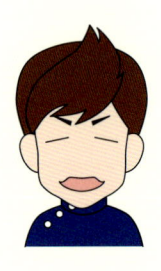

トリートメントルームは個室であり、不必要な器材はキャビネットにすべて収納されています。見た目に清潔なだけではなく、清潔な環境を保つように設計がされています。ステリライゼーションルームも個室であり、白を基調とした明るく整理整頓された清潔な環境が保たれています。また、カラーゾーニングによって清潔、汚染を区別する空間となっています。ドイツのトリートメントルームもステリライゼーションルームも、まるでショールームのように明るくてきれいな空間なのです。

歯科医院のための
インフェクション
コントロール

中村健太郎
Shurenkai Dental Prosthodontics Institute 院長

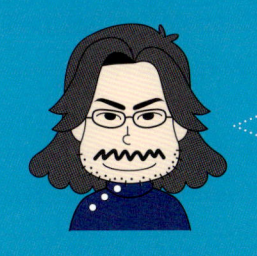

第2章では、ヨーロッパ30ヵ国が準拠するドイツのRKIガイドラインを歯科医院における感染対策のルールとして紹介しました。第3章では、DRナカムラがそのRKIガイドラインに準じた歯科医院におけるインフェクションコントロールについて基本的な考え方を教えます！

1 滅菌と消毒

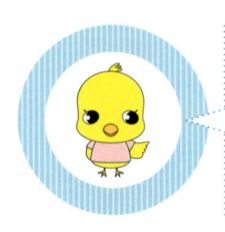

滅菌と言えばオートクレーブ滅菌ですよね！
消毒と言えば薬液消毒ですよね！　もちろん滅菌がいいと
思いますが、滅菌できないものは薬液消毒しています！

滅菌とは？

　滅菌は、すべての微生物を殺滅し、無菌性を成立させる工程と定義されています。しかし、Chapter1の第8項でもご紹介したとおり（P.25）、実はこれは確率的な概念であり、無菌性保証水準（SAL：Sterility Assurance Level）として国際的に10^{-6}に設定され、生存する微生物が100万分の1まで殺滅させることを意味します。したがって、**すべての微生物を完全に殺滅しているわけではありません**[1]。

　10^{-6}以下のSALを達成する代表的な滅菌法には、高圧蒸気滅菌、化学的滅菌、酸化エチレンガス（EOG）滅菌、過酸化水素低温ガスプラズマ滅菌などがあります[1]。化学的滅菌は、人体に有害な揮発ガスを十分に換気できない消毒室や消毒コーナーでは控えるべきです[2]。酸化エチレンガス滅菌は、耐熱性および耐湿性にとぼしい器材に有効ではあるものの、滅菌時間（換気時間も含む）が長く、かつ特定化学物質作業主任者の資格が必要となります[3]。過酸化水素低温ガスプラズマ滅菌は、低温での滅菌が可能であるものの、高額であり、歯科医院には一般的ではありません[4]。したがって、歯科医院での滅菌では、高圧蒸気滅菌に頼らざるを得ません。

消毒とは？

　消毒は、生存する微生物を減少させる工程と定義されます[5]。しかし、その概念はあまり明確ではなく、消毒器材の性質や消毒の対象となる微生物など、その消毒の目的に応じた消毒法を選択するほかありません。

　また、高水準消毒（芽胞が多数存在する以外、すべての微生物を殺滅）・中水準消毒（芽胞以外の結核菌、栄養型細菌、ほとんどのウイルス、ほとんどの真菌を殺滅）・低水準消毒（ほとんどの栄養型細菌、ある種のウイルス、ある種の真菌を殺滅）に分類されますが[6]、その選定基準は不透明であり、歯科医院としては滅菌に近い高水準消毒を選択せざるを得ません。

化学的消毒法・物理的消毒法とは？

　消毒法には、消毒薬による化学的消毒法と、紫外線や湿熱による物理的消毒法があります。消毒薬による消毒法では、その効力は濃度、時間、温度と汚れの付着などによって大きく異なります。そのため、**有効濃度、有効温度を保って、完全洗浄と有効時間を遵守しなければなりません**[7]。また、有害な揮発ガスを十分に換気できない消毒室や消毒コーナーでは、その使用を控えるべきです[2]。

　紫外線による消毒では、通常波長253.7nmの紫外線を照射して殺滅します。ただし、紫外線には浸透性がなく、また照射の死角にはまったく効力がないため、その使用を控えるべきです（P.16・17参照）[8]。

　湿熱による消毒とは、ウォッシャーディスインフェクター（WD）による熱水消毒（高水準消毒）を指します。WDに関する基本的な消毒法を確立したのはBGA（ドイツ連邦保険局）ですが、現在ではRKIによって改組されています（ISO15883）[9]。

ウォッシャーディスインフェクターによる熱水消毒と
スチームステリライザーによる高圧蒸気滅菌が有効である！

ISO15883では、血液の付着した器材類はすべて感染源であるとして、WDは微生物の不活化（感染性や毒性を失わせること）や作業環境の汚染、作業従事者への二次感染を防止する重要な役目を果たすと位置づけています。これにより、RKIでは血液が付着している器材類と血液が付着していない器材類を分別し、それぞれに見合った再生処理法を提言しています。さらに、RKIではWDによる熱水消毒の選択に関する明確な指針として**消毒対象物が熱水消毒に適している限り、熱水消毒が消毒剤を用いる方法より優先して実施されなくてはいけない**と勧告しています。また、1996年に提唱された温度と時間の関係による基準値A0（A値）に基づいて、熱水消毒の規定がなされています。ドイツとイギリスは明確にA値が規定されていますが、アメリカは規定されていません。日本では、ドイツRKIが規定した93℃、10分が基準となっています[9]。

RKIによるデンタルクリニックにおける器材のリスク分析では、①粘膜などの組織内への穿通や血液の付着によって、『クリティカル（Critical）』と『セミクリティカル（Semi-critical）』に分類する、②目視確認が可能な場合と中空器具などの目視確認が不可能な場合に分類する、として、消毒（Disinfection）・滅菌（Sterilization）の方法を**図1**のとおり区分しています。また、RKIでは汚染器材の再生処理について以下のように提言しています。

> ●ウォッシャーディスインフェクターによる熱水消毒
> ●スチームステリライザーによる高圧蒸気滅菌

この消毒・滅菌こそが、歯科医院のためのインフェクションコントロールではないでしょうか。

図1　RKIによるリスク分析表（洗浄・消毒・滅菌）

使用におけるリスク	処理におけるリスク	洗浄消毒	滅菌
セミクリティカル	目視確認可能	不可欠	推奨
セミクリティカル	精細な器材または目視確認不可	不可欠 WDを推奨	推奨
クリティカル	目視確認可能	不可欠 WDを推奨	蒸気滅菌
クリティカル	精細な器材または目視確認不可	不可欠 **WDが必須**	蒸気滅菌

血液が付着しなかった器材は「セミクリティカル」と判定して洗浄・消毒までを不可欠とします。しかし、精細な器材や目視で血液付着が確認できない場合はWDによる洗浄・消毒を推奨しています。血液が付着した器材は「クリティカル」と判定し、高圧蒸気滅菌までを必須とします。しかし、精細な器材や目視で血液付着が確認できない場合はWDによる洗浄・消毒を不可欠としています。つまり、**血液の付着の有無の判定によって、洗浄・消毒・滅菌のプロセスを決定する**のです。

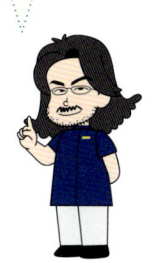

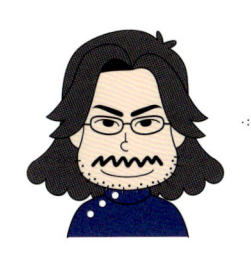

DRナカムラ's comment

RKIのリスク分析に準拠し
ウォッシャーディスインフェクターによる熱水消毒と
スチームステリライザーによる高圧蒸気滅菌を採用することが重要です！

2 感染と汚染

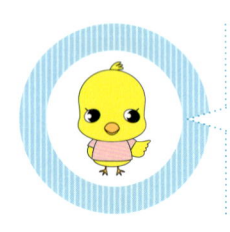

感染と汚染って違うんですか？
感染症の患者さんにさえ注意すればいいんですよね！

感染予防対策とは
感染源と感染経路をしっかり管理すること

感染とは、病原微生物が生体に侵入して臓器や組織中で増殖することです。感染によっておこる疾患を感染症といい、感染症をおこす病原微生物を病原体と言います。感染して発症すると顕性感染といい、発病しないと不顕性感染または潜伏感染と言います。これは、たとえ発症していなくても、感染した、あるいは感染している危険があることを意味します。

感染対策（感染制御）は、感染症の発症を事前に防止すること（Prevention）と、発症した感染症の拡大を防止すること（Control）に大別されます[6]。

感染症が発症するには、感染源（感染に起因する病原微生物の存在）・宿主（感染症を引き起こす可能性を有するヒトの存在）・感染経路（感染源と宿主をつなぐ経路）の3因子が連鎖しなければなりません。感染対策とはこの連鎖を断ち切ること、すなわちどれか1つ以上の因子の条件を満たさないようにする対策なのです[10]。たとえば、消毒や滅菌は「感染源」の条件を満たさないようにする手段ですし、PPEの着用は「感染経路」の条件を満たさないようにする手段と言えます。ワクチン接種は「宿主」の感受性を下げる手段です。したがって、感染予防対策とは、「感染源」と「感染経路」の条件を満たさないようにコントロールすることだと言えます。

歯科医院における感染源は唾液である！

感染源となる微生物が増殖するには、水分・温度・酸素・pHなどの条件が整う必要があります[11]。特に、感染源にとっては「湿性であること」が必須条件であり、ゆえに湿性感染物質とも呼ばれています。

スタンダードプリコーションでは、血液やその他の体液、排泄物、および分泌物を介して拡散する可能性のある病原体から、医療従事者と患者さんを保護することを目的とした予防策を講じることを提言しています（P.44参照）。その予防策では、血液、血液混入の有無を問わないすべての体液、排泄物および分泌物（汗を除く）、損傷のある皮膚、粘膜との接触に対する対策が最重要であるとしています[12]。感染源が多種多様であれば、すべてを湿性感染物質として捉え、直接的な接触を回避する予防策が必要であるとしています。

ガイドラインによれば、歯科では、唾液を潜在的な感染物質としてとらえてつねに対応するべきであると記載されています[13,14]。一般の歯科医院でも、完全予防対策が必要な、感染性の強い、あるいは疫学的に重篤な病原体に罹患している（あるいは罹患の疑いがある）患者さんの歯科治療は、唾液からの感染に対して細心の注意を払っていると思います。

しかし、それだけではなく、**すべての患者さんの唾液、唾液と接触した器材、唾液を含んだ歯科材料を湿性感染物質として捉え、それらとの接触した部分も含めて「汚染（Contamination、コンタミネーション）」と考えるべきだと思います。**歯科医院における「感染源」は、唾液によるコンタミネーションであることを理解しましょう。そして、コンタミネーションを除去することが、感染予防対策の最重要テーマの1つであることを認識してください。

ディコンタミネーションする洗浄こそが、感染予防対策の基本である

汚染を除去することを「ディコンタミネーション（Decontamination）」と言い、重要な工程であることはP.45でも解説しました。イギリスの保健省では、「Decontamination in primary care dental practices（一般歯科治療における汚染除去）」という手引書[15]が発刊されているほどです。ディコンタミネーションの主な内容はクリーニング（洗浄）であり、もちろん手指衛生（グローブ着用も含む）も属します[16]。

器材による洗浄の不備は、その後の消毒・滅菌の効力に悪影響を及ぼすため、適切な手段を選択しなければなりません。それゆえに、浸漬洗浄・器械洗浄（超音波洗浄・WD）のいずれも準備する必要があります。

さらには、RKIによるリスク分析[17-19]では、①唾液のみに汚染した器材は「セミクリティカル」、血液に汚染した器材は「クリティカル」に分類する、②目視確認が可能な場合と、中空器具などの目視確認の不可能な場合に分類する、として、予備洗浄・洗浄の意義を区分しています（**図2**）。さらに、筆者らは、

> ●消毒薬による浸漬洗浄
> ●超音波洗浄による器械洗浄
> ●WDによる器械洗浄
> ●擦式アルコール製剤による手指消毒、抗菌石けんによる衛生的手洗い

を提言しています。この洗浄こそが、歯科医院のためのインフェクションコントロールではないでしょうか。

図2　RKIによるリスク分析表（予備洗浄・洗浄・消毒）

使用におけるリスク	処理におけるリスク	予備洗浄	洗浄消毒
セミクリティカル	目視確認可能	推奨	不可欠
セミクリティカル	精細な製品または目視確認不可	不可欠	不可欠 WDを推奨
クリティカル	目視確認可能	推奨	不可欠 WDを推奨
クリティカル	精細な製品または目視確認不可	不可欠	不可欠 **WDが必須**

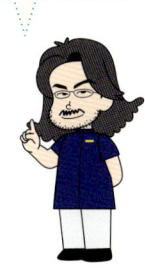

「セミクリティカル」と判定しても「クリティカル」と判定しても、精細な器材や目視で血液付着が確認できない場合は予備洗浄が不可欠としています。また、観血処置後の精細な器材や目視で血液付着が確認できない器材はWDによる洗浄・消毒を不可欠としています。つまり、**予備洗浄ができないハンドピースにはWDによる洗浄・消毒が不可欠**なのです。

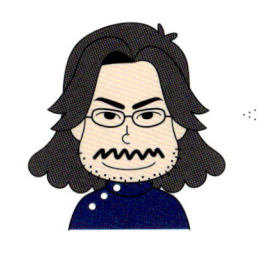

DRナカムラ's comment

感染予防対策のファーストステップは
滅菌・消毒ではなく、汚染の除去である洗浄なのです！

3 トランスミッション-ベースド プリコーション

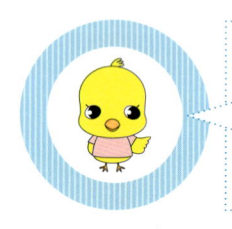

トランスミッション-ベースドプリコーションって何ですか？
感染経路別予防策という言葉は初耳です！

個人防護具の完全着用が 宿主への「感染経路」を断つ主な手段

「感染経路」には、空気感染（5μm以下の微小粒子で長時間空中に浮遊する）・飛沫感染（5μm以上の飛沫粒子で空中には浮遊せず、短い距離（約1m）で床に落下する）・接触感染（手や皮膚の接触による直接接触感染および汚染された媒介物の接触による間接接触感染）の3経路があります。この「感染経路」の条件を満たさないためには、すべてを断ち切らなければなりません[10]。

医科における感染経路別予防策（トランスミッション-ベースドプリコーション、TP）とは、完全予防対策が必要な、感染性の強い、あるいは疫学的に重篤な病原体に罹患している、あるいは罹患の疑いがある患者さんに適応される対策です。その対策には、接触予防策（グローブの着用）・飛沫予防策（マスク、ゴーグル、キャップ、ガウンの着用）・空気予防策（N95マスクの着用）があり、これら個人防護具（PPE）により医療従事者への「感染経路」を遮断しています。これは、いかなる保菌者またはいかなる場面であっても、宿主である医療従事者への防護を最優先にしているからです。

歯科における感染予防対策では、飛沫予防策や空気予防策として、PPEの徹底着用に加えて唾液や血液、切削片などを含んだエアロゾルを歯科用吸引装置で吸引することが強く推奨されています（P.36参照）。

医科における感染経路別予防策を 歯科に当てはめることはできない！

では、感染性の強いような重篤な病原体に罹患している、あるいは罹患の疑いがある患者さんに適応されている医科での完全予防対策を、歯科でも適応させるべきなのでしょうか。歯科治療のたびに、個人防護具の完全着用が必要なのでしょうか。また、歯科医院における「感染経路」を、空気感染・飛沫感染・接触感染で区分したTPで対応するべきでしょうか。

普段、歯科医院に来院される患者さんのほとんどは非感染者です。それゆえに、非感染者に対しては感染者と同様な完全予防策が不可欠であるとは限りません。医科に適応しているTPは、歯科医院の感染予防対策には当てはまらないと言っても過言ではありません。したがって、歯科治療、すなわち歯科医院に準じたTPを考えなければなりません。もちろん、感染者の歯科治療であれば、医科におけるTPに準じます。

いかなる歯科治療であっても、患者さんの口腔内が「コンタミネーションの出発点」となっています。歯科医院における感染源は患者さんの口腔内であり、感染経路は外出した唾液によるコンタミネーション経路であることを理解しましょう。

歯科治療時における感染予防対策は、歯科医療従事者（DHCP）を介して患者さんから患者さんへの交叉感染を予防することが目的なのです。したがって、歯科医院におけるコンタミネーションの経路を確認することがTPであり、その遮断対策を講ずることがインフェクションコントロールであり、これらが感染予防対策の最重要な課題であることを認識してください。

6つのコンタミネーションルートに応じたインフェクションコントロールを実践する

　まず、唾液による感染経路とは、患者さんの口腔内から外出する経路として考えましょう。歯科医院での汚染経路（コンタミネーションルート）には、術者の手指や器材、材料、装置の出し入れ、患者さんの含嗽、口腔内や口腔外のサクションなど、さまざまなルートが存在しています。とくに、**術者の手指からのルートは全ルートの80%近く**を占めているのです[20]。

　現在、著者らはコンタミネーションルートを、①術者の手指、②汚染器材、③サクションシステム／スピットン、④エアロゾル、⑤画像検査機器、⑥印象体／補綴装置、の**6ルート**としています。

　これらのルート別に、あらかじめ決められたインフェクションコントロールによって必然的に「感染経路」を遮断することができます（**表1**）。このトランスミッション-ベースドプリコーションが、歯科医院のためのインフェクションコントロールのベースとなるのではないでしょうか。

表1　著者らが提言するトランスミッション-ベースドプリコーション

コンタミネーションルート	インフェクションコントロール
❶術者の手指からのルート	グローブ・衛生的手洗い／手指消毒
❷汚染器材からのルート	浸漬洗浄／超音波洗浄／WD洗浄
❸サクションシステム／スピットンからのルート	洗浄・消毒
❹エアロゾルによる環境へのルート	PPE・ユニバーサルサクションとサクションシステム
❺画像検査機器からのルート	洗浄・消毒
❻印象体／補綴装置からのルート	洗浄・消毒

汚染が急速に拡大する「エアロゾルによる環境へのルート」では、ユニバーサルサクション（カニューレ）とサクションシステムを用いることで「感染経路」の遮断に煩慮することはない。これであれば、ヨーロッパと同様に着用するPPEが限定される。

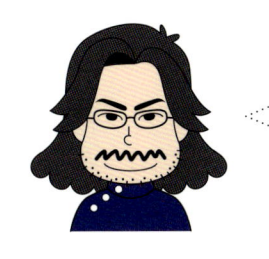

DRナカムラ's comment

歯科医院のためのトランスミッション-ベースドプリコーションに準じて
インフェクションコントロールを実践しませんか！

4 区域管理ゾーニング

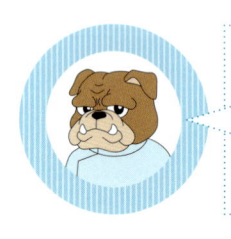

消毒コーナーは診療室とちゃんと分けてあるから
何の問題も起きないぞ!

汚染する危険性が高い場所には
衛生管理できない器材は置かない

ドイツをはじめとするヨーロッパのデンタルクリニックを見学すると、トリートメントルーム(以下、治療室)の卓上には必要最低限の機器や器材だけが配置されており、徹底的に整理整頓が行き届いています。また、ユニットやユニット回りに、器材は1つも置かれていません。その理由を聞いてみると、**ユニットやユニット回りはエアロゾルや術者の手指によって汚染する危険性が高いため、その区域には衛生管理できない器材を配置しない**とのことでした。

日本の歯科医院では
汚染する区域を色別管理していない

また、どのステリライゼーションルーム(以下、防疫室)にも、一部分に赤色や緑色の2色のカラーペインティングが施されています。なかには、黄色も加わった3色

のカラーペインティングが施されているデンタルクリニックもあります。この色分けをカラーゾーニングと呼びます。これは、「汚染する区域」と「汚染させない区域」を明確にし、そのうえで「汚染している場所」「汚染していない場所」「滅菌する場所」が色別による動線分離されていることを意味します(**図3**)。ドイツやスイスなどでは、「汚染する区域」と「汚染させない区域」を明確に表示することが法律で義務づけられています。

日本でも、病院清掃会社などの病院感染対策として、清浄度レベルに応じて8ゾーンに区域分けし、各ゾーンを色別管理しています。これもカラーゾーニングです。そして、カラーゾーニングに合わせた清掃道具にて衛生管理しています。

しかし、日本の歯科医院の消毒室や消毒コーナーでは、シンクを中心に超音波洗浄器や滅菌器、シーラー、消毒槽などが隙間なく置かれて色別による動線分離どころではありません。これでは、汚染の拡大や院内感染が懸念されます。

図3 カラーゾーニングによる動線分離

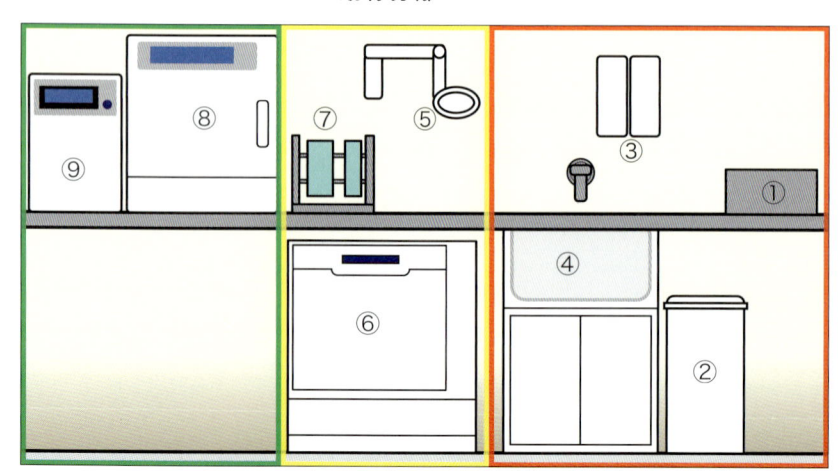

「汚染する区域」と「汚染させない区域」に感染管理器材を適切に配置することで、汚染あるいは感染の拡大を予防している。①コンタミネーションコンテナ、②分別ゴミ箱、③手指衛生用ディスペンサー、④手指用シンク、⑤ライト付ルーペ、⑥WD、⑦ヒートシーラー、⑧クラスBステリライザー、⑨クラスSステリライザー。

治療室、防疫室の
それぞれの汚染拡大防止の目的に応じて区域管理を行う

区域管理ゾーニングとは、院内感染対策の1つとして作業従事者の衛生業務に対する意識を統一することを目的に、治療室と防疫室のそれぞれを「汚染する区域」と「汚染させない区域」に動線分離することです。**「汚染する区域」と「清潔な区域」を区別することで、汚染、感染の拡大を防止することができます。**

✂ 治療室（トリートメントルーム）

汚染の拡大防止を目的に、個室タイプが基本となります（実際の写真についてはP.66・67参照）。
- ●手指衛生およびPPE着脱スペースが管理されていること。
- ●機器や器材は可及的に引き出し等に格納すること。
- ●ユニットや作業台の卓上には何も置かないこと。
- ●機器や器材は患者さんごとに準備すること。
- ●汚染器材を一時的に格納するコンタミネーションコンテナを配置すること。

📦 防疫室（ステリライゼーションルーム）

コンタミネーションコンテナが運搬される防疫室は、カラーゾーニングにより厳格に区域管理されます（実際の写真については**図4**、P.100・101参照）。
- ●赤色で示される汚染区域で、汚染器材を管理すること。
- ●汚染除去器材であると確認できた後に、滅菌および清潔区域に運搬すること。
- ●汚染区域から退出する際には、手指衛生を徹底すること。
- ●既滅菌器材は防疫室外で保管すること。

図4　ヨーロッパの防疫室におけるカラーゾーニング

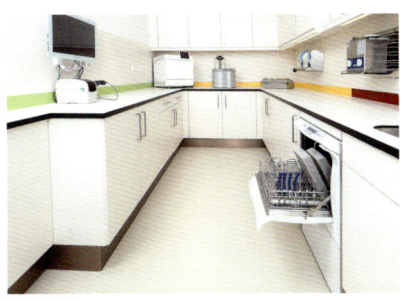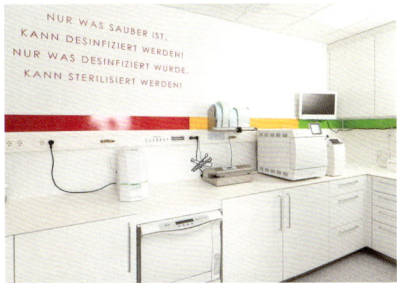
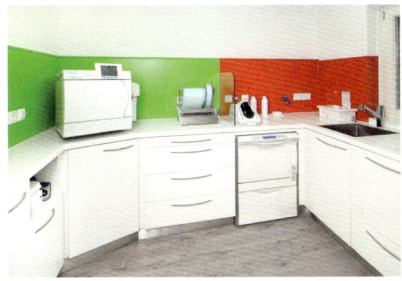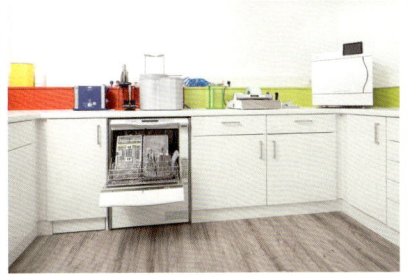

「汚染する区域」と「清潔な区域」を色別管理することで、汚染、感染の拡大を防止する。

3色カラーゾーニング

区域	管理状況	色別管理
汚染区域	汚染器材を管理	赤色
洗浄区域	汚染除去器材を管理	黄色
滅菌区域	滅菌器材を管理	緑色

2色カラーゾーニング

区域	管理状況	色別管理
汚染区域	汚染器材を管理	赤色
清潔区域	清潔器材を管理	緑色

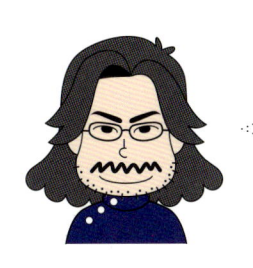

DRナカムラ's comment

汚染する区域と清潔な区域を区域管理することは
大切な院内感染対策の1つなのです！

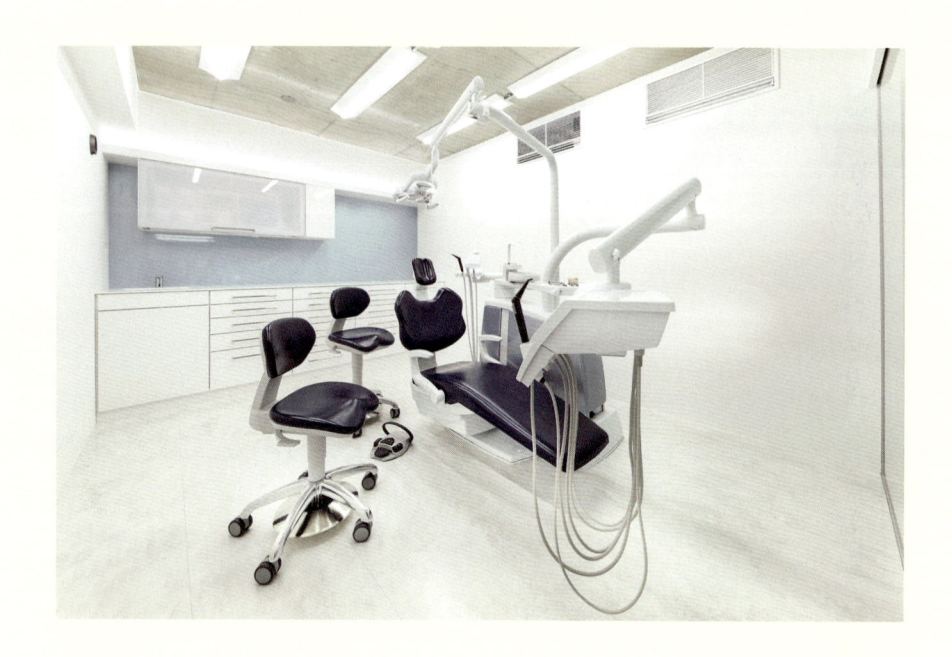

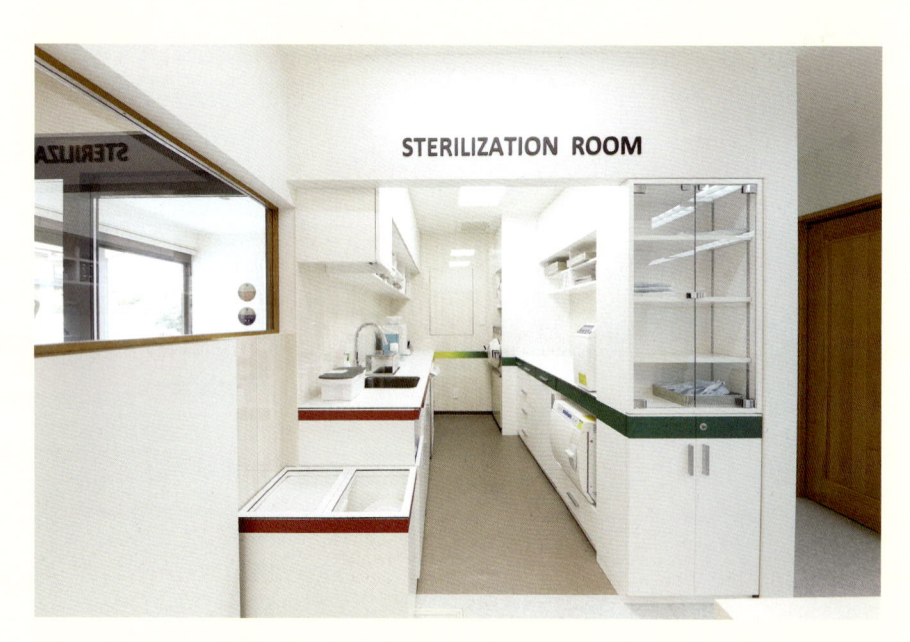

著者らは、この数年間、さまざまなアカデミーでRKIガイドラインを学修しながら、ヨーロッパのデンタルクリニックを数多く見学しました。そのうえで、それぞれの医院でトリートメントルーム（写真上）とステリライゼーションルーム（写真下）を忠実に再現しました。Chapter4、Chapter5では、ヨーロッパでのインフェクションコントロールの実践をトリートメントルームとステリライゼーションルームに分けて紹介します。

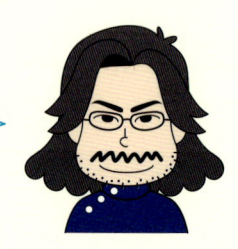

インフェクションコントロールの実践
［トリートメントルーム］

伊藤磨樹
Shurenkai Dental Prosthodontics Institute 歯科衛生士

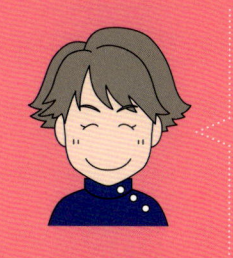

治療室（トリートメントルーム）こそ、インフェクションコントロールを実践する必要があります。汚染が拡大しないように、個室タイプが基本です。第4章では、このトリートメントルームのインフェクションコントロールについて、DHイトウがRKIガイドラインに準拠し実践している方法を紹介します！

ここがトリートメントルーム!

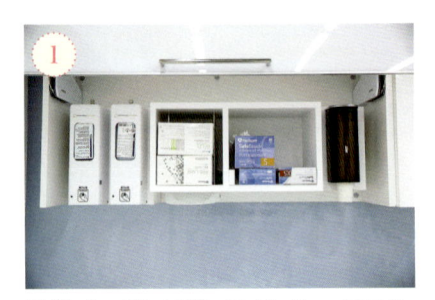

戸棚。タッチレスディスペンサー、マスク、ペーパータオル、グローブ、コップを収納。

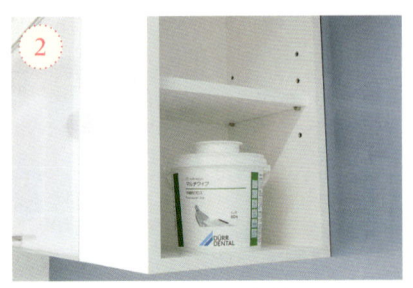

サイド棚。不織布クロスを収納。

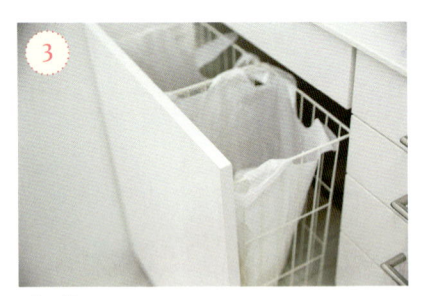

ゴミ箱。

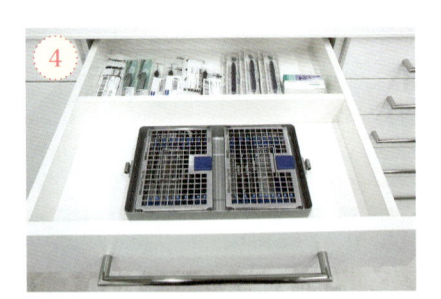

基本セット（ピンセット、探針、ミラー）。

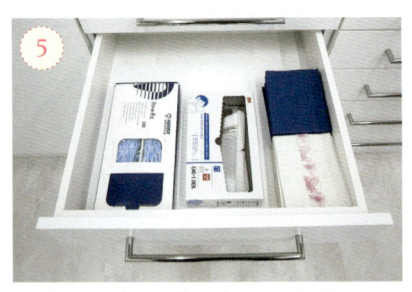

エプロン、ディスポエプロンホルダー。

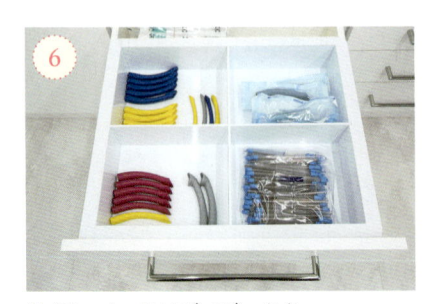

サクション、サリバイジェクター。

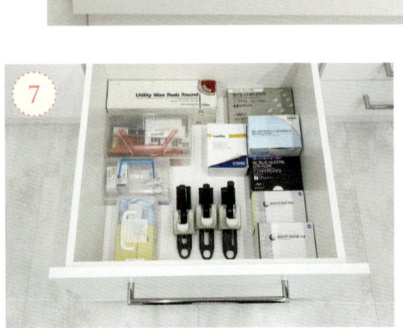

印象材、咬合接触検査材。

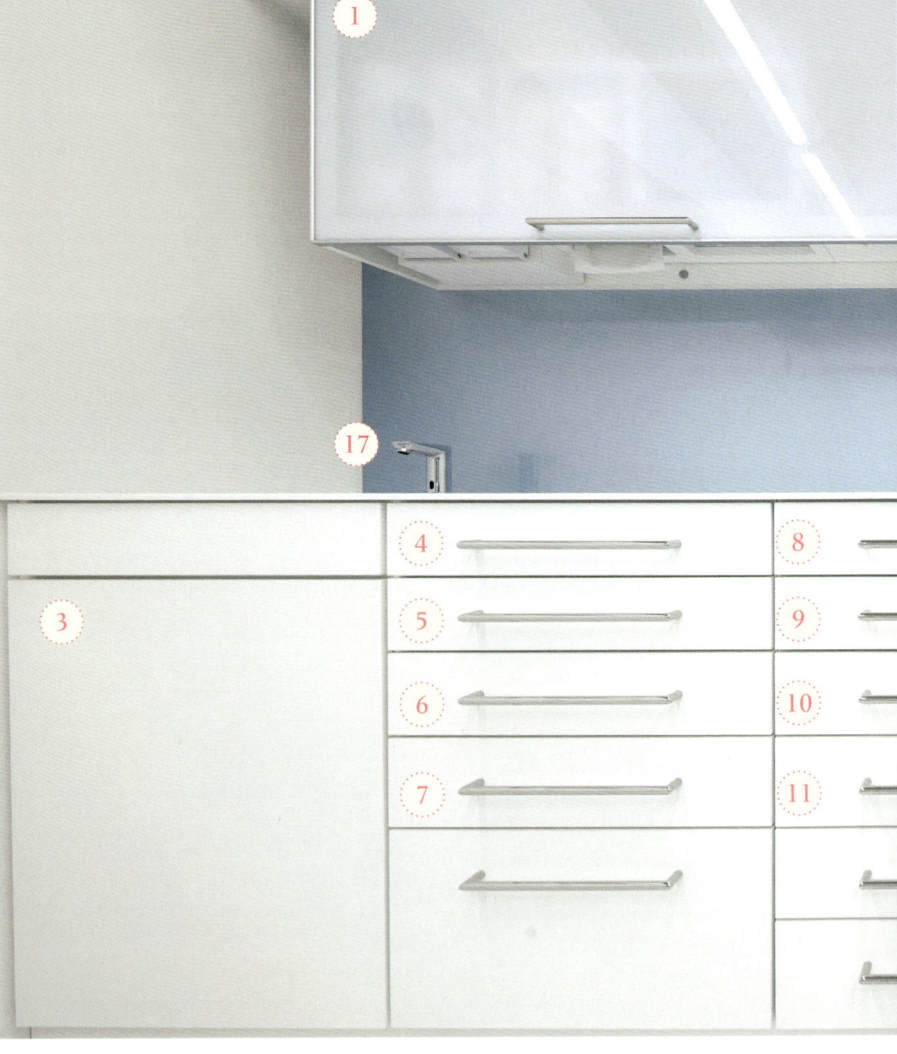

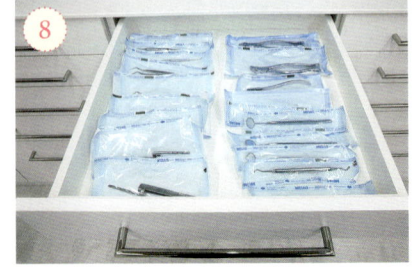

滅菌済みのインスツルメント。

トリートメントルームはエアロゾルによる曝露が起こりやすい環境です。治療のときに必要な器具・検査機器を準備します。使用しない時は引き出しにて管理します。

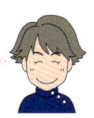

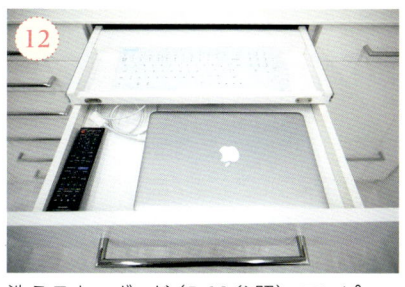
洗えるキーボード（P.69参照）、コンピューター。

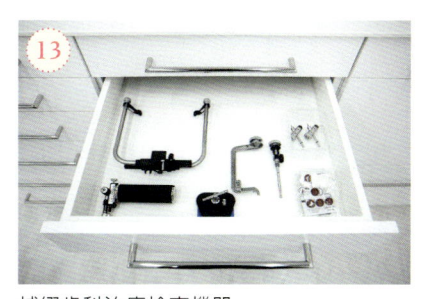
補綴歯科治療検査機器。

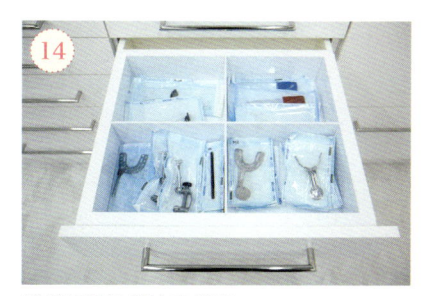
補綴歯科治療検査機器。

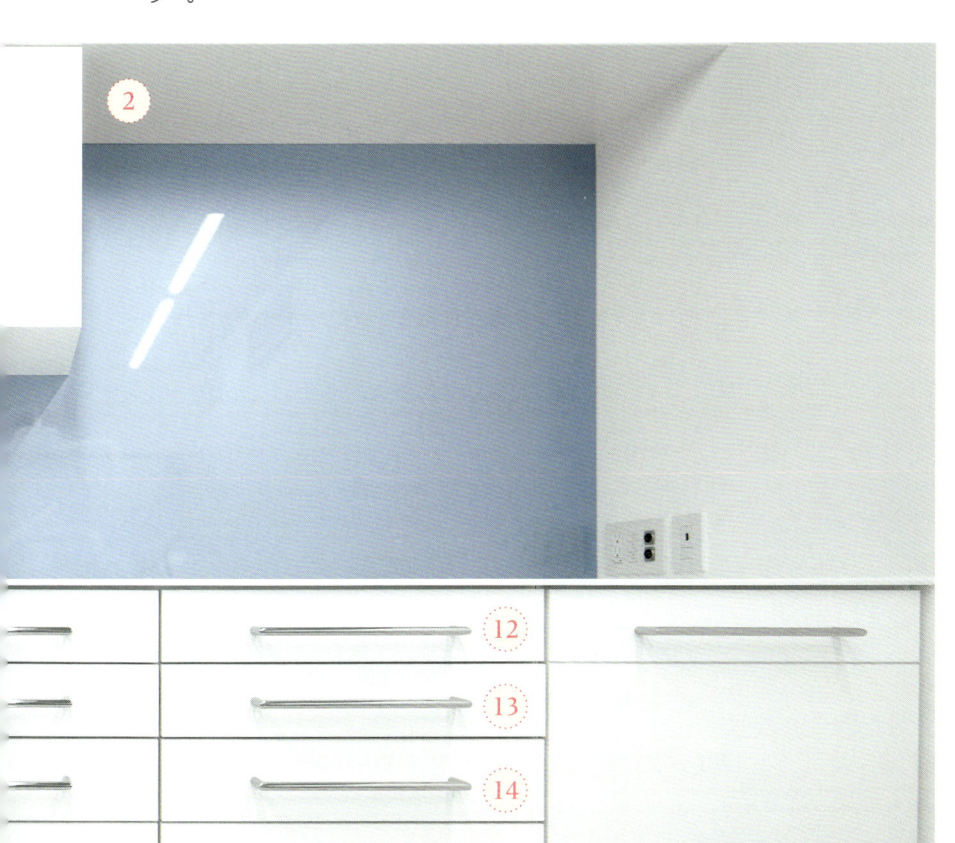

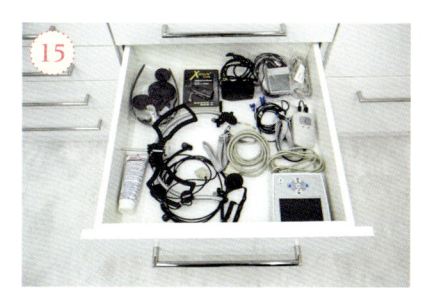
補綴歯科治療検査機器。

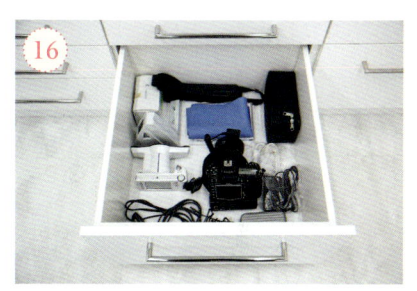
写真撮影機器。

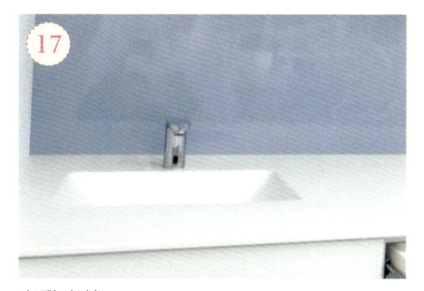
自動水栓。

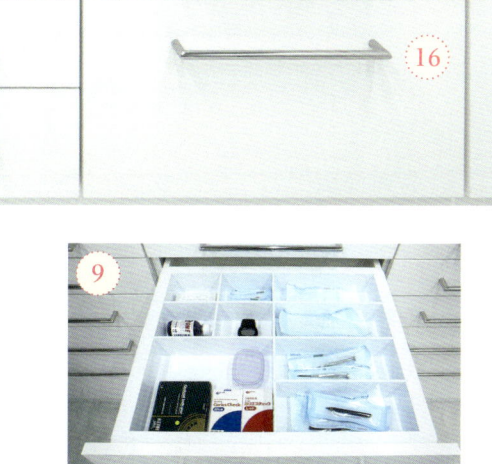
補綴歯科治療検査機器。

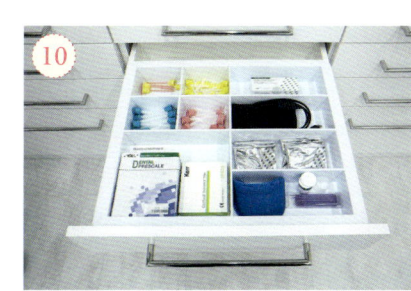
補綴歯科治療検査機器。

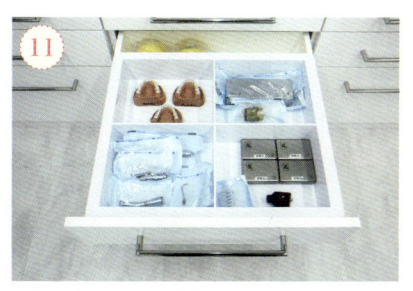
プレパレーション機器。

1 手指衛生

感染対策でもっとも重要なことは、手指衛生です。ともすると疎かにされてしまいがちですが、
手指衛生を適切に実施しなければ、他の部分でいくら感染対策を徹底しても無駄になってしまいます。

1 グローブの取り扱い方

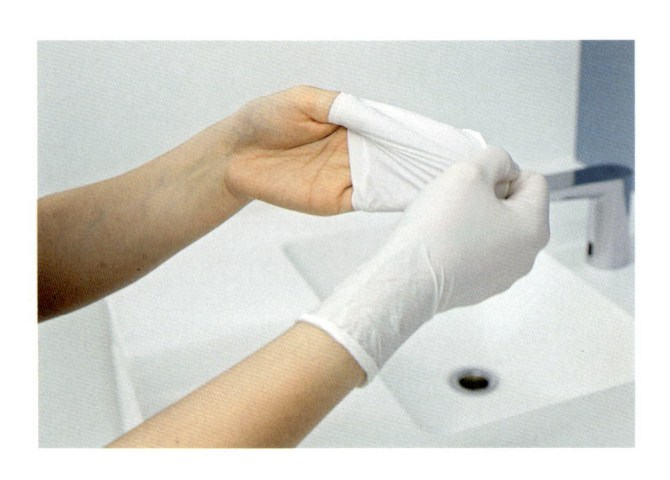

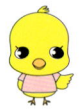 グローブはいつ交換すればよいですか？ グローブに汚れが目立たなかったら、再利用できますか？

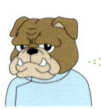 破れていなければまだまだつかえるぞ!! すぐに替えたらもったいない、コストがかかりすぎるじゃないか！

再利用して、はたして本当にいいのでしょうか？ 一緒にみていきましょう。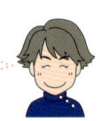

グローブの着用目的

　グローブは、血液・体液・分泌物・排泄物・粘膜・傷のある皮膚等に触れるときの"防御バリア"としての役割を果たします。湿性生体物質で手が侵される可能性のある場合は、グローブを着用しなければなりません。その目的は、歯科医療従事者（DHCP）への感染を防ぐことで、患者間の交差感染を防ぐことです。==グローブの使用目的・使用方法（表1）を誤ると、手指同様に汚染の拡大==となります（図1・2）。

表1　グローブの正しい使用方法

患者ごとに毎回交換する

着色、汚れが確認できた場合には直ちに交換する

再利用しない

口腔内への手指の挿入時以外は、基本グローブを着用する必要がない

破損または破損の疑いがある時には直ちに交換する。この時、手指に汚れがない場合には手指消毒（P.75）を、ある場合には衛生的手洗い（P.76）を行う

図1 口腔外での作業時にグローブは不要

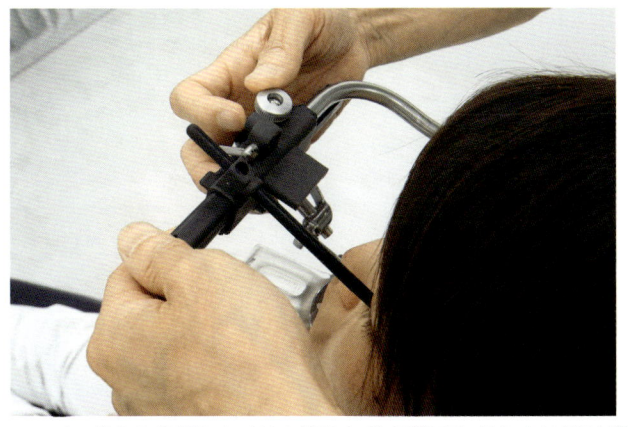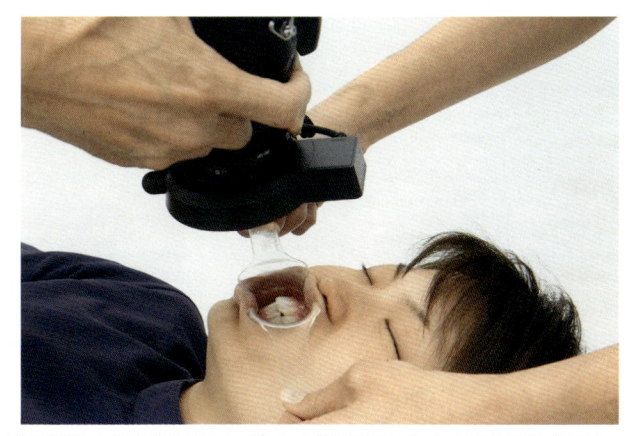

フェイスボウの使用やカメラの操作など、口腔内に触れない時はグローブを装着する必要はない。グローブを装着したままで作業を行うと、口腔内を触れた手で機器を触ってしまうおそれがある。

図2 洗浄・消毒が可能なキーボード

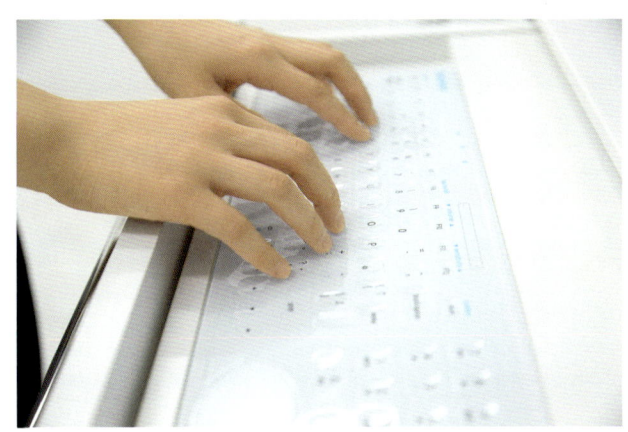

CK3-15 Wireless Keyboard（Cleankeys社製）。ガラス製のため、水洗い・薬液消毒が可能。グローブを付けていなくても問題ない。

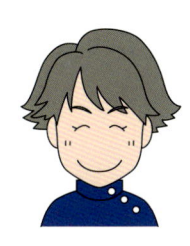

> グローブは患者さんごとに交換しなければなりません。また、グローブは20分程度の使用から摩擦による表面劣化が生じ、ピンホールを形成するため、長時間の着用はできません。なお、グローブを着用した後の手指消毒はグローブの劣化を進めてしまうため、行いません。

グローブの種類

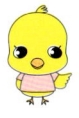

> グローブって、たくさん種類があるんですねェ〜（次ページ図3）！
> どんなグローブでもいいんですか？

　グローブには、ゴム製とプラスチック製の2種類あります。ゴムの種類には天然ゴム製と合成ゴム（ニトリルゴム）製があり、パウダーありとパウダーなしがあります。

　近年、アレルギーをもつ患者さんやDHCPも増えています。ラテックスアレルギー反応は死亡事故の報告もあります。患者さんのラテックスアレルギーを防ぐためにも、ニトリルなど天然ゴム製以外のグローブに置き換えておく必要があります。

図3　さまざまなグローブ・収納

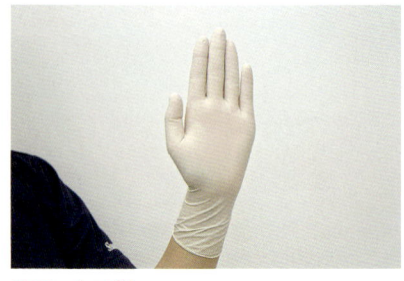

ラテックス製
天然ゴムから作られており、伸縮性、柔軟性に優れている一方、ラテックスに含まれるたんぱく質によりアレルギーを引き起こす可能性がある。

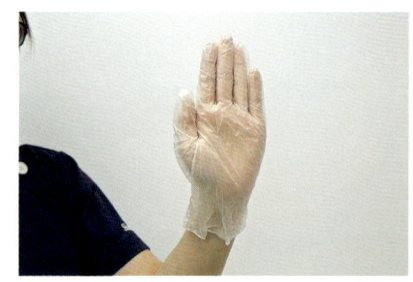

プラスチック製
塩化ビニールが主材料。柔軟性が低い。

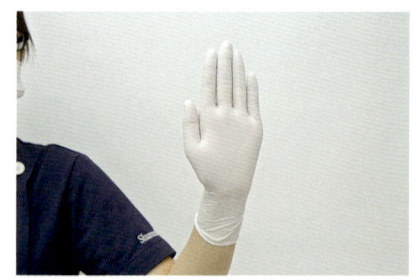

ニトリル製
ニトリルゴム（合成ゴム）製。柔軟性が良く、強度に優れている。ラテックスアレルギー対策の代替品として利用できる。

グローブのはめ方

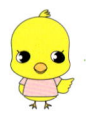 グローブをはめるときに、何か注意することはありますか？

普通にグローブをはめるだけじゃないか！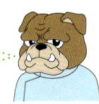

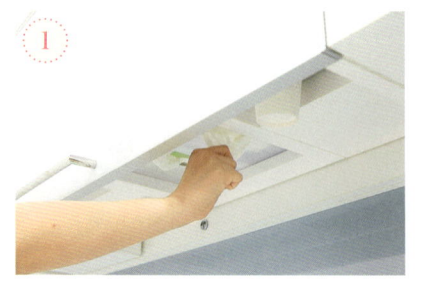

利き手で箱からグローブをつまんで、片手分だけ取り出す。

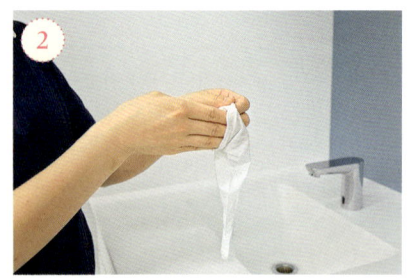

利き手でない方に持ちかえて、その手でグローブの端を持つ。

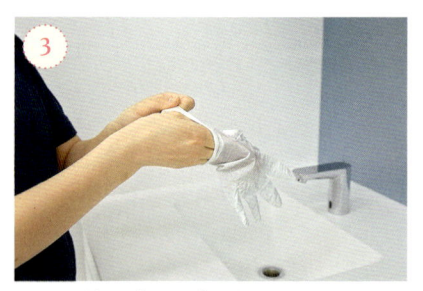

できるだけグローブの表面に触れないように指を寄せ、徐々に指先を入れていく。

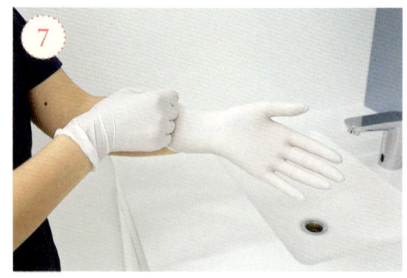

奥まで入ったら、手のひらに触れないように、グローブの裾を引く。

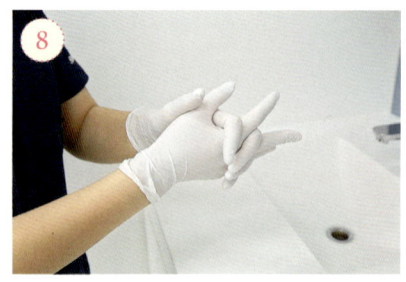

指の股が浮いたりしているところは、少しずつたぐり寄せる。

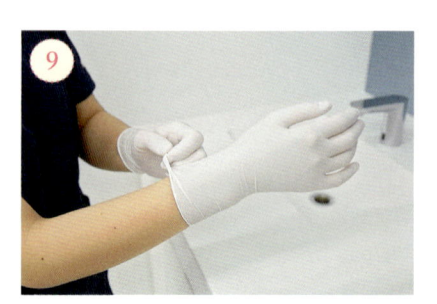

グローブの口はきちんと伸ばす。

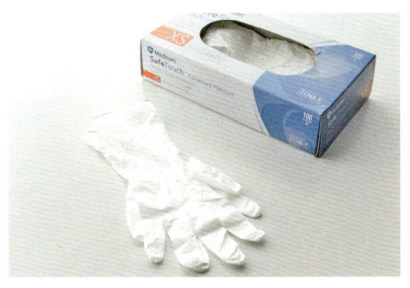

ニトリルゴム製グローブの製品例
メディコム®セーフタッチ®ニトリルグローブ パウダーフリープラチナホワイト（Medicom社製）。

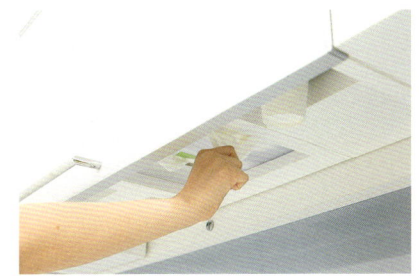

トリートメントルームにおけるグローブの収納場所
グローブは必要な分だけ下に引っ張り出せるようになっている。普段は扉を下げて収納場所が見えないようにして使用する。

一番重要なことは、**グローブは必ず手指衛生（手指消毒または衛生的手洗い）が終わっている手指に装着しなければなりません。** そのうえで、以下の手順でグローブをはめていくのが適切です。

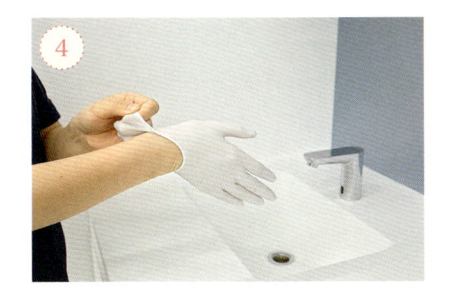

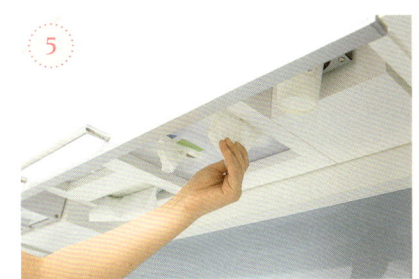

残りの片手分のグローブを箱から取り出す。

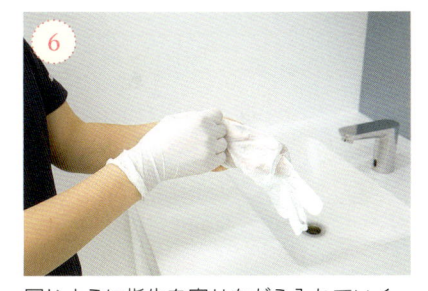

同じように指先を寄せながら入れていく。

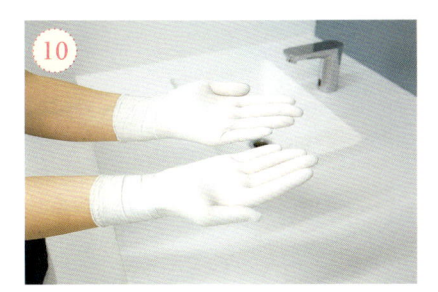

装着完了！

注意
▶浮きがあると器具を引っかける恐れがあるので、しっかり密着させる。
▶グローブを装着した手で、必要以外のところをむやみに触らないようにする。

グローブの外し方

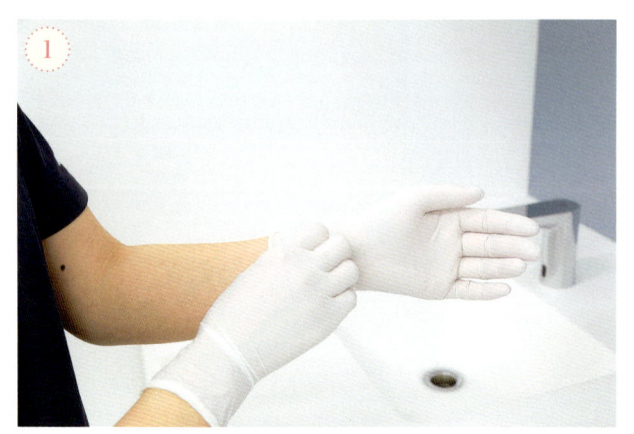

利き手でつまみ上げる。

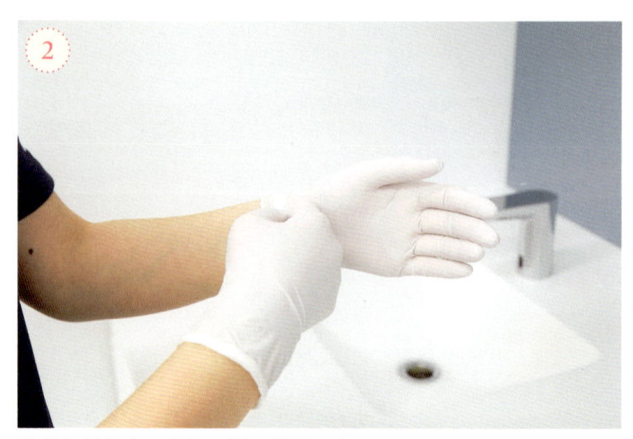

皮膚に触れないように指に巻き込む。

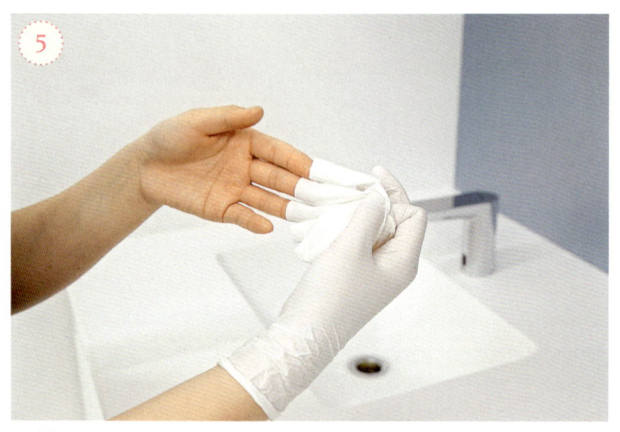

反対の手の中に寄せ入れていく。

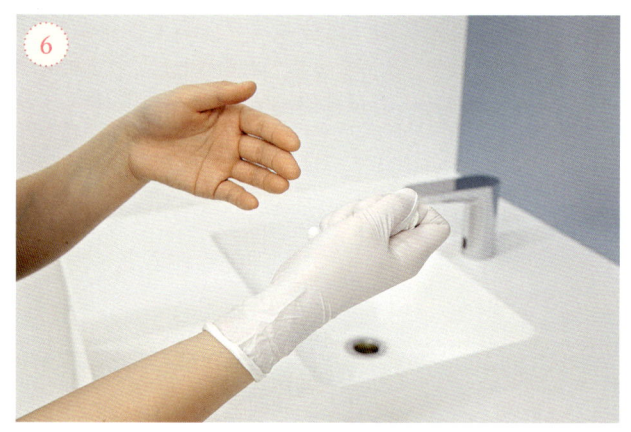

外れたグローブを丸め、利き手で軽く握る。

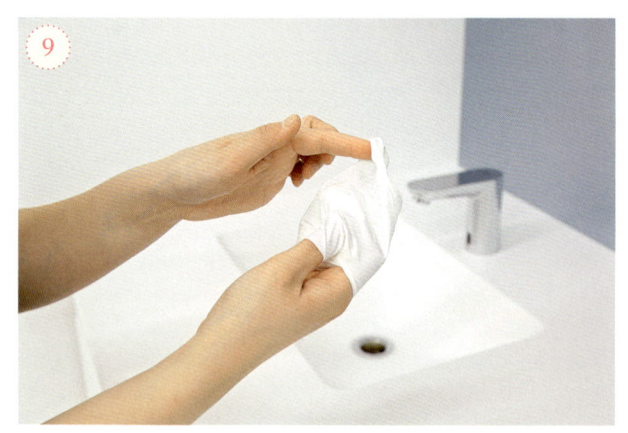

ゆっくりと裏返していく。

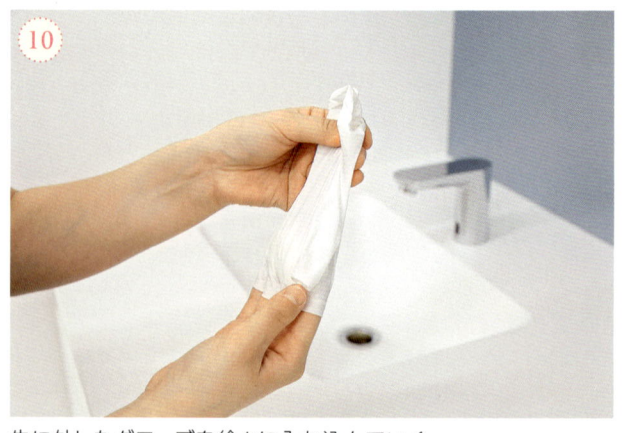

先に外したグローブを徐々に入れ込んでいく。

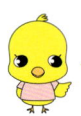

グローブを外した後にも、手洗いは必要なんですか？

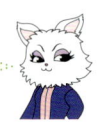

手洗いなんか、しなくてもいいに決まってるじゃない!! 何のためにグローブをしていると思ってるの？

使用したグローブの表面には、目では見えていなくても汚染物質が付着しています。

汚染物質が飛び散らないように、以下に示した手順でていねいにグローブを外すことが大切です。

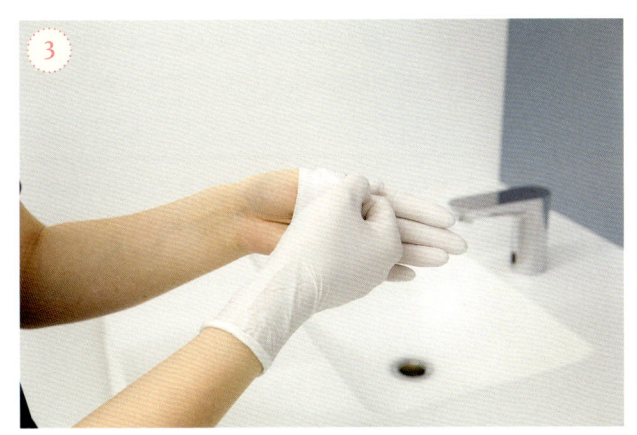

③ グローブを裏返ししやすいように指をよせる。

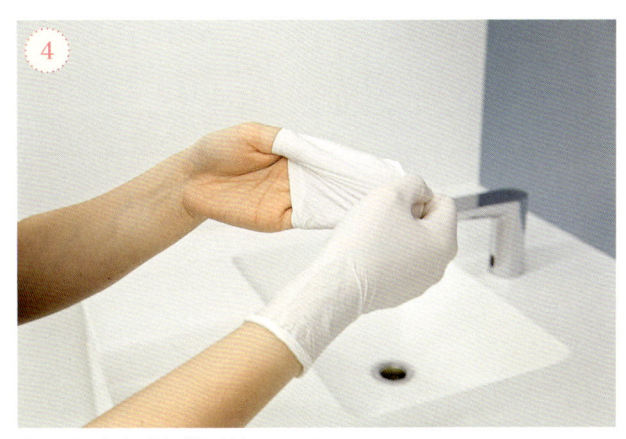

④ ゆっくりと上げながら外していく。

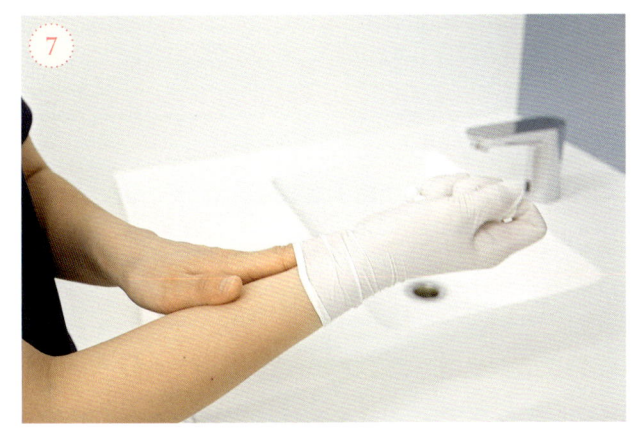

⑦ 反対のグローブの袖口に、指が外側に触れないように差し込む。

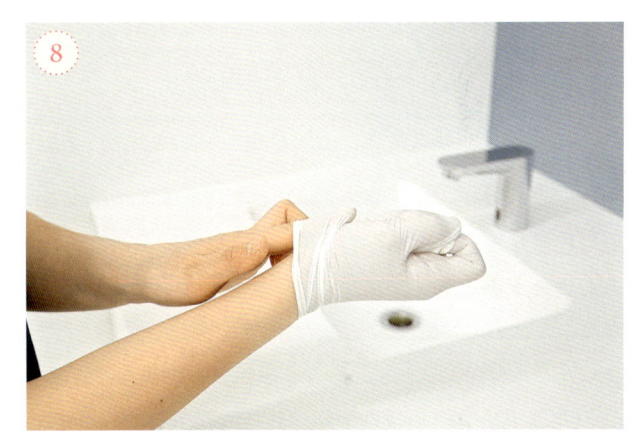

⑧ 指を内側に入れ込むように持ち上げていく。

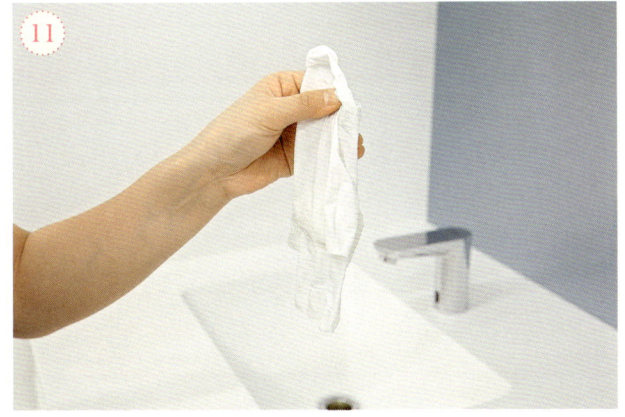

⑪ グローブの中に、片手分のグローブを収納した状態で外す。

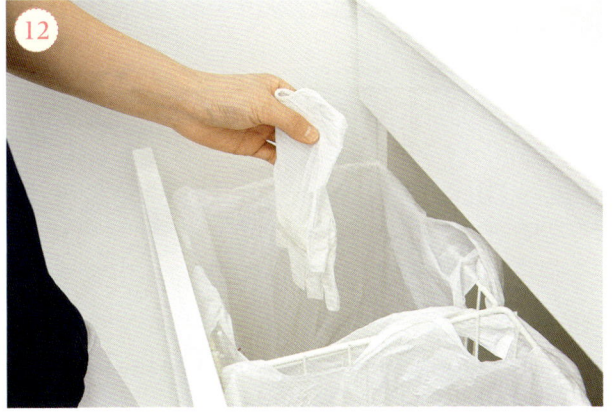

⑫ 外したグローブは、直ちに汚染物資用の専用ゴミ箱へ廃棄する。

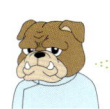 そんなことよりも、サッサと次の患者を入れるほうが大事だ！

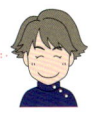 手洗い方法はグローブの装着時間、使用方法によっても異なります。必要に応じて選択します。

② 手指消毒・衛生的手洗い

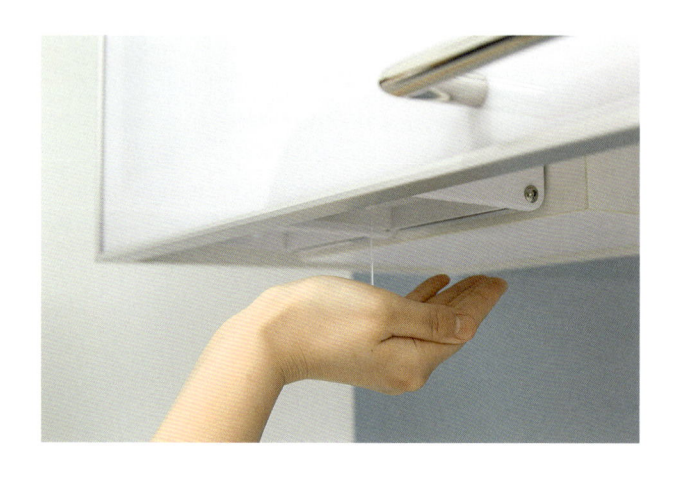

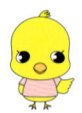 石けんで手を洗うのと、アルコールで消毒するのとではどっちがいいのですか？

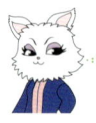 基本は、石けんを使っての手洗い！　その後に手指消毒をすれば良いのよ！

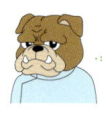 とにかく時間がかかるのは困る!!

手指衛生の目的と種類

　手指衛生についてガイドラインをみてみると、まずRKIガイドラインでは、「スタッフの手指は病原体のもっとも重要な伝達手段である。手指衛生は感染予防のもっとも重要な手段の1つであり、患者と医療従事者を保護する」と言われています。また、CDCガイドラインにおいても、「手指衛生は、患者と歯科医療従事者の間の感染の広がりを防ぐためにもっとも重要な手段である」とされています。

　一般的に、手洗い方法は、その目的に応じて「日常手洗い」「衛生的手洗い」「手術時手洗い」の3つに分類されています。

①日常手洗い　Social handwashing
食事の前やトイレの後など、日常的な行動にともなった手洗い。石けんと流水を使用して、汚れや有機物、および一過性の付着菌を除去します。

②衛生的手洗い　Hygienic handwashing
抗菌石けんを用いて、医療従事者が治療行為や介護の前後に施行する手洗い。汚れを落とすだけでなく、通過菌（一過性の付着菌あるいは常在菌）を除去します。

③手術時手洗い（手術時手指消毒）　Surgical handwashing
手術スタッフが手術前に消毒薬を使用して施行する手洗い。

　普段は、手指消毒とグローブの装着で十分です。グローブの装着時間が長く、不安な場合は、迷わず衛生的手洗いを行い、その後の手指消毒は必要としません。グローブを正しく取り扱っていれば、衛生的手洗いの回数は減らせます。

> ●目に見える汚れがない場合
> →擦式アルコール製剤による手指消毒（15秒以上）、P.75〜77参照
> ●目に見える汚れがある場合
> →抗菌石けんによる衛生的手洗い（15秒以上）、P.76〜80参照

> 一昔前は、抗菌石けんと流水による衛生的手洗いが感染対策の基本とされていましたが、2002年にCDCが発行した「医療機関における手指衛生のためのガイドライン」から考え方が大きく変わり、擦式アルコール製剤による手指消毒が高く評価されるようになりました。接触予防策における手指衛生の実践では、15秒以上の擦式アルコール製剤による手指消毒の普及を図ることが最善の対策とされています。

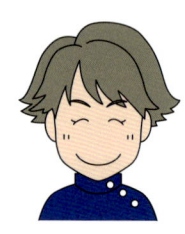

擦式アルコール製剤による手指消毒の方法

目に見える汚れがない場合は、擦式アルコール製剤による手指消毒を15秒以上（20秒間で）行います（**図4**）。一般歯科での治療においては、この**手指消毒がとても重要**で、**基本的には手指消毒とグローブの装着だけで十分**です。

図4　擦式アルコール製剤の製品例

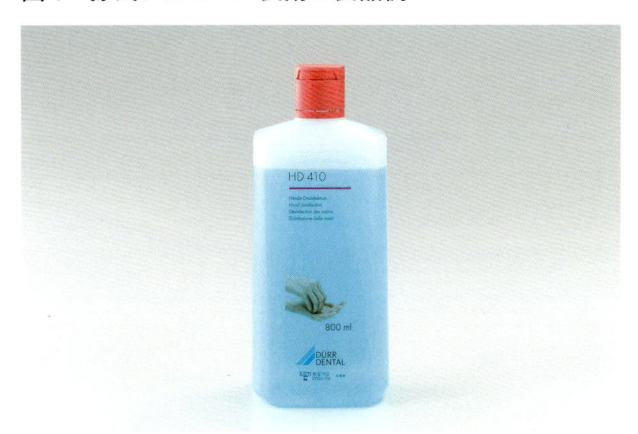

HD410（DÜRR DENTAL社製）。日本では未発売。

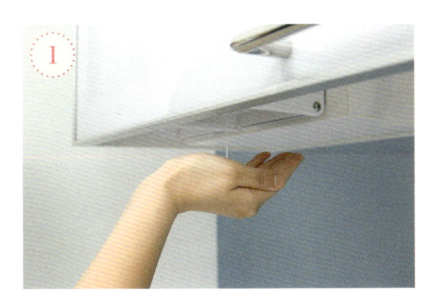

タッチレスディスペンサーを使用する。

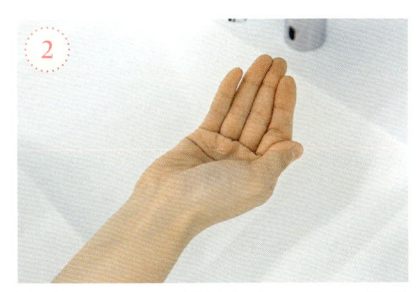

擦式アルコール製剤を手のひらに適量（3mL）取る。

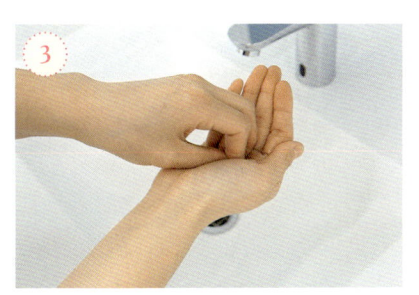

こぼれないように、手のひらを「く」の字に曲げてもう片方の手の指先を薬液に浸して揉む。

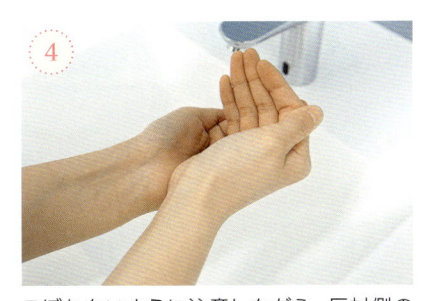

こぼれないように注意しながら、反対側の手のひらに薬液を移す。

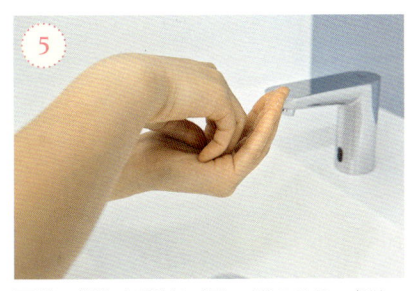

同様に指先を薬液に浸し、手のひらで揉む。

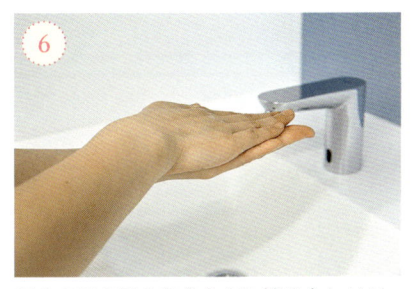

両方の手のひらを念入りに擦り合わせる。

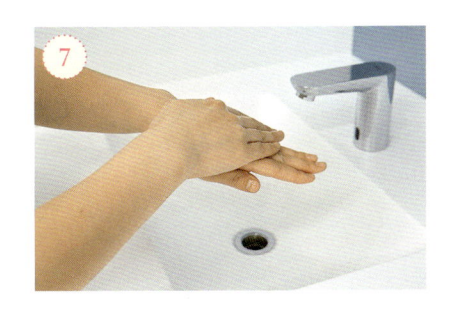

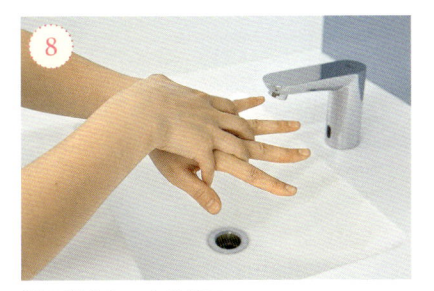

指の間をしっかり擦る。

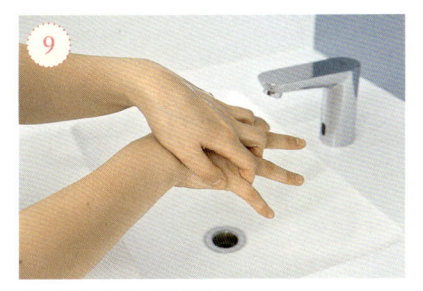

反対側も同じように行う。

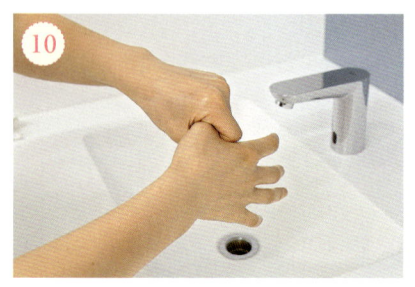

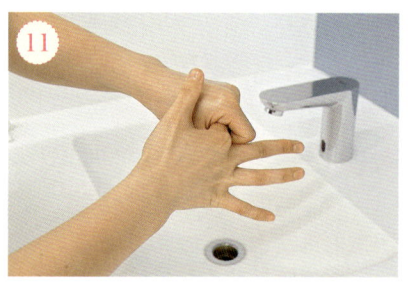

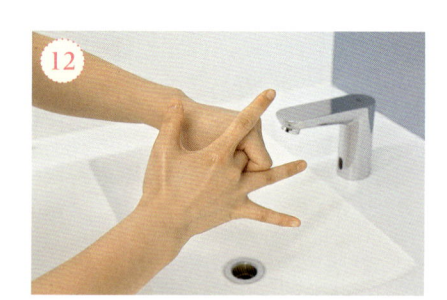

親指を手のひらで包み、回しながら擦り込む。

人差し指からは、指を折り曲げながら、順番に擦り込む。

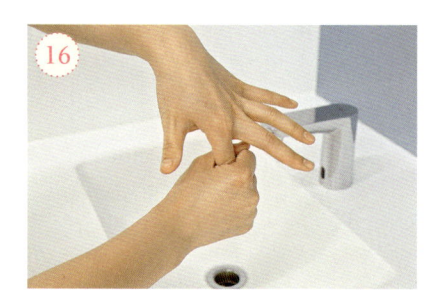

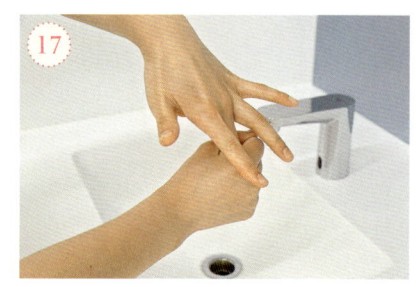

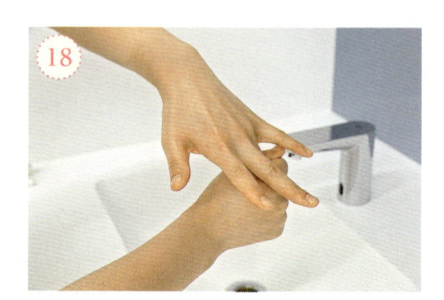

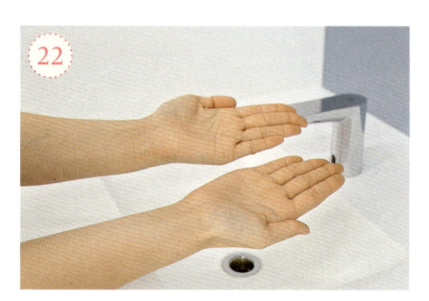

手指消毒完了！

抗菌石けんによる衛生的手洗いの方法

グローブを外して目に見える汚れがある場合、グローブを20分以上装着していた場合のみ、抗菌石けんによる衛生的手洗いを15秒以上（30秒間で）行う必要があります（**図5**）。具体的な手順は次のページよりご確認ください。

図5　抗菌石けんの製品例

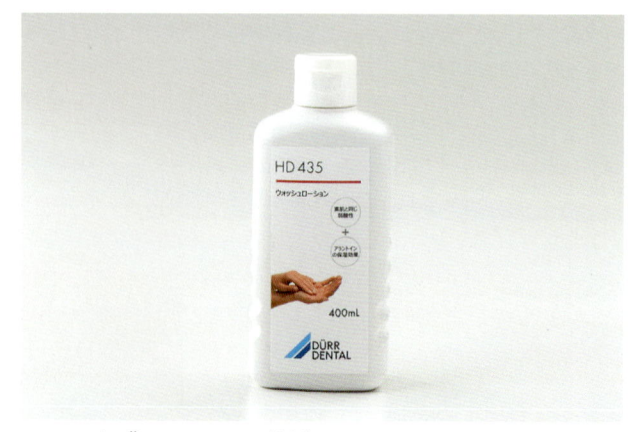

HD435（DÜRR DENTAL 社製）。

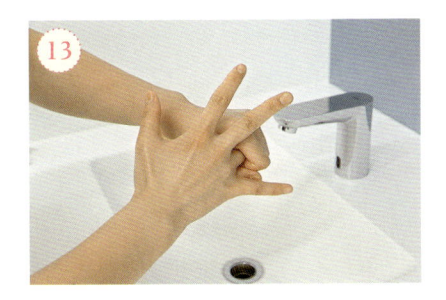

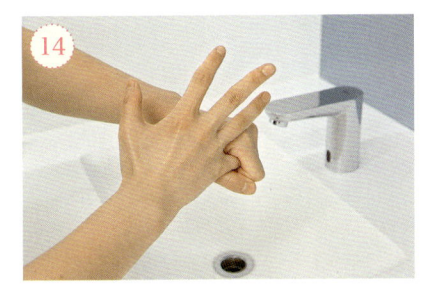

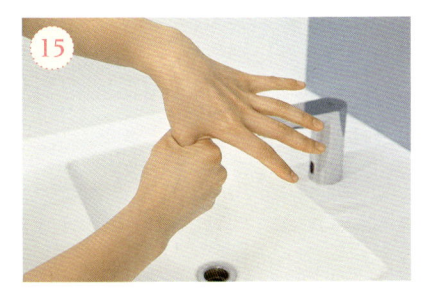

反対側に移り、同じように1指ずつ折り曲げながら擦り込んでいく。

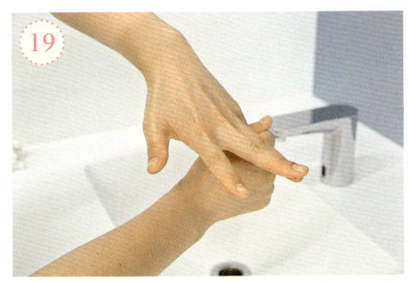

関節は擦り込みにくいのでていねいに行う。

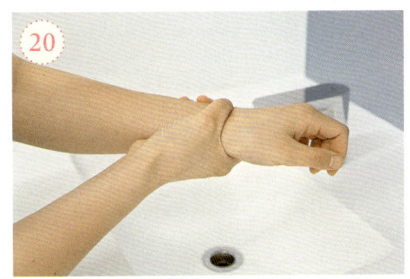

手首を手のひらで握り、クルクルと回しながら擦り込む。

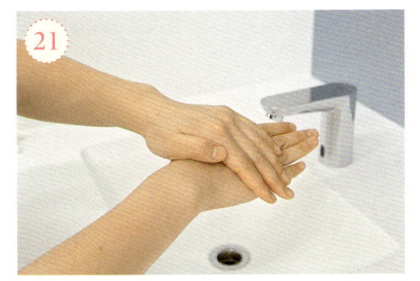

完全に乾燥しているか確認をしながら、残存していれば完全に乾燥するまで擦り込む。

▶グローブをはめた状態で擦式アルコール製剤による手指消毒を行うと、ピンホールの発生促進、劣化促進につながるため、絶対にしてはいけない。

▶薬液が手のひらに残っているからといって、ペーパータオル等で拭き取ってはいけない。適量での手指消毒の効果が発揮できるため、必ず完全乾燥させる。

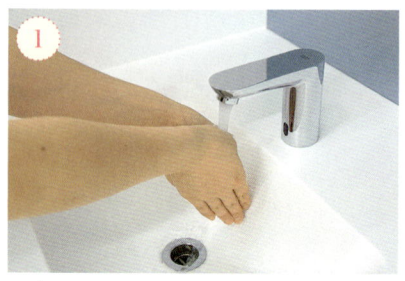

両方の手のひらを軽く合わせ、指先と手首が流水下でなるべく直線になるようにする。

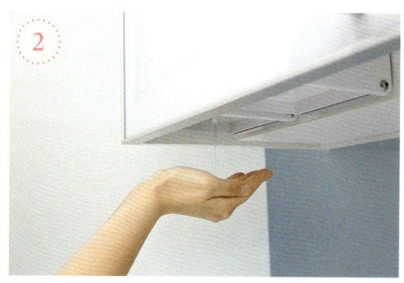

抗菌石けんの1回分の適量（3mL）を手のひらに取る。

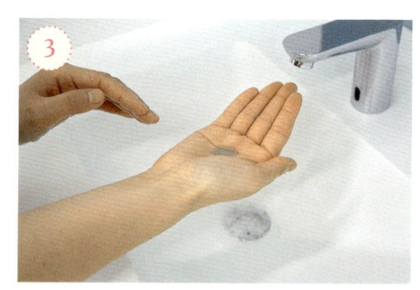

両方の手のひらを擦り洗いし、よく泡立てる。

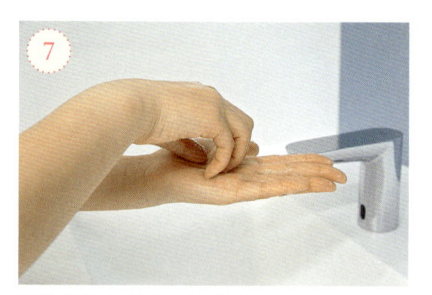

指先は特に念入りに洗う。

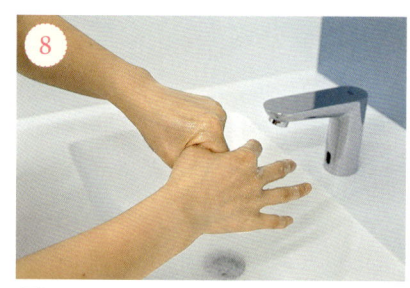

親指を手のひらで包み、回しながら洗う。

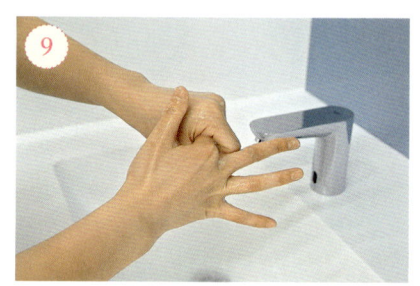

人差し指からは、指を折り曲げながら回し洗いをする。

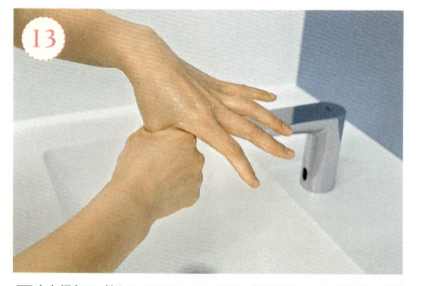

反対側の指も同じように親指から順に回し洗いをする。

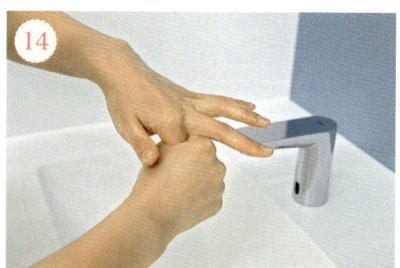

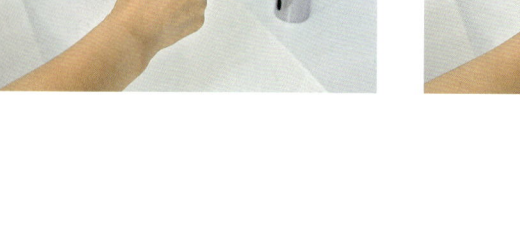

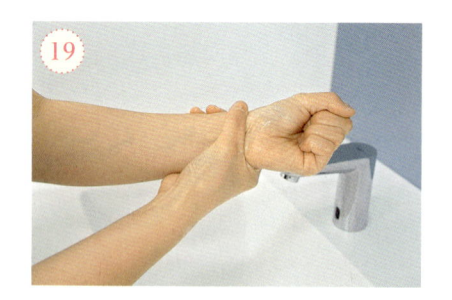

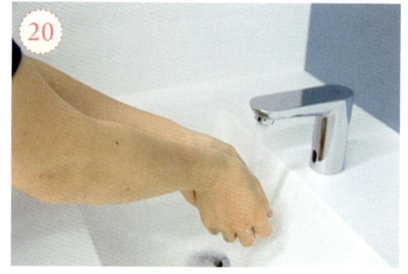

流水下で十分にすすぐ。

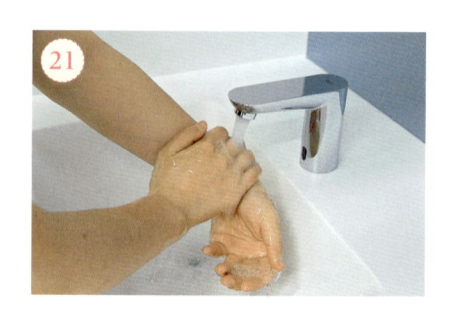

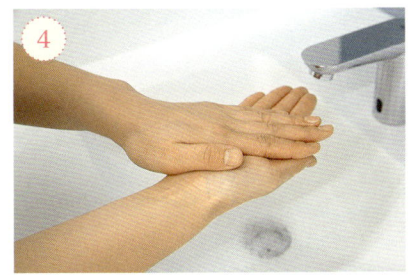

手の甲に手のひらを重ねて、手の甲と指の
股を洗う。

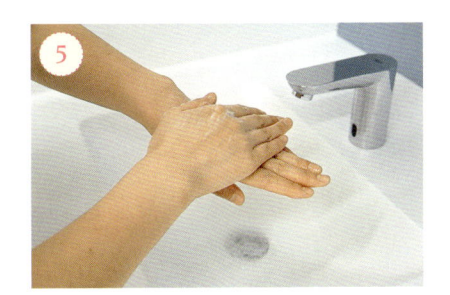

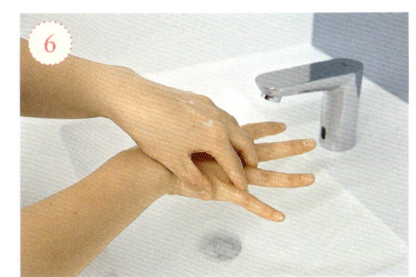

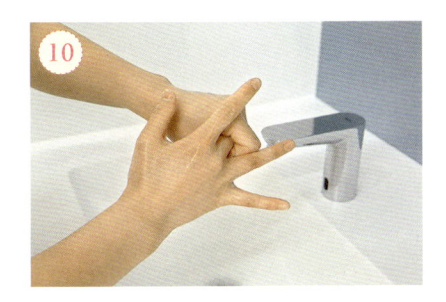

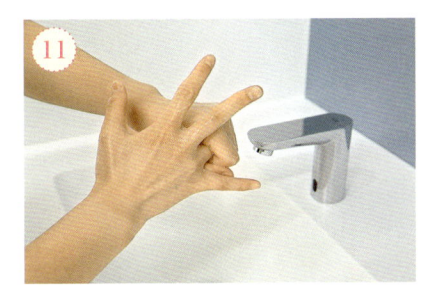

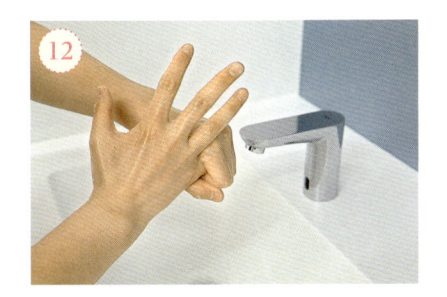

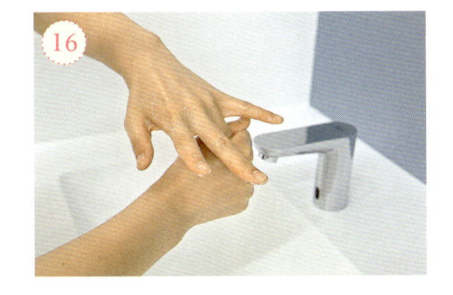

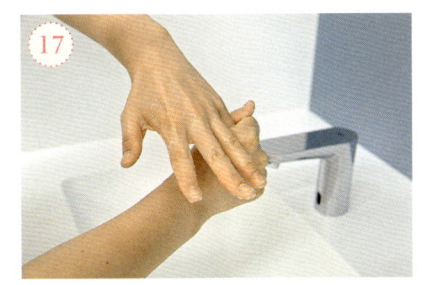

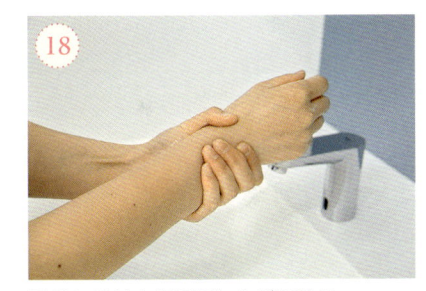

最後に手首を握り回しながら洗う。

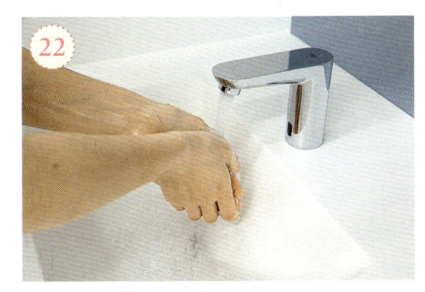

洗い残しがないか確認する。

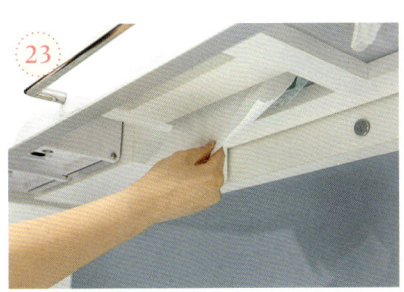

ペーパータオルを1枚取る。

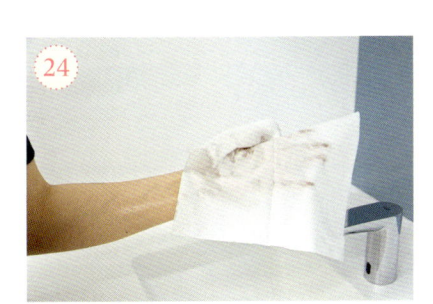

片方の手のひらに乗せる。

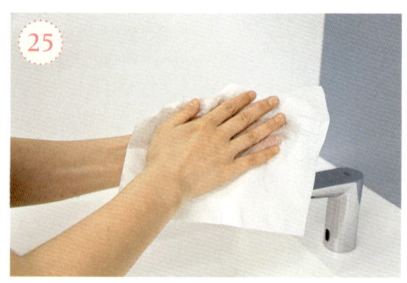

反対側の手のひらを合わせて水分を吸わせる。

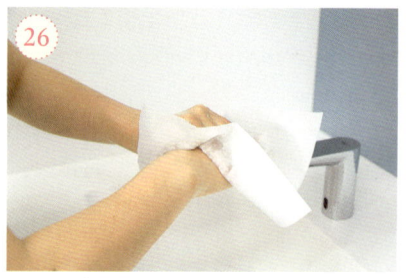

拭き上げるのではなく、水分を吸わせるようにして押し当てる。

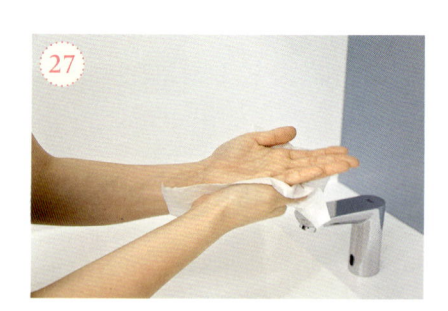

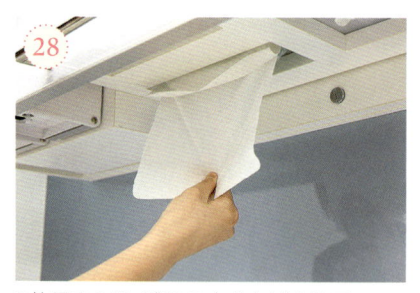

2枚目をとり、残りの水分を拭き取る。

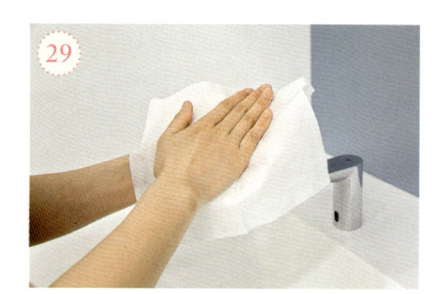

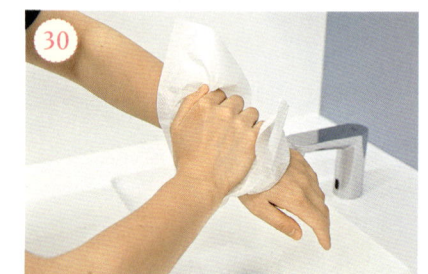

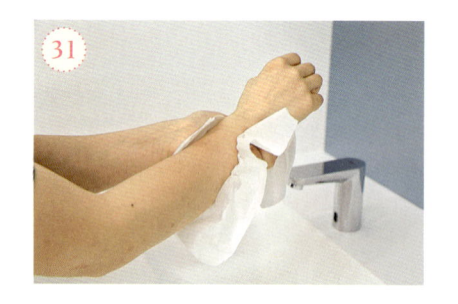

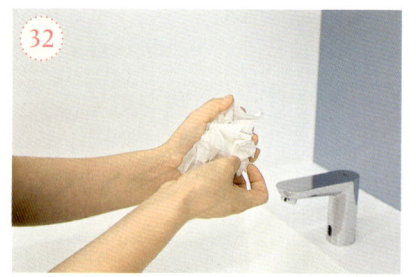

ペーパータオルを丸める。

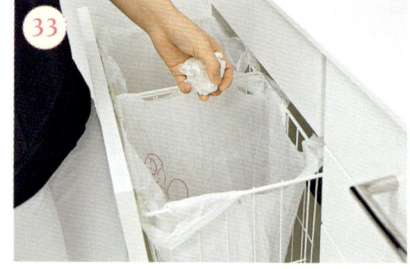

ペーパータオルを指定された場所へ廃棄する。

注意 ▶最初に水を出す時や、最後にすすぐ時は、水はねしないように気を付ける。
▶温水は手の皮膚を潤している、保湿成分が流出しやすくなる。結果、乾燥・皮膚の損傷を招くとともに、皮膚の損傷から感染につながる。したがって、温水は使用してはいけない。

流水下での衛生的手洗いの後は、ペーパータオルを使用する

布タオルは本当にキレイなのでしょうか？　どんなに滅菌してある布タオルでも、2回目以降に使用するときには細菌が繁殖しています。したがって、流水下での衛生的手洗いの後は、布タオルではなく、必ずペーパータオルを使用しましょう（図6）。

また、近年、歯科医院でもハンドドライヤー（空気を使って乾燥させる機械）を取り入れているところが増えてきました。英国のリーズ大学は、ハンドドライヤーを使用した後の雑菌がどこまで飛散するのか、通常存在しない菌で被験者の手を汚染させ、ドライヤーの周りと、1m離れた場所で細菌を採取するという実験を行いました。結果、ハンドドライヤーで乾かした場合は、ペーパータオルで拭き取った場合に比べ、細菌数が圧倒的に多いことが判明しました[1]。ハンドドライヤーは手についている水分を飛ばすだけではなく、細菌を拡散させる恐れがあります。便利な機械ではありますが、汚染の拡大を避けるためには、やはりペーパータオルでの拭き上げが推奨されます。

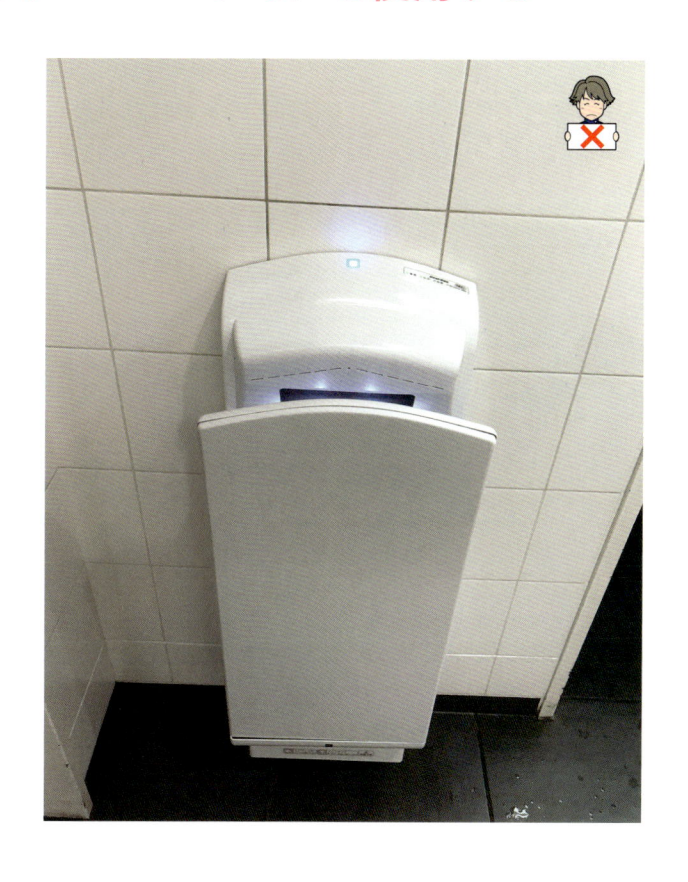

図6　布タオルではなく、ペーパータオルを

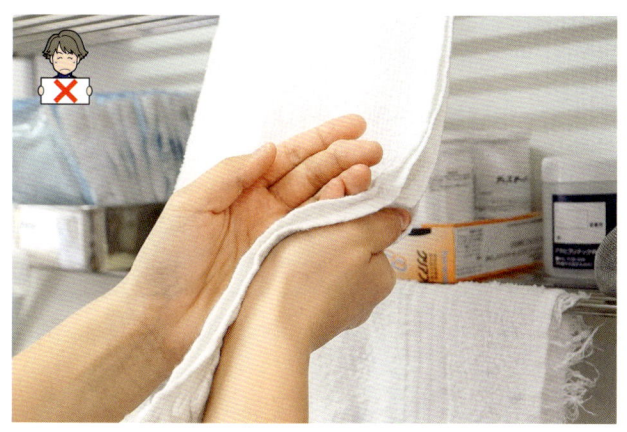

布タオルがキレイなのは最初のみ。

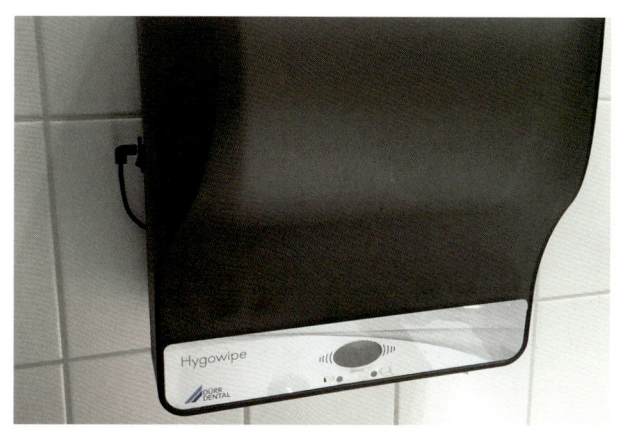

DÜRR DENTAL社製のペーパータオル（現在は生産終了）。

> 著者が研修に行ったドイツのアカデミーでは、**汚染の拡大のうち約80％は術者および介助者の手指から起こる**ことをつねに意識するべきであると教わりました。また、RKIでは、手指消毒についてはWHOガイドラインを準じており、そのWHOでは、衛生的手洗いは約60％、手指消毒は99.99％の殺菌効果があるため、手指消毒の方が重要とされています。実際現地で見学させていただいた歯科医院でもつねに手指消毒が行われていました。医療従事者の何気ない行動が汚染拡大の根源となっていることを、忘れてはいけません。

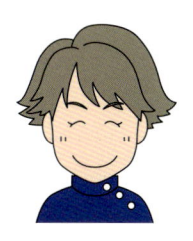

2 スピットン・サクションシステムの洗浄消毒

スピットン・サクションシステムの洗浄消毒も疎かにされてしまいがちですが、ここも感染拡大の温床となります。
適切な洗浄消毒の方法を学びましょう。

① スピットンの洗浄消毒

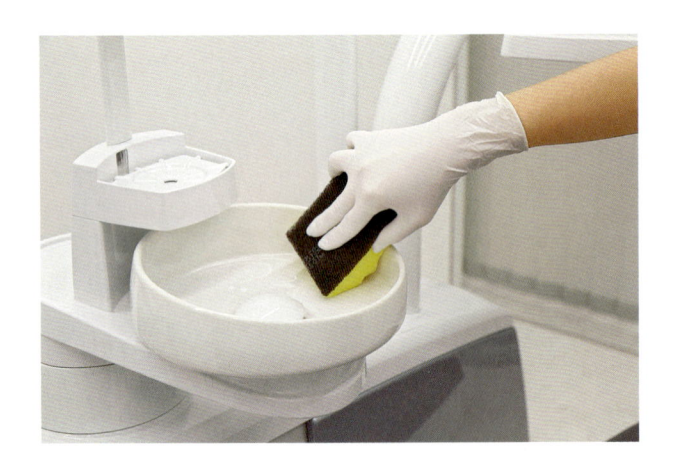

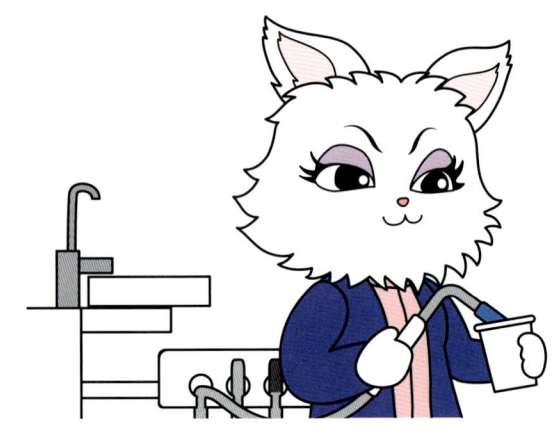

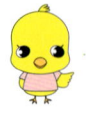
スピットンやバキュームを毎日掃除しているのに、なぜか臭うんです。何か特別なお掃除が必要ですか？

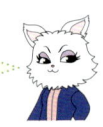
スピットンは食器用除菌洗剤とスポンジを使って洗えば、コストも抑えられて簡単よ！バキュームは各患者の診療終了後にコップ1杯のお水を吸わせれば良いって、学校や実習先で習ったでしょ！

スピットンのにおいの原因とは？

実は、においの原因は、スピットンボウルやバキュームだけではありません。これらの清掃をどんなに行っても、排水管にバイオフィルムが残っていると、あっという間に細菌が増殖します。これがにおいの発生源です。

特に、温水が流れるとにおいが発生しやすくなります。

水道水だけでは、バイオフィルムを除去することはできません。したがって、日頃から排水管までの洗浄消毒ができる薬剤を使用しましょう（**図7**）。

図7 スピットンボウルから排水管まで洗浄消毒できる薬剤の製品例

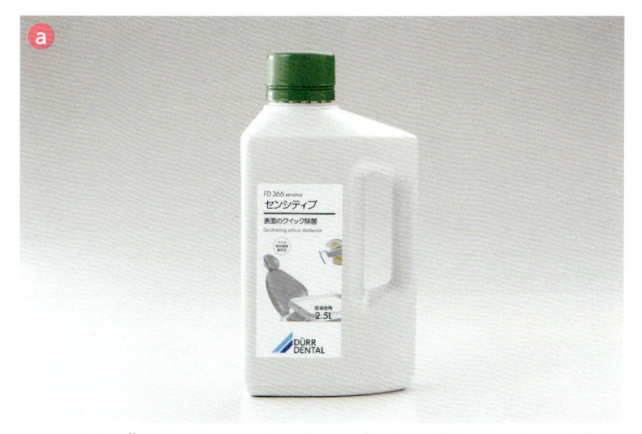

FD366（DÜRR DENTAL社製）。スピットンボウルの表面清掃に使う。

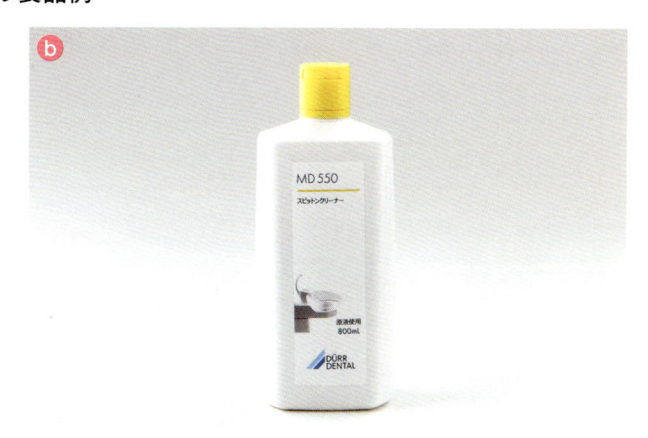

MD550（DÜRR DENTAL社製）。スピットンボウルから排水管までの洗浄消毒に使う。

スピットンの洗浄消毒の目的・方法

デンタルユニットにおけるバキューム・排唾菅・スピットンなどの排水系においては、バイオフィルムによる影響が大きいです。特に排水回路においては、バイオフィルムが回路内で増殖しすぎると、サクションシステムの故障を引き起こす原因ともなります。したがって、清掃だけではなく、洗浄消毒まで行わなければいけません。タンパク質、血液、バイオフィルム除去に優れた洗浄消毒剤を用いて清掃します。

スピットンの洗浄消毒は、毎日各患者の診療が終了するたびに行います。含嗽によって汚染物が飛散し、ユニット周りが汚染されているため、サクションシステムの洗浄消毒よりは先に行っておきます。

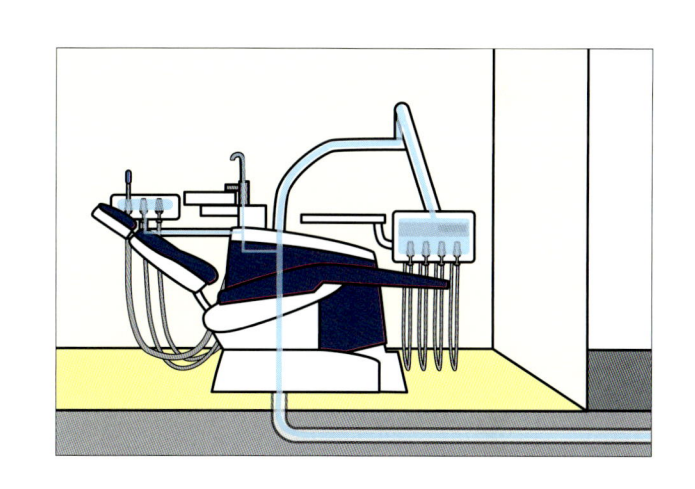

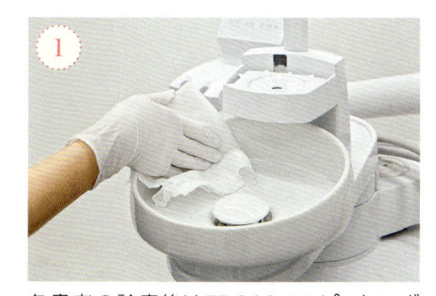

各患者の診療後はFD366でスピットンボウルを清拭する。

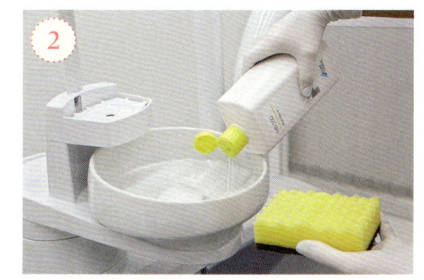

その日の診療後、スポンジやブラシを使ってMD550をスピットンボウル全体に塗布する。

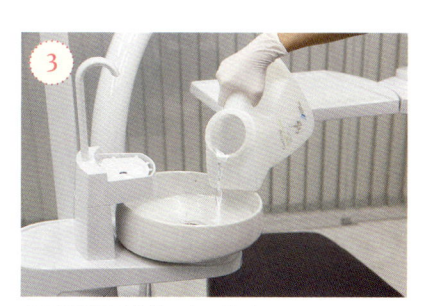

作用時間経過後、水で流す。

② サクションシステムの洗浄消毒

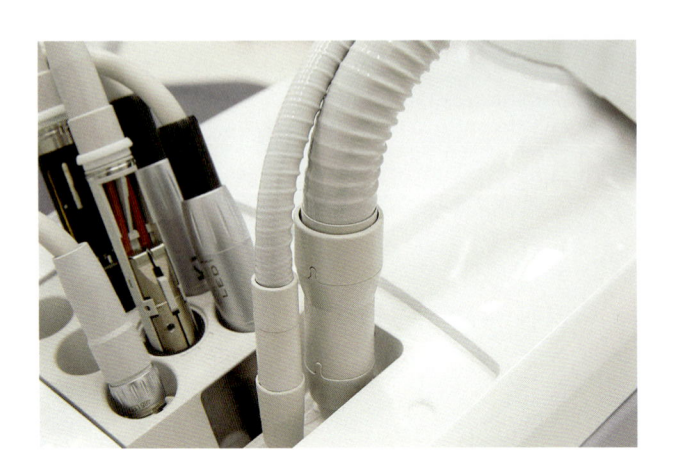

毎日行う洗浄消毒

　毎日1～2回、たとえばお昼休みと診療後に、血液、タンパク質で汚染された吸引システムの配管（ホース）内、含嗽によって飛散されたスピットンボウルを洗浄消毒します。

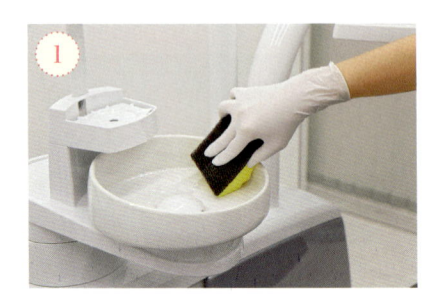

スピットンボウルは先にMD550で洗浄消毒しておく。

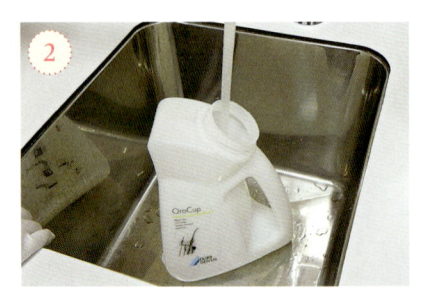

OroCupに水2Lを入れる。

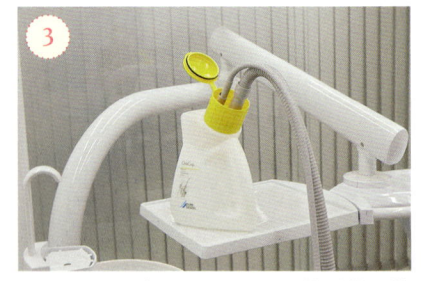

OroCupにバキュームおよび排唾菅を接続し、水2Lを吸引させる。

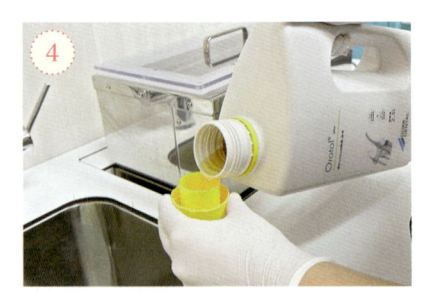

Orotol plusの希釈液をOroCupに準備し、バキュームおよび排唾菅に1Lの希釈液を吸わせる。

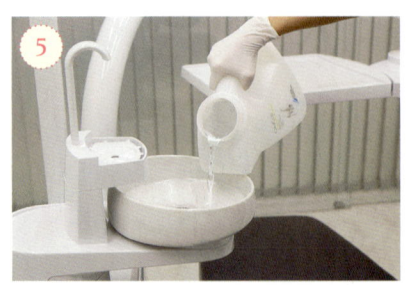

スピットンと排水管の洗浄消毒には、残ったOrotol plusの希釈液約1/4Lを流し込む。1時間そのまま放置し、次の診療まで水洗しない。

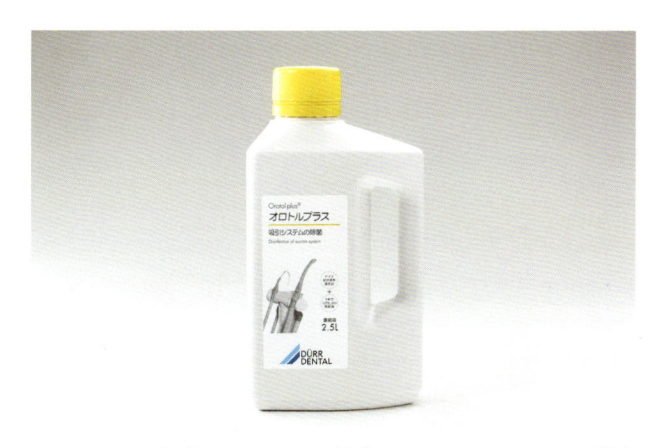

Orotol plus（DÜRR DENTAL社製）。サクションシステムや排水管の除菌に使う。

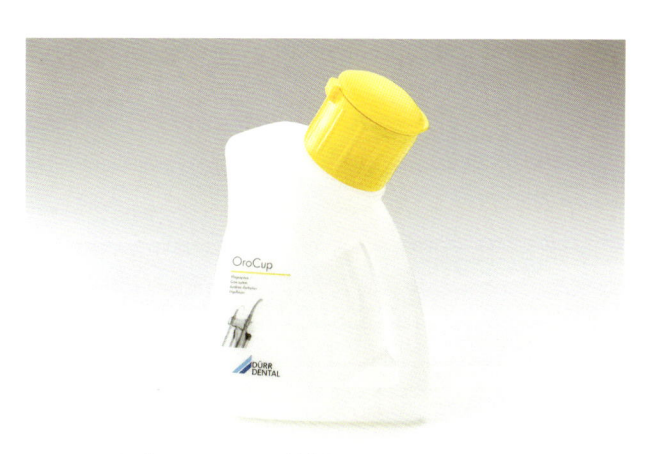

OroCup（DÜRR DENTAL社製）。Orotol plusなどの希釈液をつくる専用容器。

毎週行う洗浄消毒

週1〜2回、デンタルユニット内にこびりついた汚れを溶かすためにMD555などスペシャルクリーナー（**図8**）による洗浄消毒を行います。

図8　スペシャルクリーナーの製品例

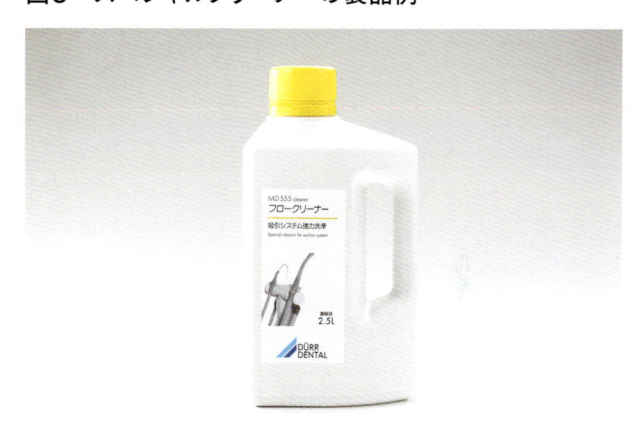

MD555（DÜRR DENTAL社製）。

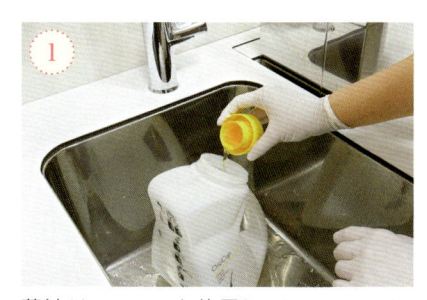

① 薬液はMD555を使用し、OroCupで20倍希釈液をつくる。

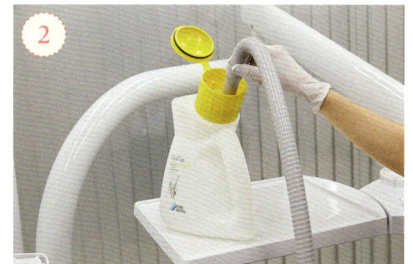
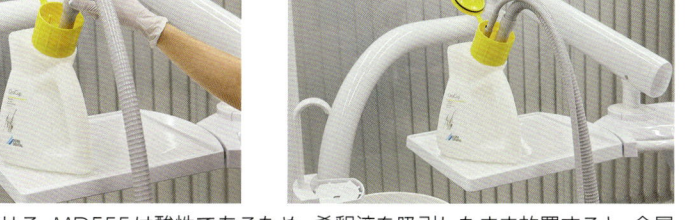

② ③ 希釈液を吸引させる。MD555は酸性であるため、希釈液を吸引したまま放置すると、金属が腐食する恐れがある。そのため、必ず最後に2Lの水を吸引させてから終了する。

3 水消毒システム

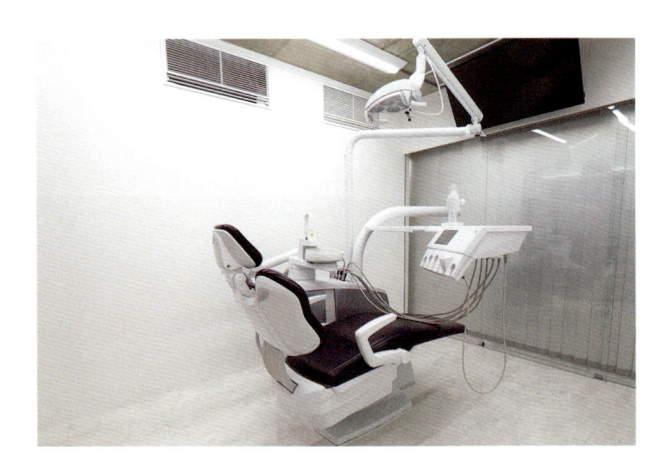

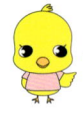
フラッシングとは何のことですか？

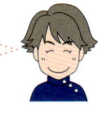
フラッシングとは、ハンドピースを含むすべての歯科治療器具から貯留水を排出することです。ユニット内の吸水回路内には、必ず一定量の水が貯留します。使用しない期間に滞留した水中の残留塩素濃度が低下することによって細菌の増殖が起こってしまうため、それを防ぐために排出が必要なのです。

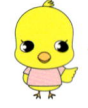
それは、いつ、どれくらいの時間行うのですか？

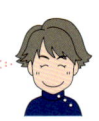
毎日の診療開始前に、5分程度のフラッシングを行うようメーカーから推奨されています。

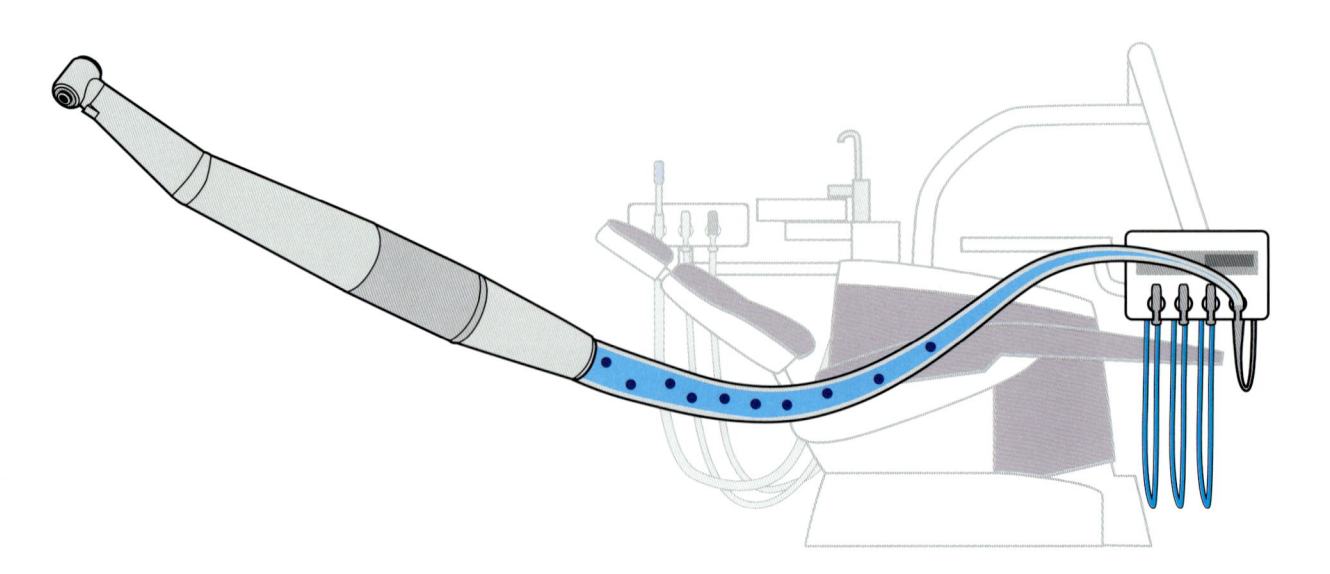

水回路の水質が管理できるユニットの場合

　水消毒システム搭載のユニットでは、水質管理がきちんと設定されています。ユニットの配管内のバクテリアの繁殖を防止できます。
①オキシゲナル6を使用します。
②6%過酸化水素水（H_2O_2）を使います。
③休日前（24時間以上ユニットが稼働しない時）には、0.25%濃度の過酸化水素水が水回路内に充満している状態になるようにします。
④休日後の診療開始前には、自動で5分間のフラッシングを行います。

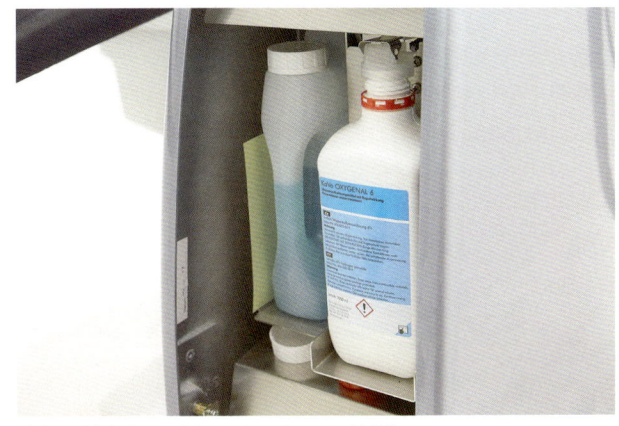

オキシゲナル6 E80 Vision（KaVo社製）。

> 水回路の水質が管理できるユニットの場合、5分間のフラッシングで十分です（図9）。

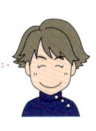

図9　水質管理可のユニットにおけるフラッシング

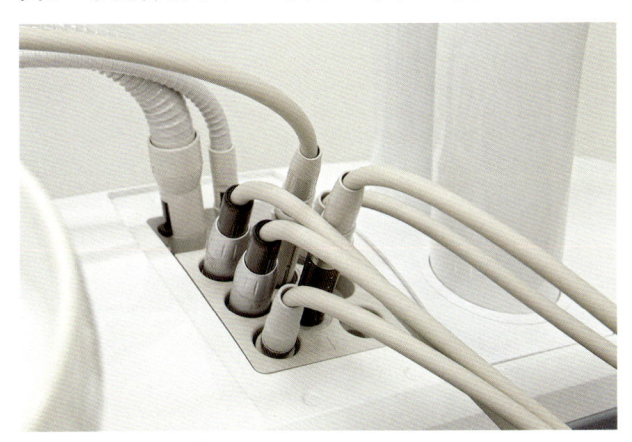

自動でフラッシングを行っているようす。

水回路の水質が管理できないユニットの場合

> 水回路の水質が管理できないユニットでは、5分間のフラッシングだけでは不十分です（図10）。ユニット内の貯留水を全部入れ替える時間が必要となります（P.34参照）。

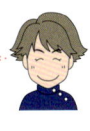

図10　水質管理不可のユニットにおけるフラッシング

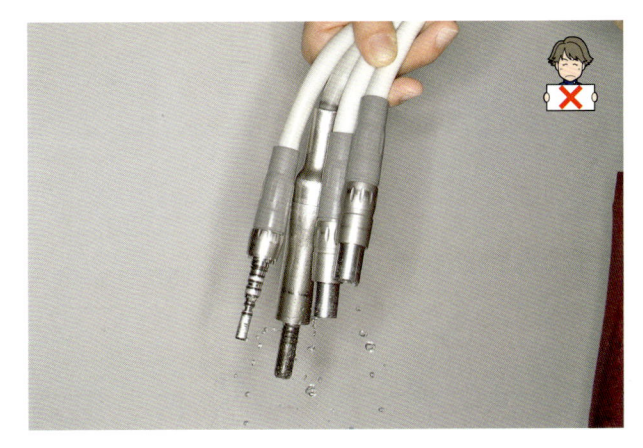

3 エアロゾルによる環境への汚染拡大防止

機器の洗浄と同じぐらい重要なのが、エアロゾルによる環境への汚染拡大防止です。
これが十分にできれば、個人防護具（PPE）は最低限で済みます。

1 サージカルマスク・ゴーグルの着用

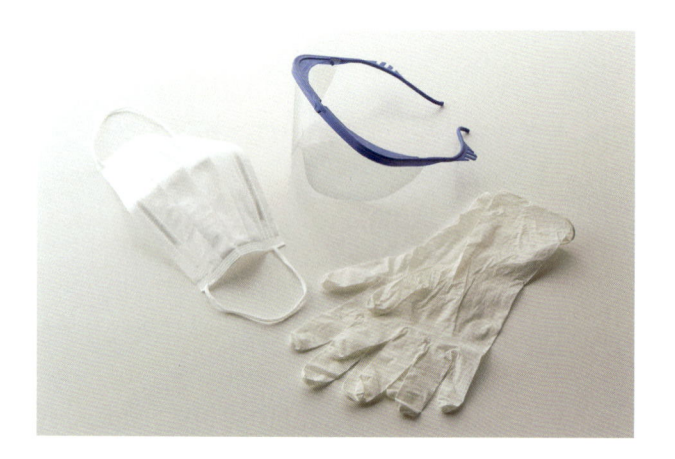

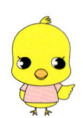 診療室では、グローブとサージカルマスクを付けていれば安心ですよね？

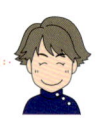 一般の歯科治療でのエアロゾルが発生するタイミングは、①ハンドピースを使用している時、②エアーフローを使用している時です。エアロゾルの飛沫範囲は約2mといわれているので[2]、グローブやサージカルマスクはもちろん、目を保護するためのゴーグルも必要です。アシスタントについているスタッフも装着する必要があります。

サージカルマスクのつけ方

著者のオススメのサージカルマスクは、飛沫に強い3層構造仕様で、フィット感があり、ゴーグルが曇らないものです（**図11**）。

図11 推奨するサージカルマスクの製品例

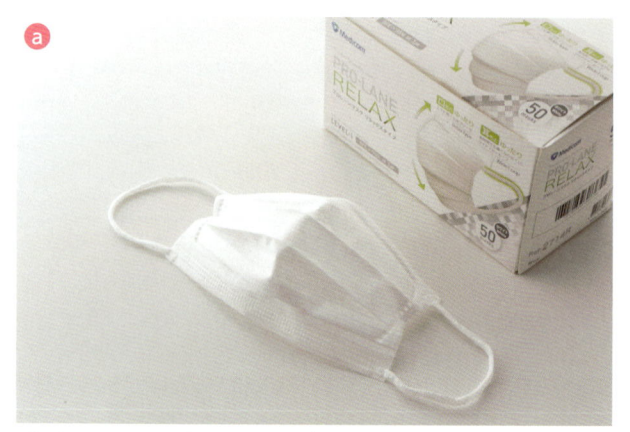

プロレーン®マスク リラックス（Medicom社製）。

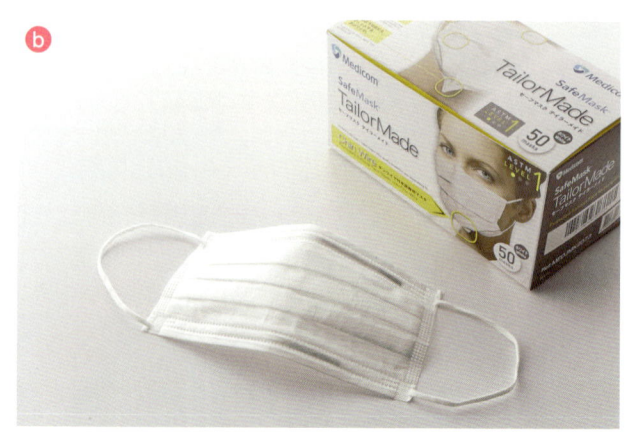

セーフマスク®ティラーメイド（Medicom社製）。

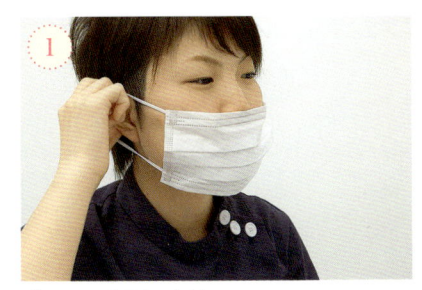

ゴムヒモを耳にかける。

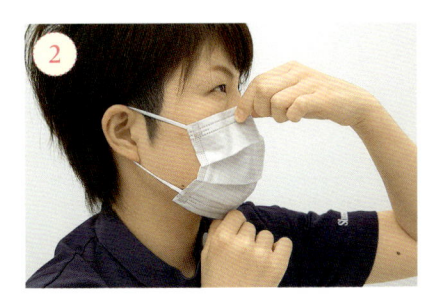

ノーズピースを鼻・顔の形に合わせる。

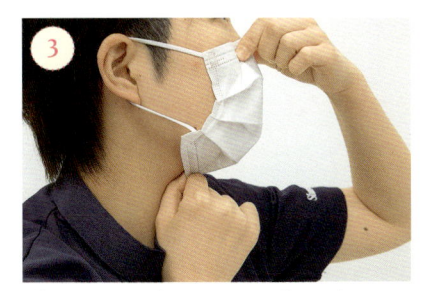

プリーツをアゴの下まで伸ばして鼻と口を覆う。

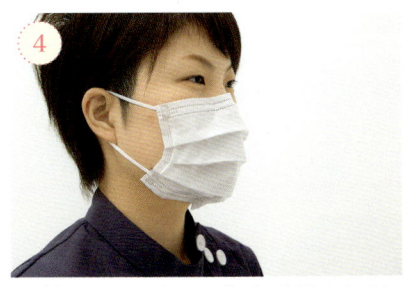

アゴ部分のワイヤーを曲げ、隙間を完全になくす。

注意
▶顔とサージカルマスクの間に隙間がないか確認をする。
▶装着後は手指でむやみにサージカルマスクを触らない。

ゴーグルのつけ方

耳にかけるタイプ

　耳にかけるタイプのゴーグルの特徴としては、①視野が広い、②軽量（約10g）、③長時間付けていても苦痛にならない、④曇らない、が挙げられます（**図12**）。

　なお、メガネを装着している場合は、メガネの上からゴーグルを装着したうえで、顔とゴーグル、サージカルマスクに隙間がないか確認することが必要です。

図12　耳にかけるタイプのゴーグルの製品例

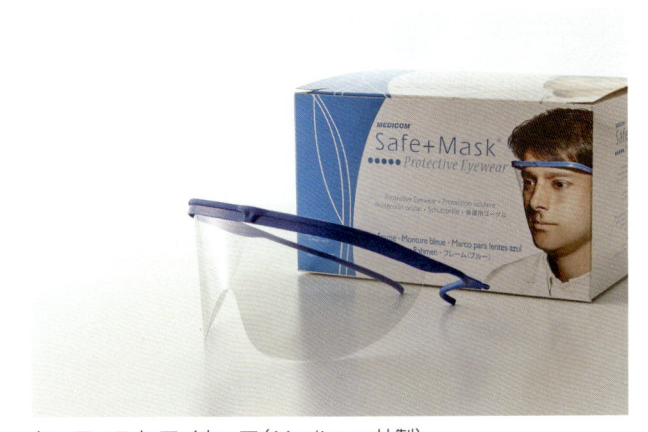

セーフマスク アイウェア（Medicom社製）。

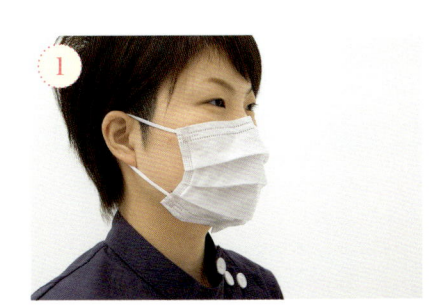

サージカルマスクは先に付けておく。

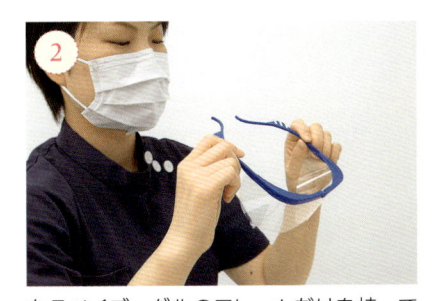

なるべくゴーグルのフレームだけを持って装着する。

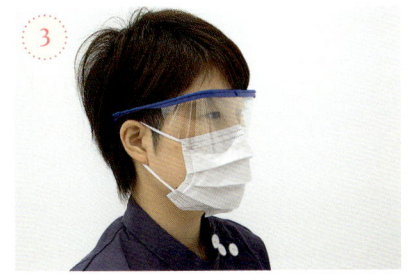

サージカルマスクとゴーグルの間に隙間がないようにする。

貼り付けタイプ

　貼り付けタイプのゴーグルは、通常使用しているサージカルマスクに圧着するだけなので、取り扱いが簡単です。また、付け直しも可能です（**図13**）。

図13　貼り付けタイプのゴーグルの製品例

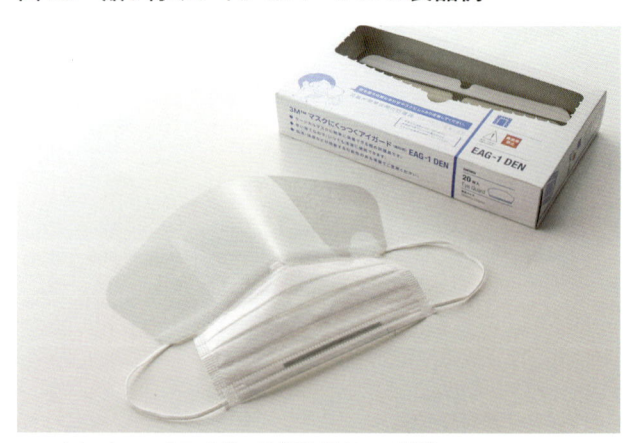

マスクにくっつくアイガード歯科用（3M社製）。

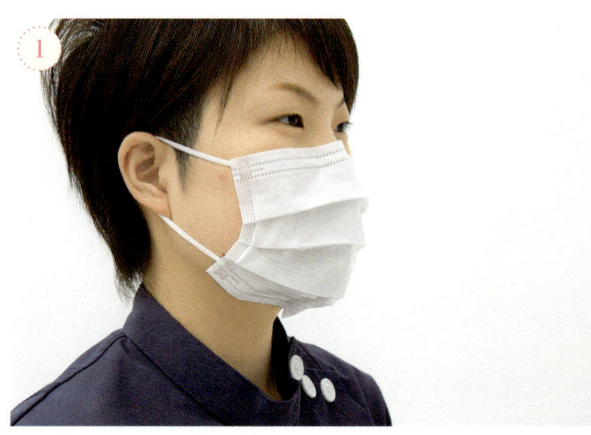

サージカルマスクは先に付けておく。

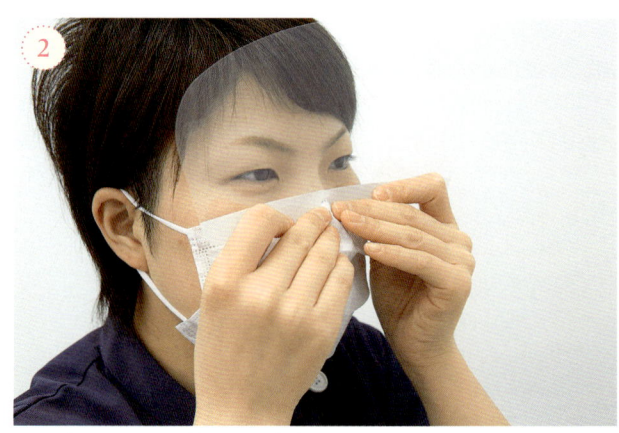

アイガードのテープ部分を剥がす。

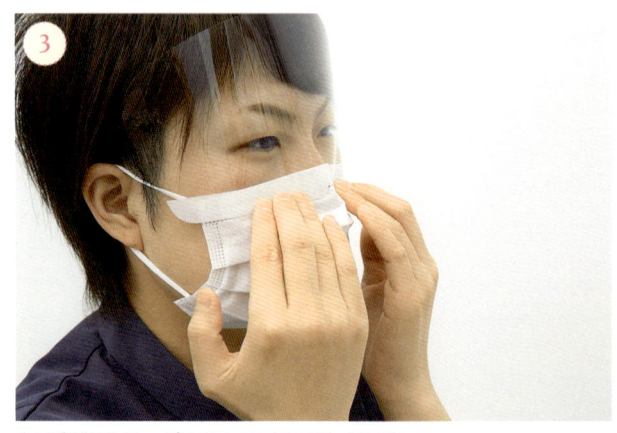

白い部分をサージカルマスクに押し当てる。

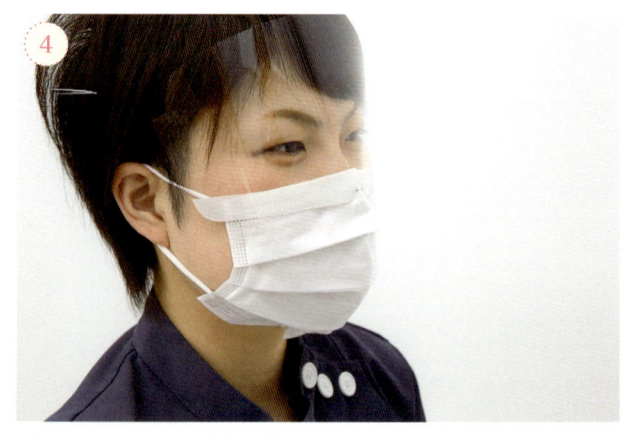

浮かないようにしっかり圧着させる。

▶メガネを装着している場合は、メガネの上からゴーグルを装着する。
▶顔とゴーグル、サージカルマスクに隙間がないか確認をする。

サージカルマスクとゴーグルの外し方

　使用したサージカルマスクやゴーグルの表面は、エアルゾルによって汚染されています。不用意に手指で触れないようにして外しましょう。

サージカルマスクの外し方

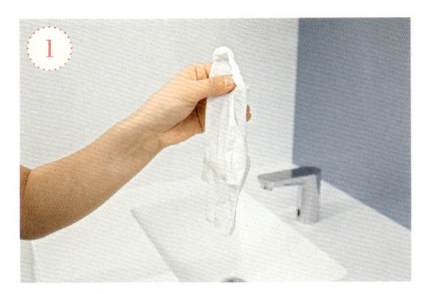
グローブを外す。

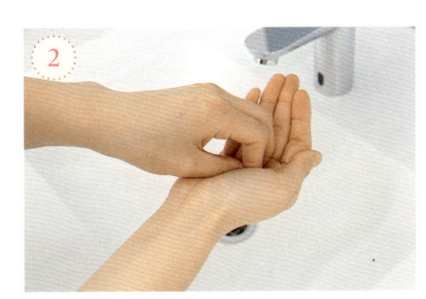
手指消毒を行う。

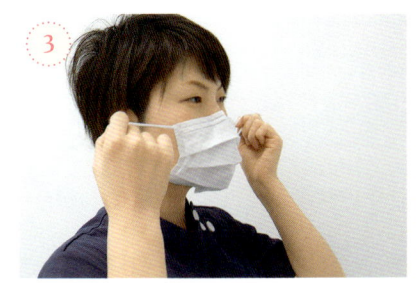
表面に触れないようにゴムひもを外す。

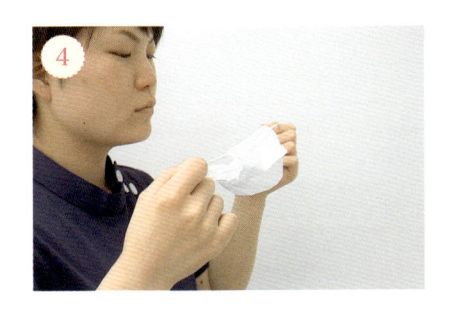

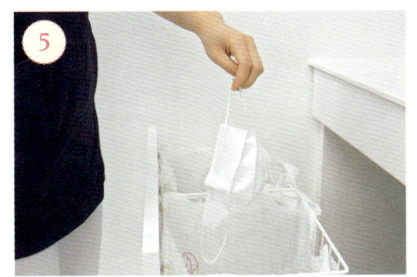
サージカルマスクの表面に触れないように外し、所定の場所へ廃棄する。

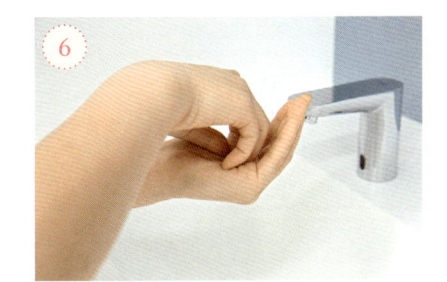
手指消毒を行う。

耳にかけるタイプのゴーグルの外し方

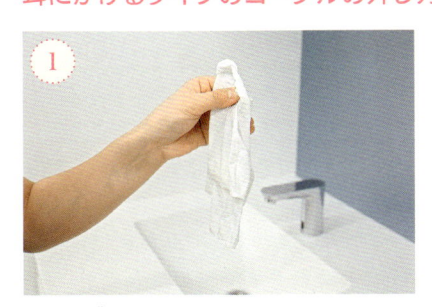
グローブを外す。

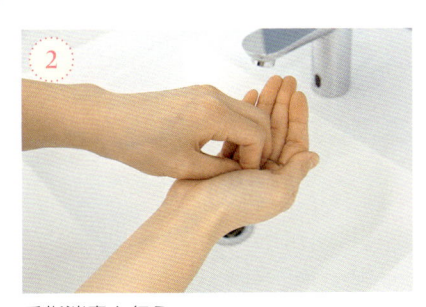
手指消毒を行う。

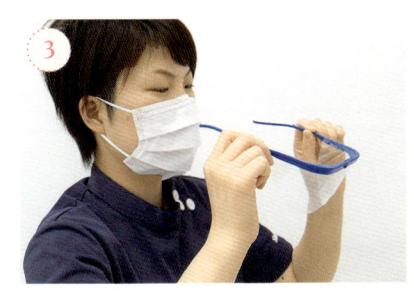
ゴーグルのみ外す。

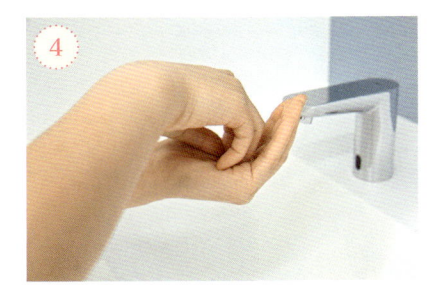
手指消毒を行う。

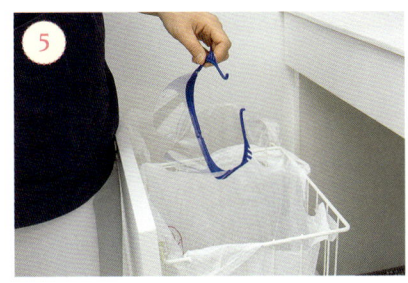
ゴーグルの表面に触れないように外し、所定の場所へ廃棄する。

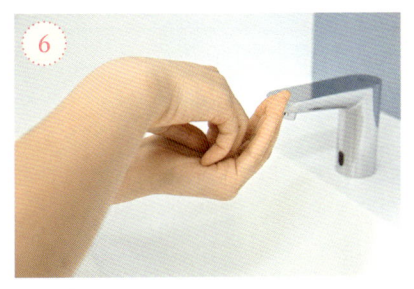
手指消毒を行う。

貼り付けタイプのゴーグルの外し方

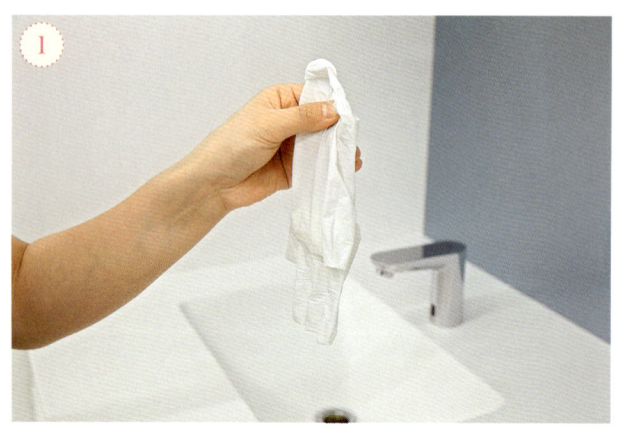

グローブを外す。

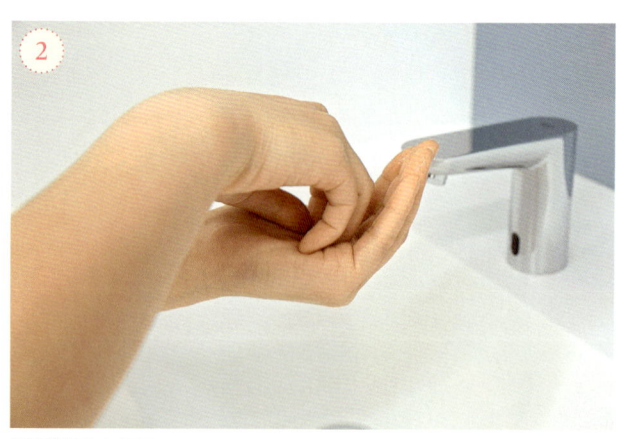

手指消毒を行う。

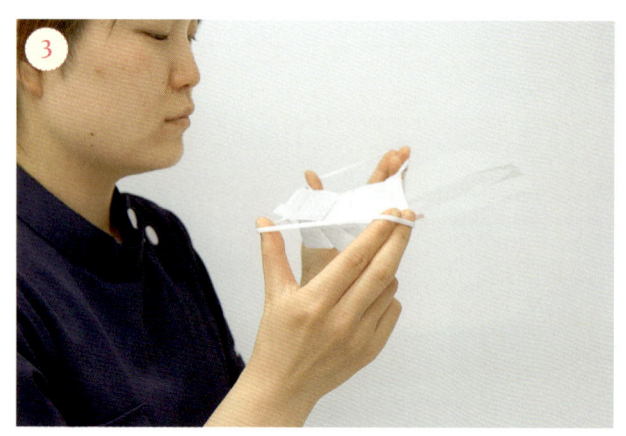

ゴーグルとサージカルマスクを、表面に触らないように注意しながら一緒に外す。

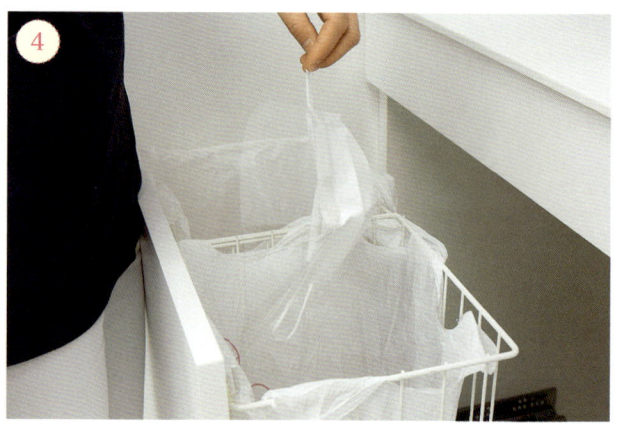

所定の場所へ廃棄し、直ちに手指消毒を行う。

注意

▶使用したゴーグル、サージカルマスクの表面を触れてしまうと、手指が汚染されるので、その手指でむやみに器具を触らないように注意する。

▶サージカルマスクとゴーグルを付ける前、外した後には必ず手指消毒が必要。

② カニューレとサクションシステムによる吸引

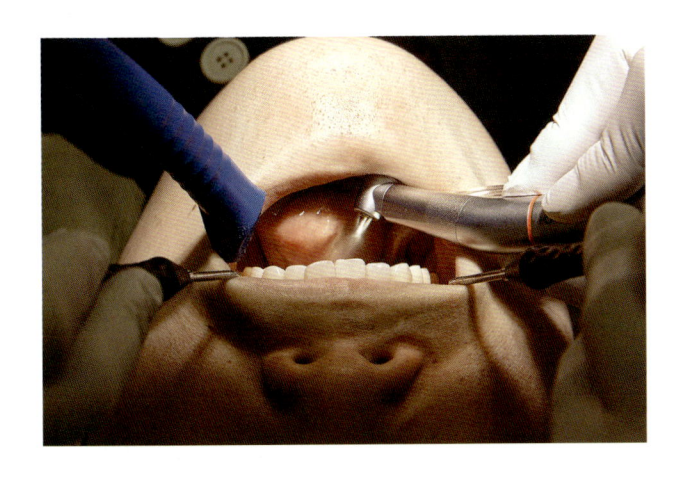

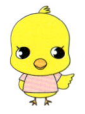
曲がったバキュームと、真っ直ぐのバキュームはどっちがいいのでしょうか？

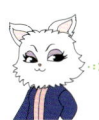
自分が使いやすい物を使えば良いのよ。私は、曲がった方が好きだわ（**図14**）！ 真っ直ぐのバキュームは持ちにくいし、患者さんも痛そうじゃない。

図14 通常使用されているバキュームチップとカニューレ（ユニバーサルサクション）

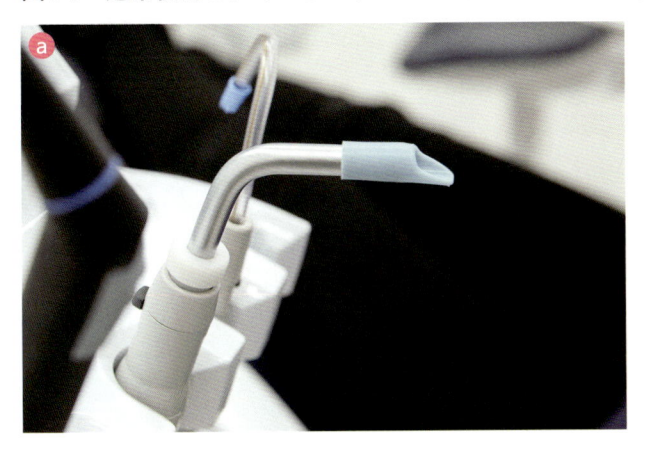

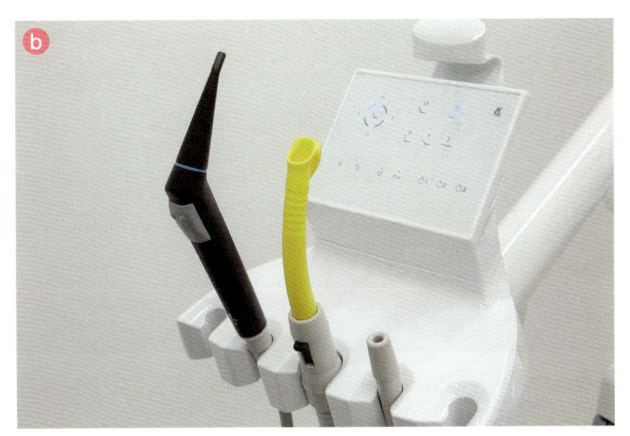

曲がったバキュームは感染対策に不向き

吸引でもっとも大切なことは、口腔内に溜まる唾液や水を吸引排除することではなく、ハンドピース・エアーフローから出るエアロゾルに曝露しないサクションシステムがユニットに付いているかどうかです。また、エアロゾルを瞬時に排除できるカニューレの形状も大切です。カニューレは、口径が大きく、カーブが緩やかであるため、内部の汚染物質の除去が簡単な構造になっています。カニューレは口腔内の奥に挿入して使用するものではないため、バキュームチップのように手指で挿入先を触ることはありません。したがって、カニューレの使用後はウォッシャーディスインフェクターにて洗浄消毒を行います。

冒頭の疑問に対する答えですが、バキュームが真っすぐで屈曲していないほうが内部に付着した汚染物質を容易に除去できます。逆に、細く屈曲しているバキュームでは、内部に十分な水圧がかからず、汚染物質の除去が難しくなってしまいます。

吸引威力のあるサクションシステムと適正な形状のカニューレ

ここで一度、バキュームとカニューレについて整理しておきます。
バキューム：日本では、診療中に患者の口腔内に溜まる唾液・血液・エアータービンの注水、スリーウェイシリンジの洗浄水等を即時に吸引排除することを目的とした機器です（次ページ**図15**）。

カニューレ：ハンドピース・エアフローを使用したとき
に出るエアロゾルを一気に吸引することができる吸入器
です（**図16**）。

ヨーロッパ（主にドイツ）では、カニューレとサクショ
ンシステムを使用するにあたり、吸引力に関する規格が
義務化されています（日本では、吸引力に関する規格は
特にありません）。具体的には、カニューレを使用した
際の吸引力が1分間に300L以上と定められており、こ
の規格に達してない場合は診療が行えません。

また、ユニットから排出される汚染物質用の排水管、
そして給水管についても、ヨーロッパ（主にドイツ）で
は直径の規格が定められています。具体的には、まず排

水については、汚染物資を含んだ水を一気に流す必要が
あるため、排水管の直径は小さくなっています。また、
給水については、配管の水がしっかり出るように、給水
管の直径は大きくなっています。

口腔外へのエアロゾルの飛散を確実に防止できれば、
PPEはグローブとサージカルマスクだけで十分です。
実際、ドイツの歯科医院には、歯科用吸引装置や患者さ
んの顔にかけるタオル、エアーフロー用穴あきドレープ
などは見られませんでした。

吸引威力のあるサクションシステム（**図17**）と適正な
形状のカニューレ。これらを一連でシステム化すること
が、エアロゾルの汚染防止に不可欠です。

図15　バキュームでの吸引

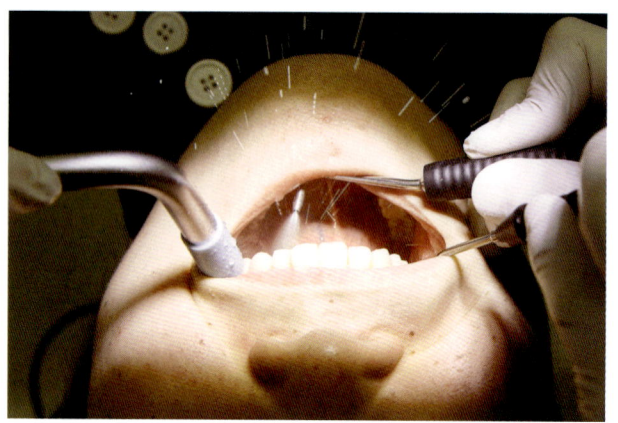

水の飛散が激しい。

図16　カニューレ＆サリバエジェクターでの吸引

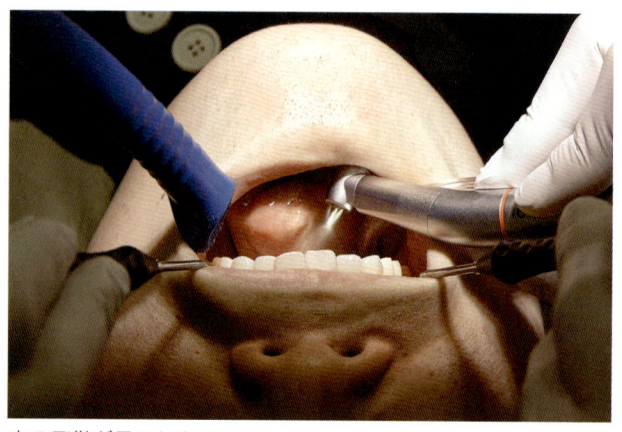

水の飛散が見られない。

図17　吸引威力のあるサクションシステム

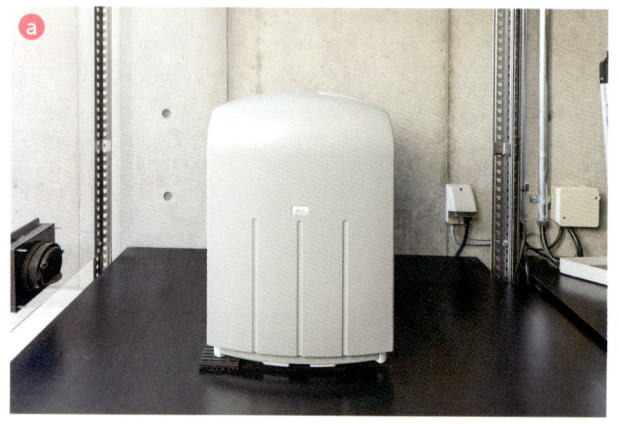

VS300Sセパバック（DÜRR DENTAL社製）。

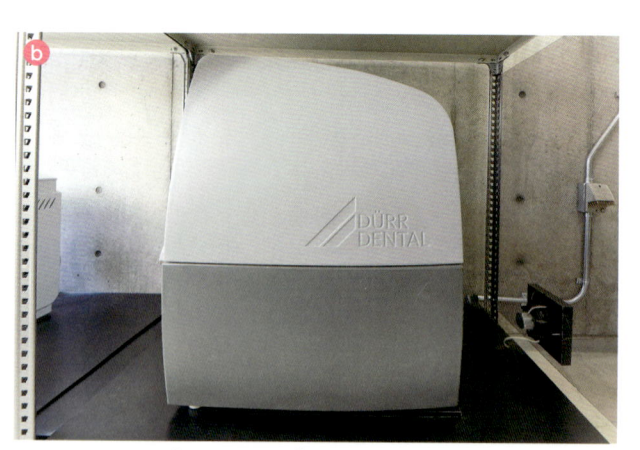

Tornado2コンプレッサー（DÜRR DENTAL社製）。日本未発売。

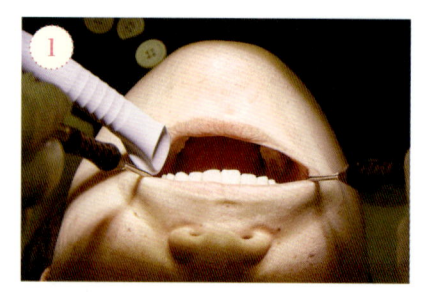

カニューレは口角に当てる。

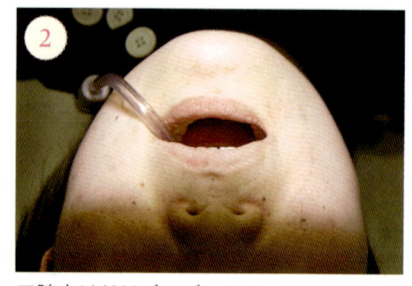

口腔内はサリバエジェクターにて溜まった
水を吸う。

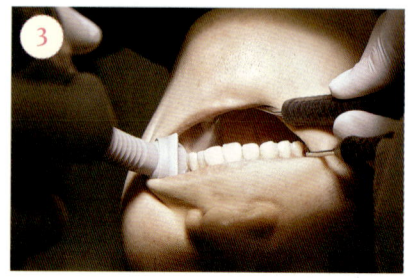

プロフィラックスの場合は、専用のプロフィ
ラックス・カニューレを使用する。

4 画像診断機器の洗浄消毒

最後に、画像診断機器のうちエックス線装置の洗浄についてご紹介します。
エックス線装置は、患者さんごとに洗浄・消毒する必要があります。

FD350（DÜRR DENTAL社製）でそれぞれ清拭して消毒します（図18）。

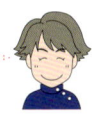

図18　エックス線装置の消毒

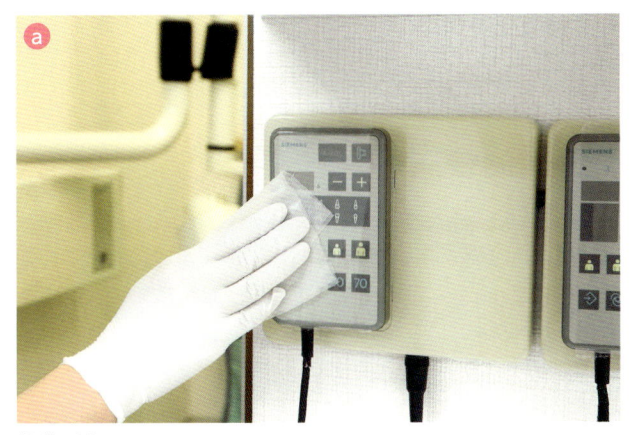

操作パネル。

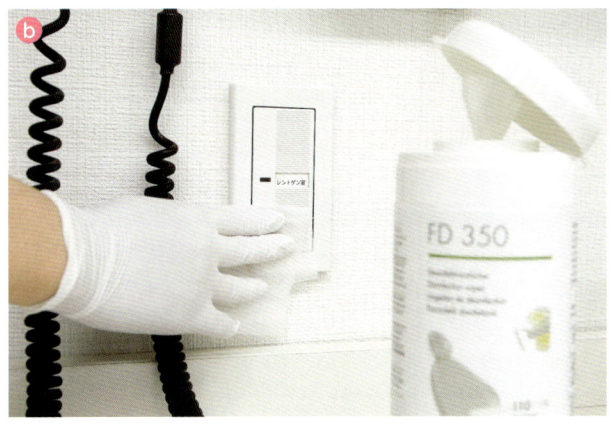

レントゲン室の照明スイッチ。

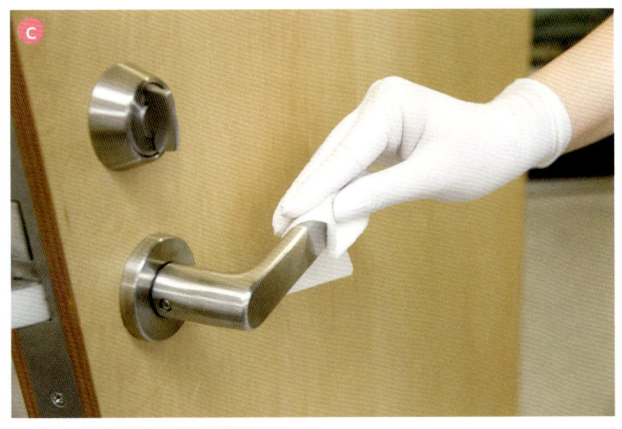

レントゲン室のドアノブ。

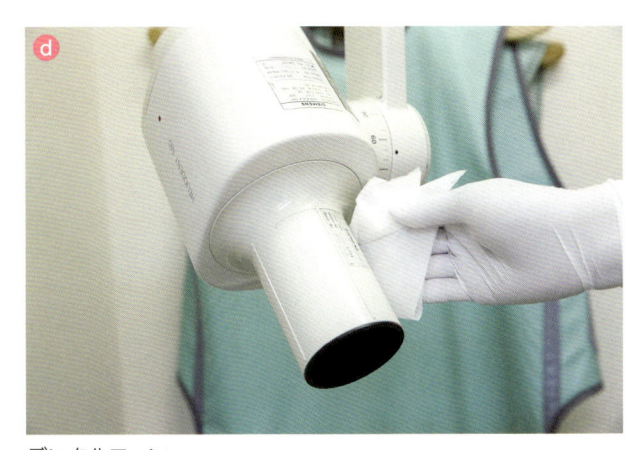

デンタルコーン。

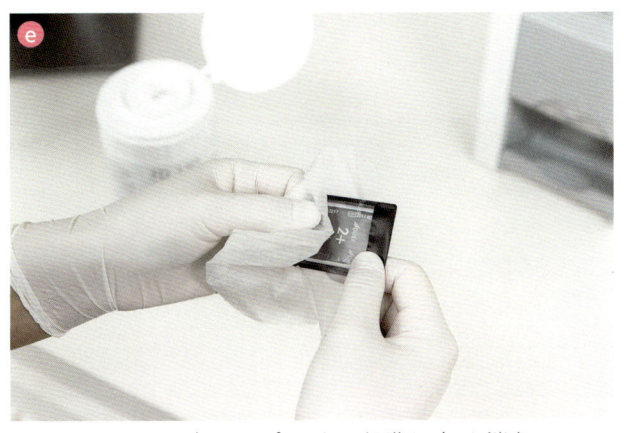

口腔内に挿入したデンタルプレートの保護カバーも消毒。

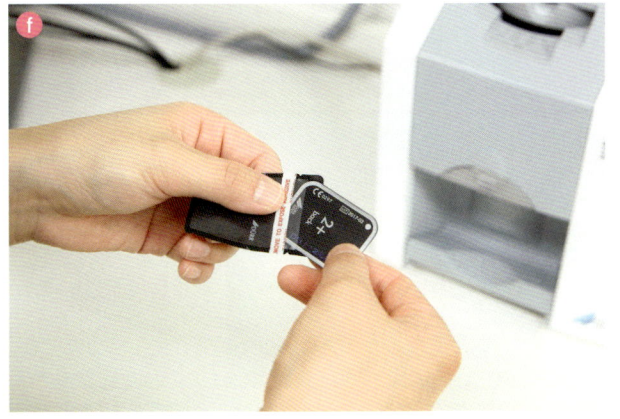

グローブを外して、新しい保護カバーにデンタルプレートをセットする。

最新ヨーロッパのインフェクションコントロール事情①

デンタルクリニックから
デンタルハイジーンメーカー
DÜRR DENTALまで

※月刊『ザ・クインテッセンス』2017年7月号より再掲。

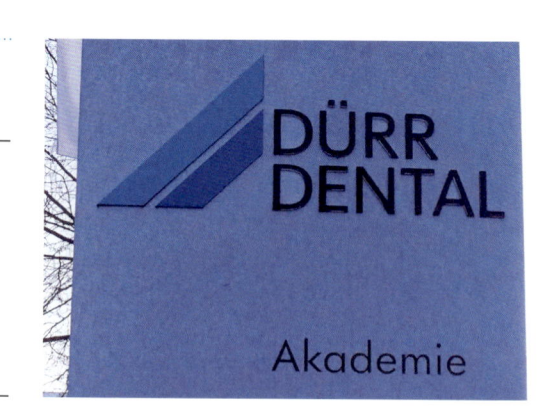

はじめに

2017年1月18日〜20日の3日間、1年4ヵ月ぶりのドイツだ。ベルリン市にある滅菌専門メーカーMELAG訪問にひき続き、シュツットガルト行政管区ゲッピンゲン市にあるデンタルハイジーンメーカー DÜRR DENTAL への訪問である。もちろん、デンタルクリニックの見学も忘れてはいない。

今回の目的は、歯科医院のための院内感染対策としてRKI標準のインフェクションコントロールを学修することだ。RKIとはロベルト・コッホ研究所と呼ばれるドイツ連邦共和国連邦中央行政機関保健省の研究機関であり、RKIがヨーロッパ規格を管理する欧州標準化委員会（CEN）を統括していると言っても過言ではない。日本の歯科医院でも、ぜひとも取り入れたいインフェクションコントロールではないだろうか。

デンタルクリニック見学

今回は、シュツットガルト市近郊の7軒のデンタルクリニックである。卒後研修センターを除いて、すべてのクリニックのトリートメントルームは個室であり、クリニックごとにシンクや家具のデザインは異なるものの、同じレイアウトであることに気が付いた。汚染の拡大防止のためには、規格化された個室の診療室が不可欠であることが強く印象に残った。

閑静な住宅街の一角にあるクリニックで、偶然にもインプラントの1次オペが終了したところに遭遇することができた。トリートメントルームに案内されると、そこはオペ室ではなく、なんと普通の個室、日本のようにインプラント専用のオペ室はドイツには存在しないらしい。オペをアシスタントしたハイジニストが、ユニット周りの汚染の除去をし、すべての汚染器材はコンタミネーションコンテナと呼ばれる透明な運搬ボックスに収納していく。当然であるが、室内にあるシンクでは、洗浄は一切行われない。コンテナに器材が収容されると、インフェクションコントロール担当のハイジニストがステリライゼーションルームに運んでいく。オペ室と飾り立てなくとも、トリートメントルームの汚染の区域管理が徹底されていることがわかる。コンテナを使用することは、汚染器材を誤って落下させることもなく、トリートメン

トルーム外への汚染の拡大防止につながるので、日本でもぜひ取り入れたいシステムである。

シュツットガルトのステリライゼーションルームも期待を裏切らなかった。どのクリニックも広くはないが、診療時間内にもかかわらず、やはり整理整頓が行き届いて器材の配列秩序が保たれていた。シンクはあくまでも手指衛生用であり、手洗いによる汚染器材の洗浄は一切なく、シンク内やその周りは汚れた形跡すら見あたらない。無論、ウォッシャーディスインフェクターが標準装備されていることは言うまでもない（今回見学したすべてのクリニックにウォッシャーディスインフェクターが設置されていた）。処理中の汚染器材や付属品を、赤色で示される汚染区域から区外に出さないことはもちろんのこと、作業者みずからも区外に出ることは一切なかった。ステリライゼーションルームでも汚染の区域管理が徹底されていることがわかる。

DÜRR Academy訪問

本社の向かいにあるDÜRR Academyは、放火によって完全焼失し、4年前に新築したばかりの研修センターであ

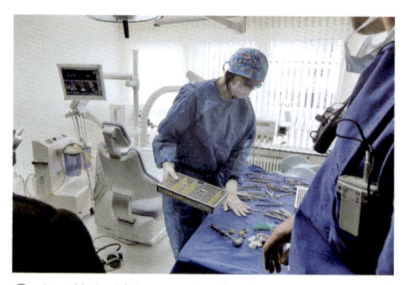

①オペ後ただちに、オペ担当のハイジニスト1名が汚染器材の整理を始めていく。

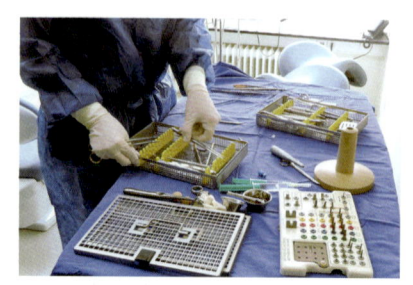

②オペ着を着用したまま、器材ごとにそれぞれのウォッシュトレーに分別していく。

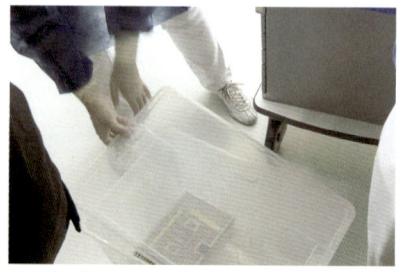

③器材ごとに区分されたウォッシュトレーやその他器具を、コンタミネーションコンテナに収容していく。

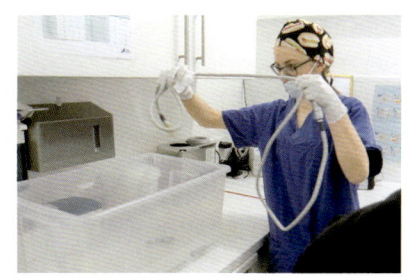

④インフェクションコントロール担当のハイジニスト1名が、赤い線で区分された汚染区域（Unrein）にてディコンタミネーションしていく。

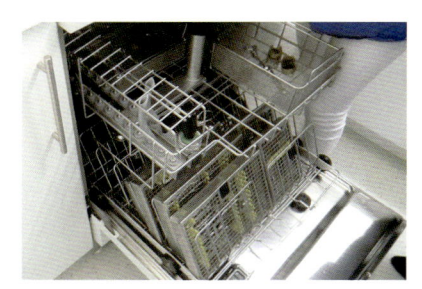

⑤器材ごとに区分されたウォッシュトレーを、そのままウォッシャーディスインフェクターに収納していく。

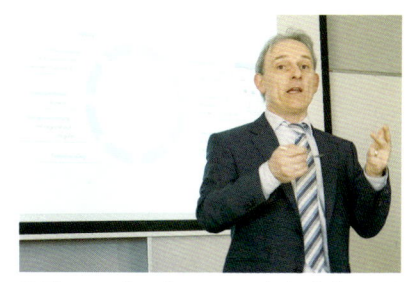

⑥ディコンタミネーションおよびディスインフェクションの基本をレクチャーするDr. Martin Koch。

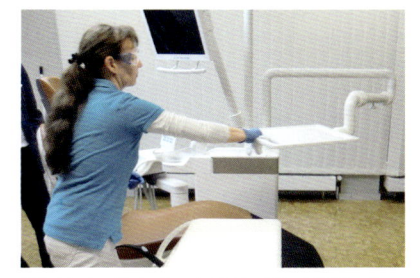

⑦トリートメントルームのディコンタミネーションの実践をレクチャーするElvira Götz氏。

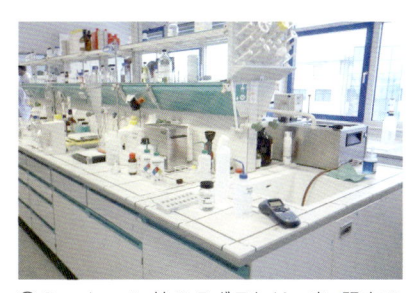

⑧Orochemie社のラボラトリー内。既存の消毒薬の品質管理をはじめ、RKIの準拠した消毒薬の開発、改良に余念がない。

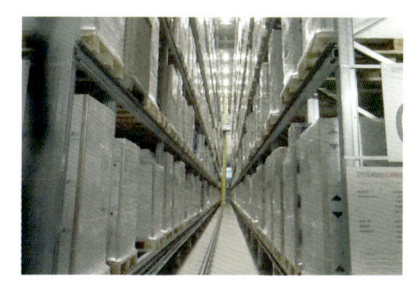

⑨Orochemie社のストレージ内。空気濃度が低下している保管庫内では、製品の移動、管理はすべてコンピュータ制御されている。

る。日本人として初めて正式訪問したアカデミーでは、1日がかりのハイジーントレーニングのプログラムが組まれていた。

はじめに、日本の院内感染対策の現状を説明するとスタッフ一同が眉をひそめた。とくに、歯科外来診療環境体制加算に関する施設基準となっている歯科用吸引装置は管内の完全な洗浄消毒ができないため不衛生であり、何があってもRKIから認可が下りることはないと語気を強めていたことが心に残った。また、われわれが現在取り組んでいるヨーロッパ規格（？）のインフェクションコントロールについては一定の評価が得られ、なかでも手指衛生について礼賛されたことに胸をなでおろした。

DÜRR Academy理事長Dr. Martin Kochから、2006年にRKIから発行された「ドイツの歯科医院に関する衛生管理ガイドライン」をもとに、感染リスクや感染予防対策について講義を受けた。なんと、そのなかにはスポルディングの分類が1つも出なかったことに驚きを隠せなかった。ドイツでも15年前は「医科のガイドライン」を応用していたが、歯科には適応しなくなったため、新たに「歯科のためのガイドライン」を作成したようだ。RKIにとって、スポルディングは昔話なのかもしれない。また、感染予防対策の基本はグローブも含めて手指消毒であり、その重要性と頻度の大切さについて何度となく念を押された。

施設内のトイレに、手を触れずに自動で出てくるペーパータオルが設置されていた。日本でよく見かけるハンドドライヤーは、細菌の空気中への拡散の危険から、ドイツでは一切設置されていないそうだ。

アカデミー専属インストラクターである歯科衛生士Elvira Götz氏からは、歯科医院における衛生管理の実践について、施設内のシミュレーションルームでデモンストレーションを交えながら1つずつていねいに手順と留意点の手ほどきをうけた。消毒や滅菌に目を奪われがちであるが、すべての衛生業務においてディコンタミネーション（洗浄）がもっとも重要であり、洗浄のための消毒薬の使用法を詳細に解説してもらった。また、さらなる汚染の拡大にも細心の注意を払うことを再認識させられた。

たった1日のDÜRR Academyではあったが、RKI標準のインフェクションコントロールを垣間見ることができ

た。日本でも、このようなトレーニングセンターがあれば、正しいインフェクションコントロールが普及するのではないだろうか。

コーンヴェストハイム市にあるOrochemie社では、DÜRR DENTALの消毒薬のすべてを製造している。大がかりな生産ラインではないが、開発と製造、検査に一貫した自社システムを稼動させている。なかでも、製造した消毒薬を保管するにあたり、保管庫内の空気濃度を低下させて細菌の繁殖を抑える工夫などには驚くほかなかった。まさしくMade in Germany、RKI regulationだ。ラボラトリーをはじめ、ファクトリー内すべての写真撮影許可が下りたのも、製品に対する自信の表れであろう。

おわりに

3日間の短い滞在ではあったが、DÜRR DENTALへの訪問とデンタルクリニックの見学は、RKI標準のインフェクションコントロールを学修するのに満足のいく見聞であった。

RKI標準のインフェクションコントロールは、まさしく歯科医院のためのインフェクションコントロールだったのである。

Topic 4　著者らのトリートメントルームに対するドイツの評価は!?

今回は、DÜRR DENTAL 社で製品管理責任者を務める、Volker Walz 氏に評価していただきました。

私たちは日本でヨーロッパのデンタルクリニックを再現することを目標にしてきました。ドイツの現状を勉強するために、中村先生は6年前から、私たちは3年前からドイツのベルリン・シュツットガルトのデンタルクリニックを見学してきました。
また昨年のDÜRR DENTAL Academyでは、「インフェクションコントロールでは何を一番に考えないといけないのか」「汚染とは何か」「感染とは何か」ということを勉強させていただきました。
そして今回、自院にドイツのトリートメントルームを再現してみました。
Walzさんから見て、ここはどのように見えるでしょうか。

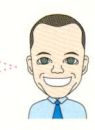

中村先生のデンタルクリニックのトリートメントルームは非常に高い基準を保っており、ドイツでの最高の歯科医院と比較しても同等の設備や環境を兼ね備えています。
DÜRR DENTAL社の歯科用ケア製品を担当する製品管理責任者としては、そのトリートメントルームに当社のコンプレッサーとサクションシステムを選択し、導入してもらったことに大変感謝しています。
繰り返しますが、中村先生のトリートメントルームは最先端かつ衛生的に設計されており、日本におけるトリートメントルームのお手本となるのではないでしょうか。
（原文）Die Vorführpraxis von Hr. Dr. Nakamura hat einen sehr hohen Standard und kann mit den besten Zahnarztpraxen dieser Größe in Deutschland verglichen werden. Als Produktmanager, verantwortlich für die Praxisversorgungsprodukte von Dürr Dental, bin ich ganz besonders erfreut eine so beispielhafte Installation von Kompressor und Sauganlage wie im Vorführraum des Hr. Dr. Nakamura anzutreffen. Die Installation dieser Praxisversorgungskomponenten passt perfekt zu dem hochmodern und hygienisch eingerichteten Behandlungsraum der Praxis.

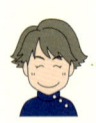

ありがとうございます。
すべての患者さんが安心して治療を受けられる、そして歯科医療従事者が安心して仕事ができる環境作りを進めていきますね!

インフェクション
コントロールの実践
［ステリライゼーションルーム］

山本美由紀
やまもと歯科醫院 歯科衛生士

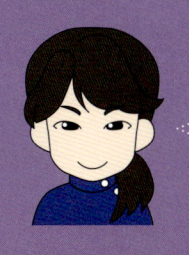

防疫室（ステリライゼーションルーム）においてもインフェクションコントロールを実践する必要があります。汚染した器材が運び込まれるため、トリートメントルーム以上に厳格な管理が必要です。第5章では、このステリライゼーションルームのインフェクションコントロールについて、DHヤマモトがRKIガイドラインに準拠し実践している方法を紹介します！

ここがステリライゼーションルーム!

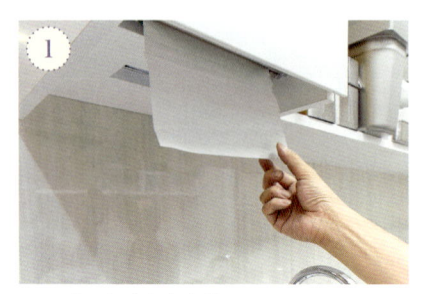

ペーパータオルを収納。

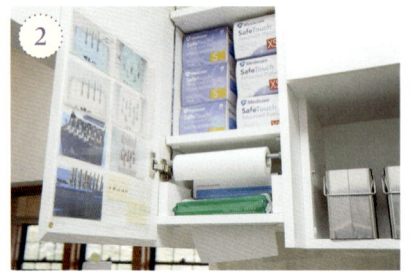

予備のマスク、グローブを収納。

③ **浸漬用容器**

④ **フットスイッチ付水栓**

⑤ **分別用ゴミ箱**

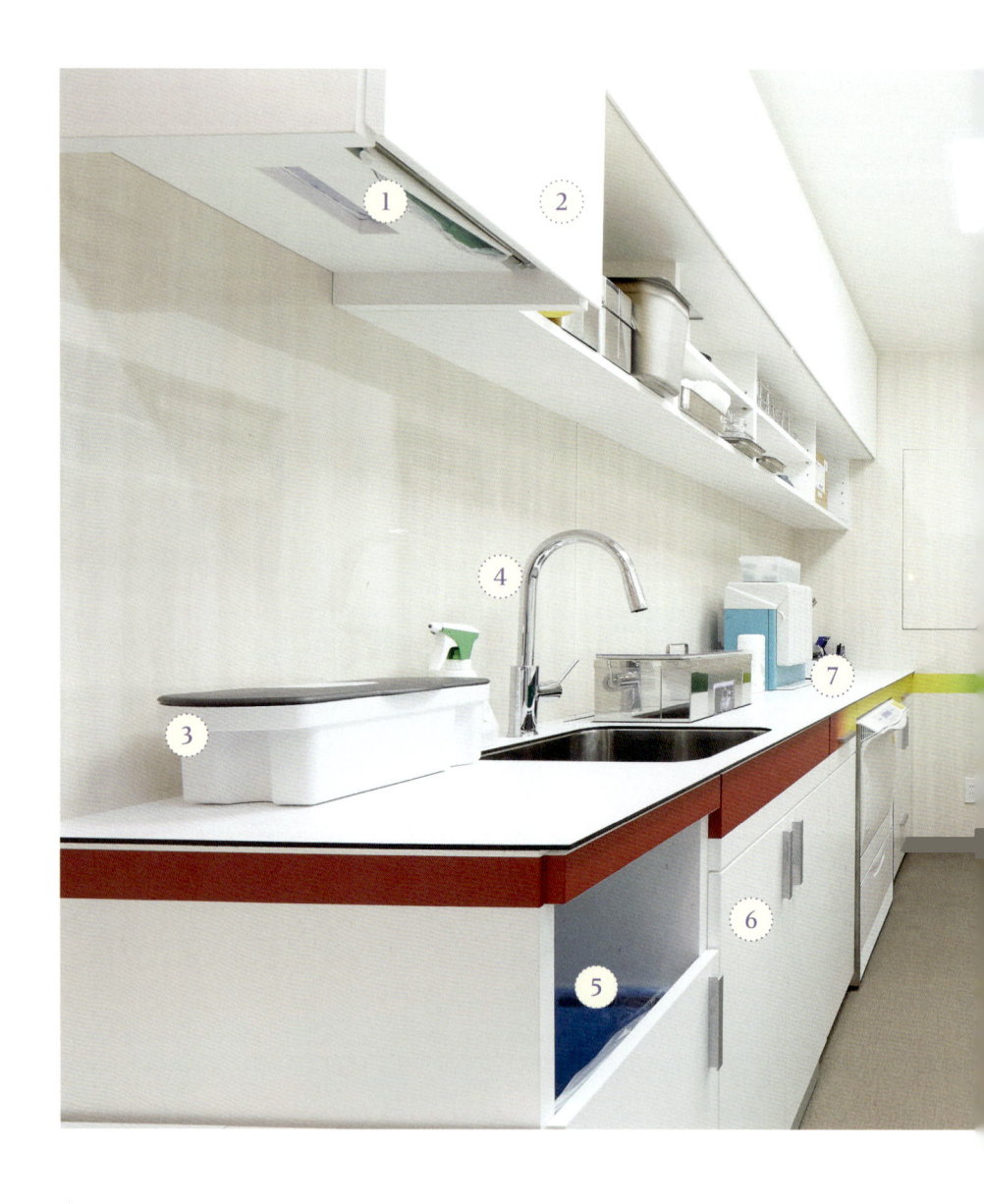

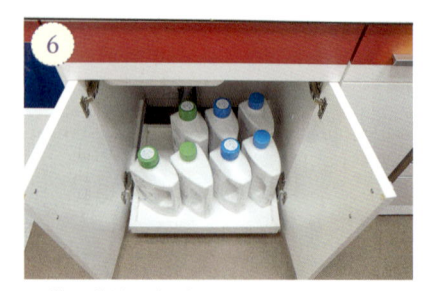

予備の薬液を収納。

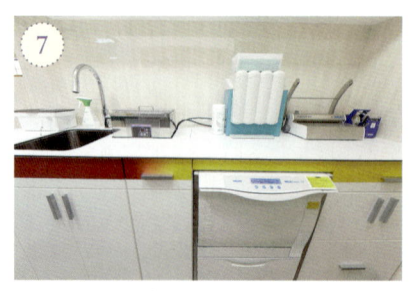

ウォッシャーディスインフェクターのメラサーム10、超音波洗浄器のハイパワーソニックHS-I、メラシール100＋（いずれもジーシー）、ハンドピース自動注油機器のクアトロケア 2124A（カボデンタルシステムズジャパン）を設置。

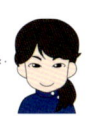

ステリライゼーションルームはトリートメントルームと同様に清潔に心がけ、作業エリアには在庫品などを置くことなく引き出しに整頓されている必要があります。

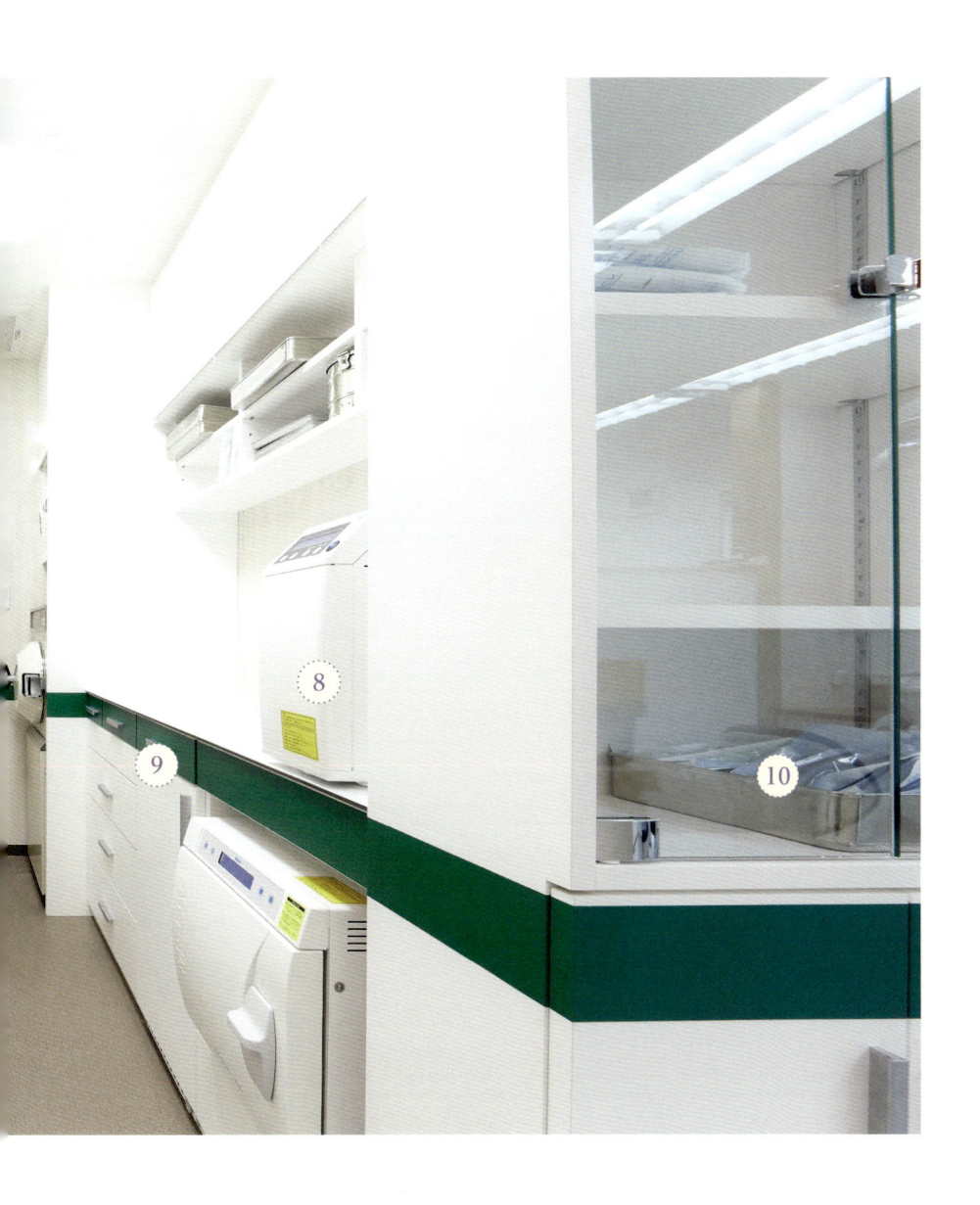

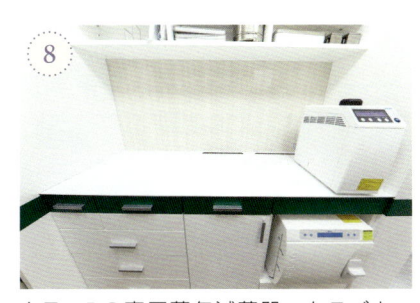

クラスBの高圧蒸気滅菌器であるバキュクレーブ31B＋、クラスSの高圧蒸気滅菌器であるメラクイック12＋（いずれもジーシー）を設置。

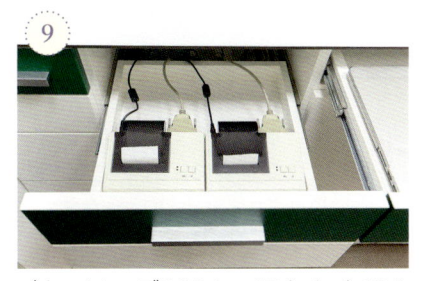

バキュクレーブ31B＋、メラクイック12＋のオプションのメラプリント42（ジーシー）を収納。

⑩ **既滅菌物保管庫**

1 汚染器材の運搬

治療を終えた後、使用した器材をトリートメントルームから
ステリライゼーションルームに運搬する際も、注意が必要です。

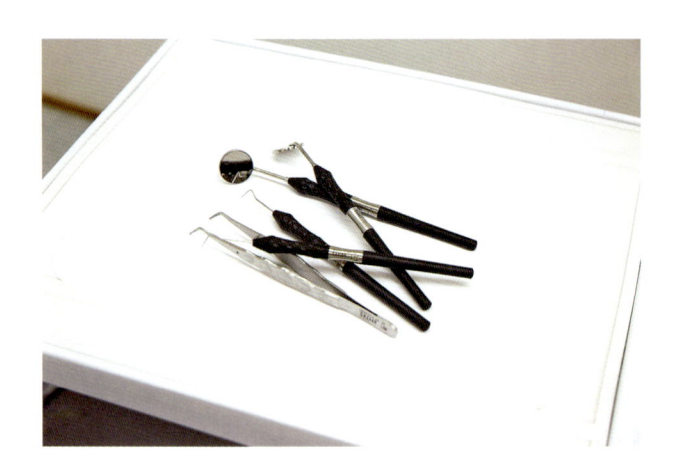

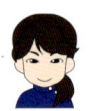
患者さんに使用した器具は、目には見えない唾液や血液で汚染されています。したがって、まずは安全・確実にステリライゼーションルームに運搬する必要があります。その際、ハイゴボックス(DÜRR DENTAL社製)など蓋ができる運搬用の容器を使用します。

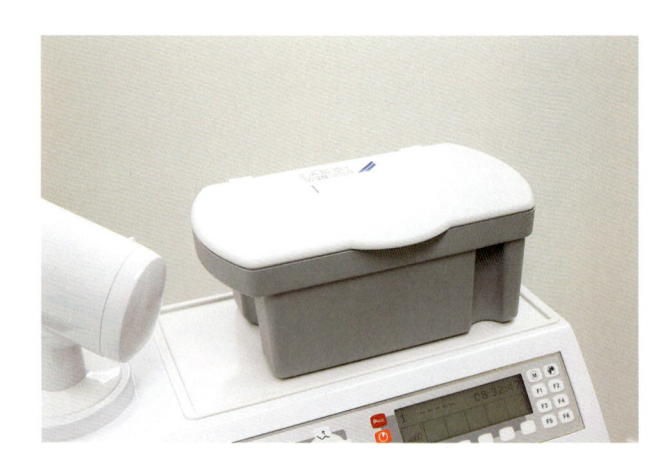

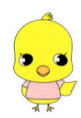
どうして運搬用の容器が必要なのですか?

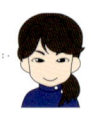
汚染された器具を落としてしまうと、床が汚染されてしまいます。また、尖った器具を落とすと、足に刺さって怪我をしてしまうだけでなく、感染の恐れも出てきます。ですので、蓋ができる容器で使用後の器具を運搬することが大切なのです。

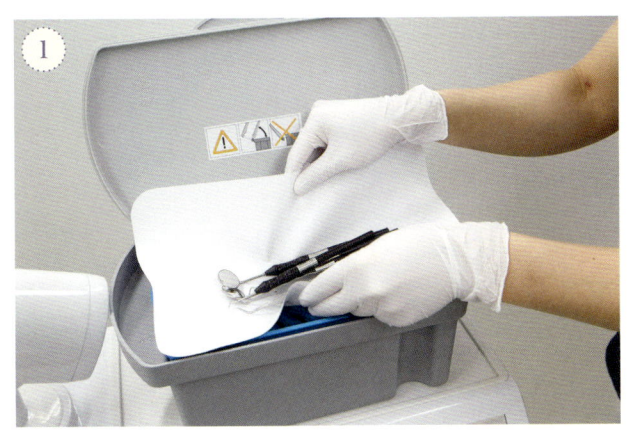

使用後の汚染器材を、運搬用ボックスに入れる。

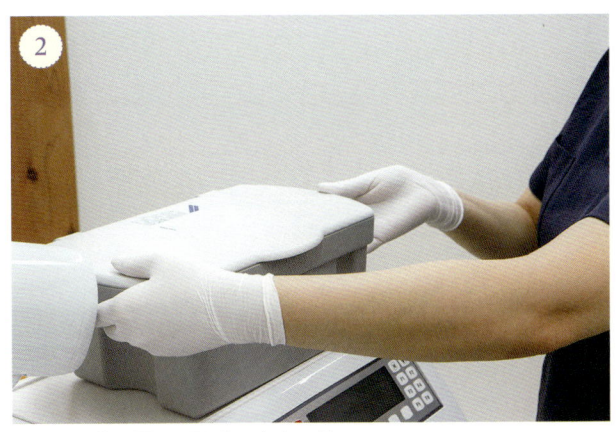

しっかり蓋を閉め、両手で確実に持つ。

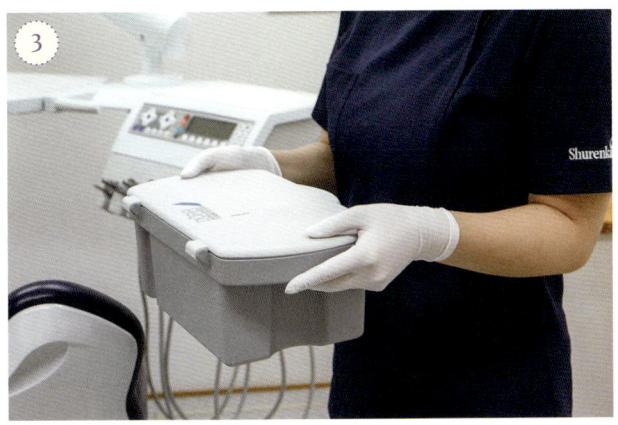

トリートメントルームからステリライゼーションルームへ運搬する。

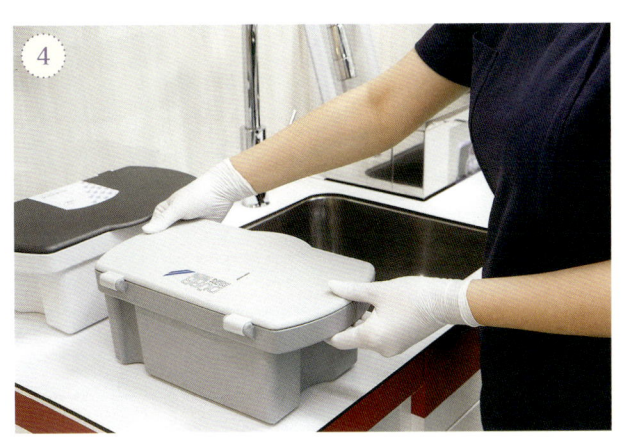

ステリライゼーションルームの汚染区域（赤色）に置く。

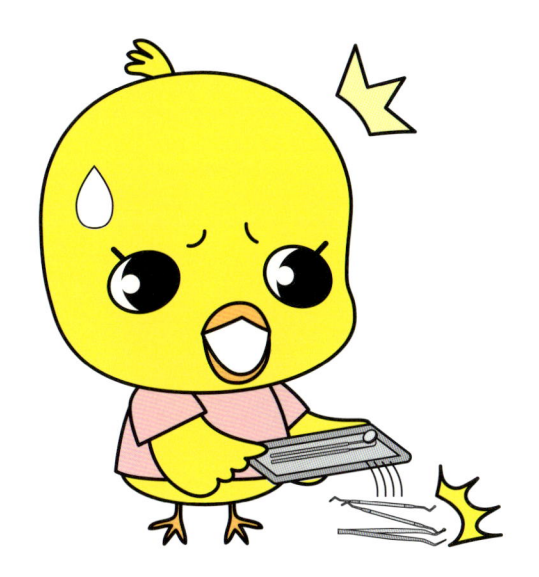

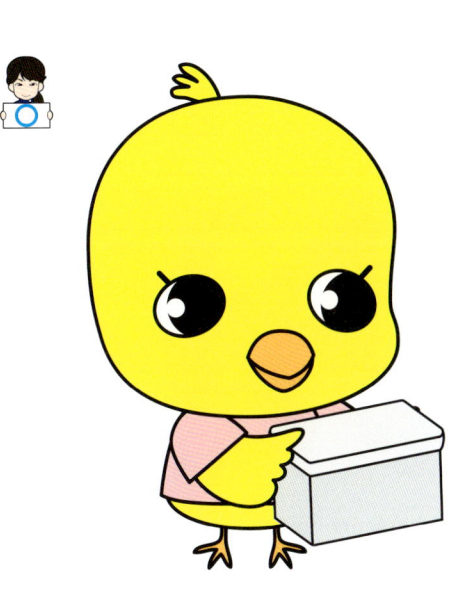

2 汚染器材の再生処理

汚染器材の再生処理には、主に洗浄と滅菌の2つがあります。
それぞれの目的、方法の意味を正しく理解しましょう。

① 洗浄

浸漬洗浄

浸漬洗浄をする際は、汚染された器材にはなるべく触れないようにすることが必要です。

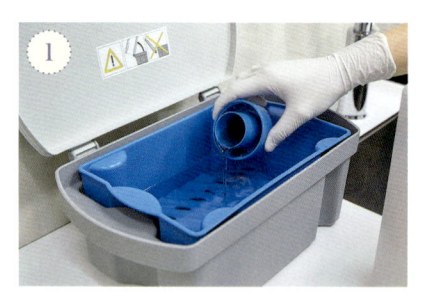
浸漬用の薬液を準備する。

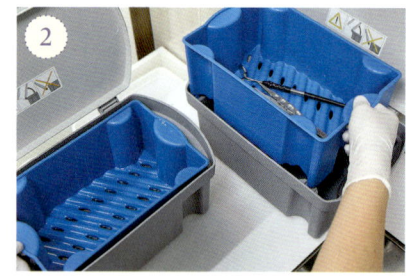
トリートメントルームから運搬してきた汚染器材を薬液に浸漬する。

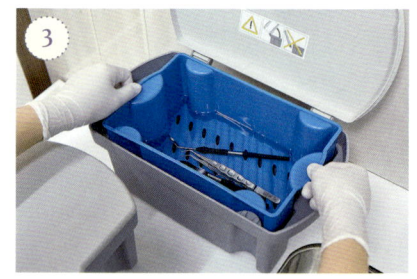
器材の先端が飛び出ないように、十分に薬液に浸漬させる。

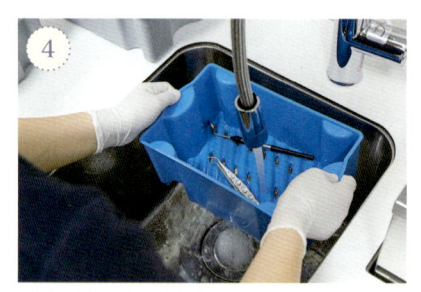
流水で確実にすすぐ。

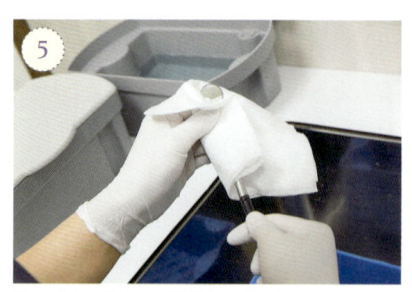
乾いた不織布で器材を清拭する。

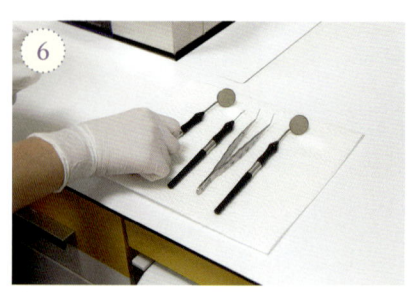
十分に乾燥させる。

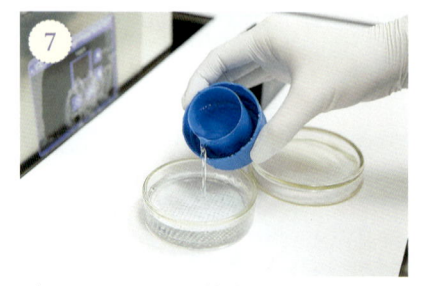
バー・ファイル用の薬液をシャーレに準備する。

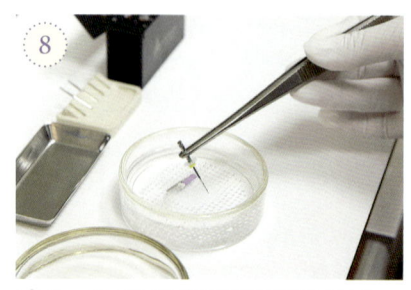
ピンセットで1本ずつ薬液に浸漬させる。

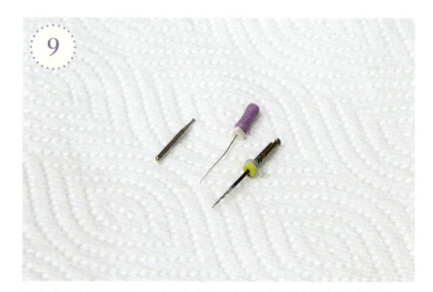
流水で確実にすすぎ、十分に乾燥させる。

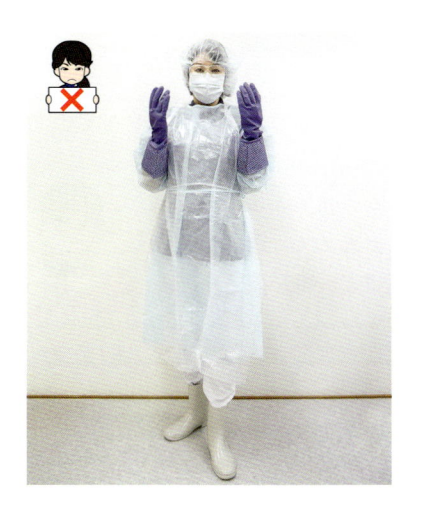

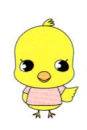
手洗い洗浄（用手洗浄）は必要ないのですか？ 完全防護で、手洗い洗浄するように習いましたが……。

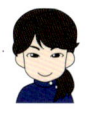
用手洗浄は、作業する人によって汚れの除去率がばらついたり、鋭利な器材で怪我をすることがあるので止めるべきです（P.28参照）。汚染器具の洗浄は、浸漬洗浄や、このあとご紹介する超音波洗浄およびウォッシャーディスインフェクター（WD）による器械洗浄で処理するため、個人防御具（PPE）による完全防護は必要ありません。

超音波洗浄

超音波洗浄器の日常管理・準備

超音波洗浄については、まず日頃からの管理が不可欠です（**図1**）。具体的には、水を満たした瓶に3cm角のアルミ箔を入れ、しっかり蓋を閉めて超音波洗浄器のスイッチを入れます。キャビテーション効果によりアルミ箔が粉々になり、超音波洗浄器が正常に作動しているか確認します。

また、洗浄の準備の際には、水を規定ラインまで入れ、洗浄・消毒剤を適切に希釈することが必要です（**図2**）。

図1　超音波洗浄器の日常管理

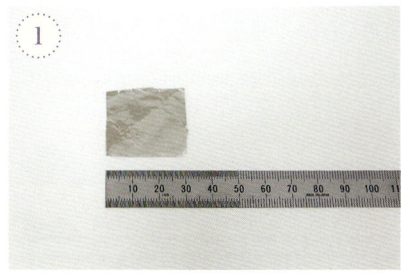
3cm角のアルミ箔を用意する。

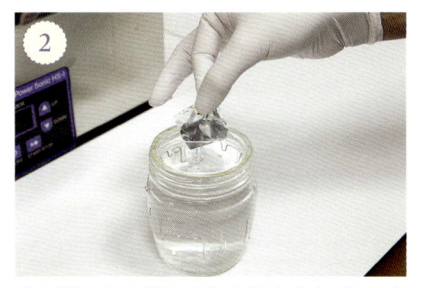
水を満たした瓶にアルミ箔を入れ、しっかり蓋を閉めて超音波洗浄器のスイッチを入れる。

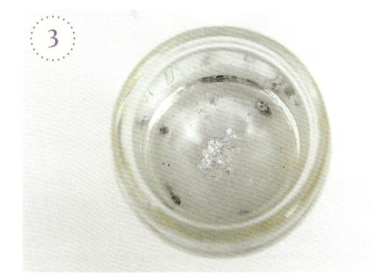
超音波洗浄器が正常に作動しているか確認する。

図2　超音波洗浄器の準備

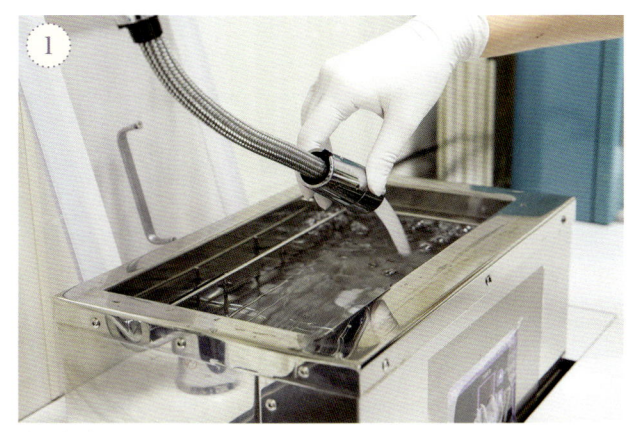
水を規定ラインまで入れる。

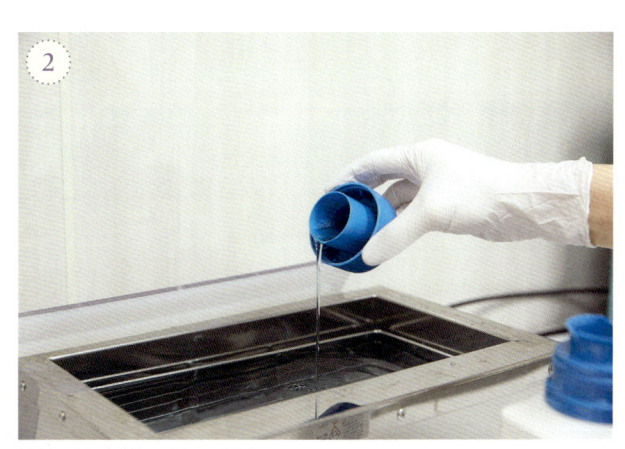
洗浄・消毒剤を適切に希釈する。

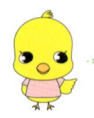

超音波洗浄器って、できるだけたくさん器材を入れて
まとめて洗浄していいですか？

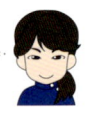

器材が液面より出ていると、超音波の効力が発揮され
ず、しっかり洗浄することができませんので、器材を液
面下に確実に沈めるようにします。また、器材の入れす
ぎも、超音波の効力は発揮されません。

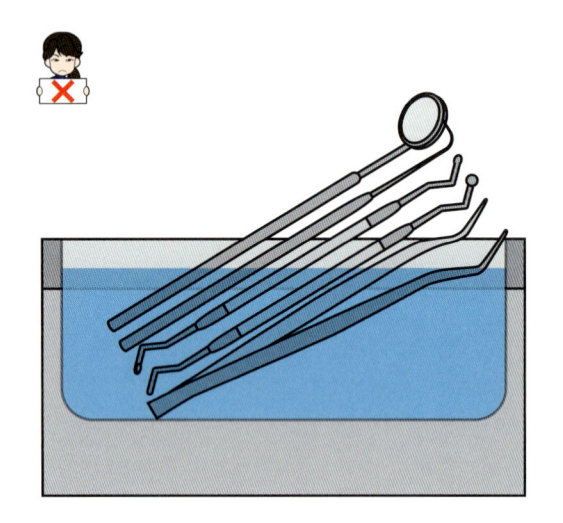

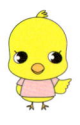

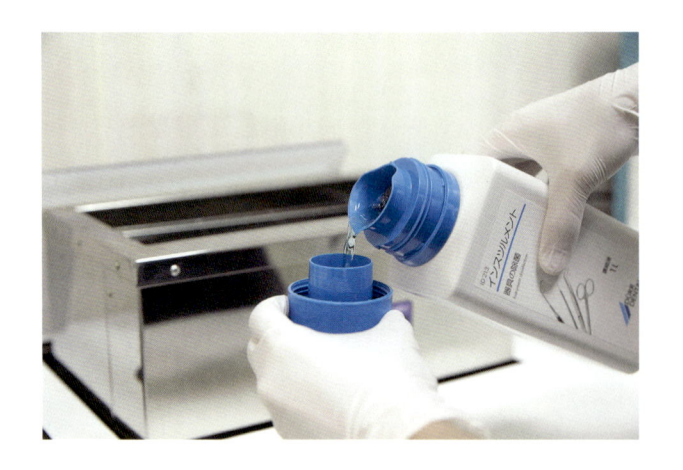

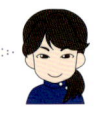

薬液はどのぐらいの頻度で交換すればよい
でしょうか？

洗浄・消毒剤の交換時期はメーカーによっ
て異なりますので、取扱説明書で必ず確認
してください。ただし、目立った汚れや沈殿
物が確認できたら直ちに交換しましょう。

超音波洗浄器での洗浄

　ウォッシャーディスインフェクターはアルカリ性の洗浄剤を使用する機種が多い
ので、アルミニウムや真鍮製などアルカリ性に弱いインスツルメント等は超音波洗
浄を行うようにしましょう（**図3**）。

図3　超音波洗浄

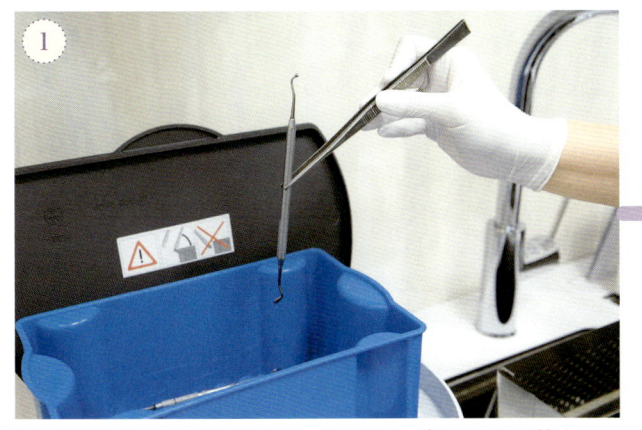
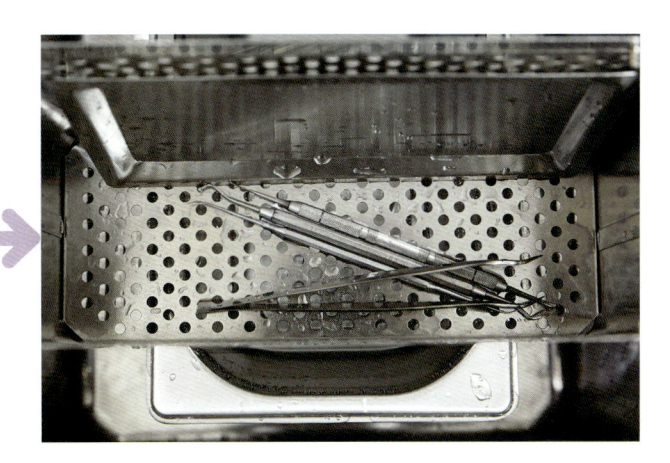

汚染器材になるべく触れないように洗浄用バスケットに移す。

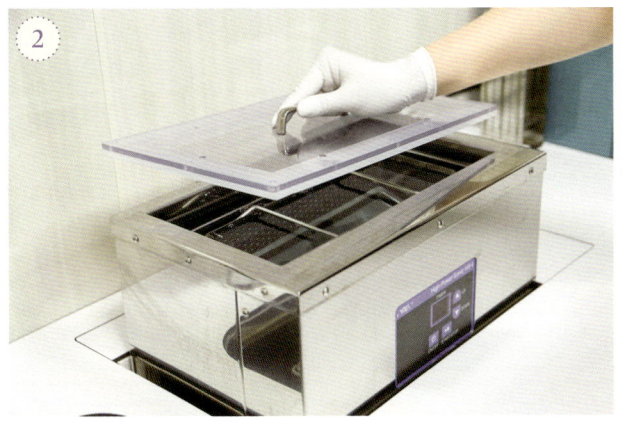
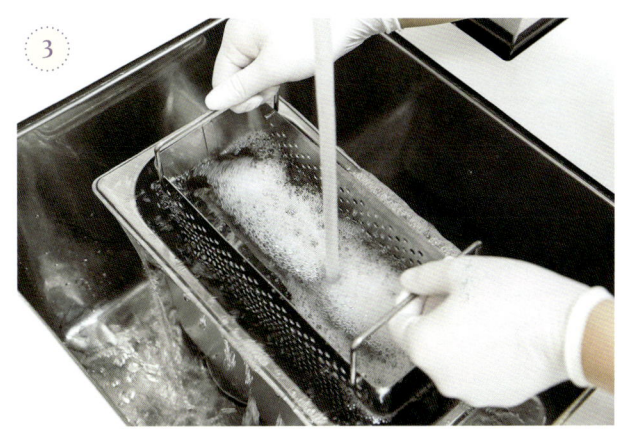

薬液が飛散しないように、蓋を閉めてからスイッチを入れる。

流水下でしっかりすすぐ。

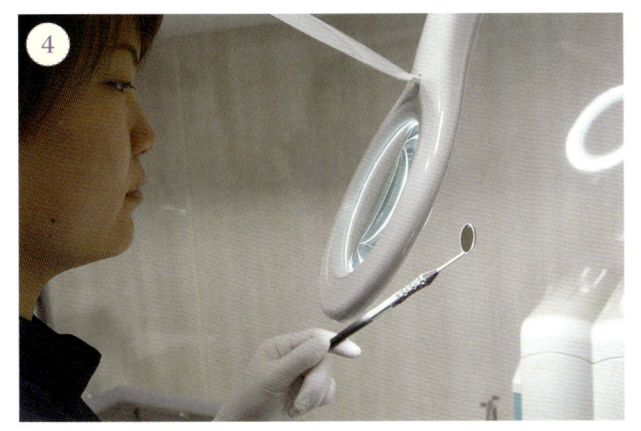
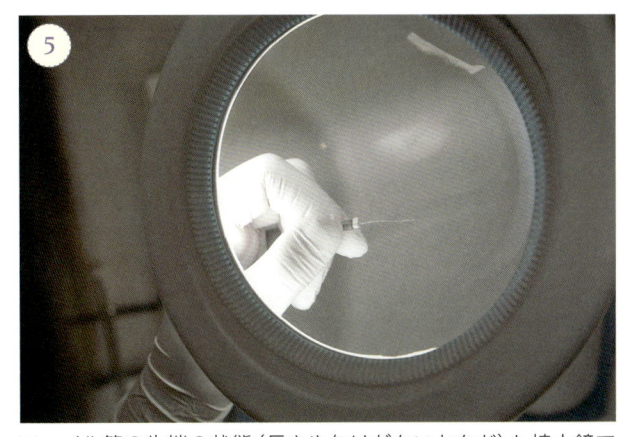

残留汚染物がないかをライト付き拡大鏡を使い目視で確認する。

ファイル等の先端の状態（長さや欠けがないかなど）も拡大鏡で確認する。

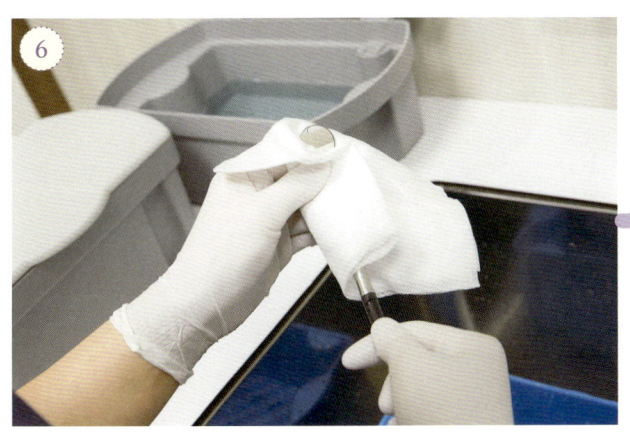
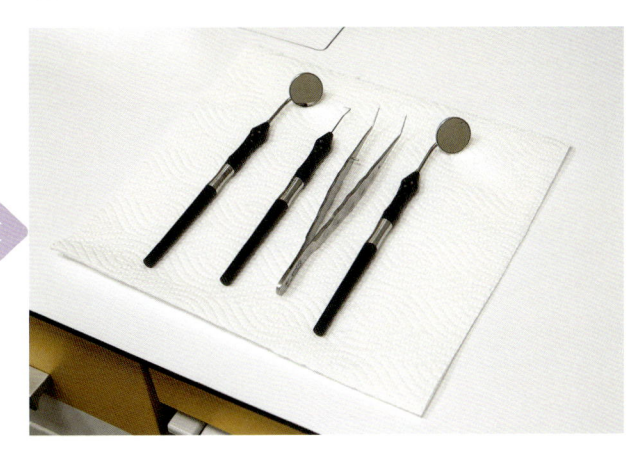

清潔な不織布で水分を拭き取って乾燥させる。

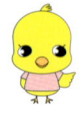

ハンドピースは超音波洗浄をしていいでしょうか？

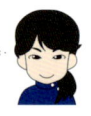

ハンドピースは精密機器なので、超音波洗浄すると故障する危険性があります。超音波洗浄および浸漬洗浄は適していません。表面の目立った汚れは、消毒剤を塗布した不織布で清拭しましょう（図4）。また、中空器材であるハンドピースは、表面だけでなく内部の洗浄・消毒も必要ですので、必ず**ウォッシャーディスインフェクターで洗浄・消毒**します。

図4　ハンドピース表面の汚れの除去方法

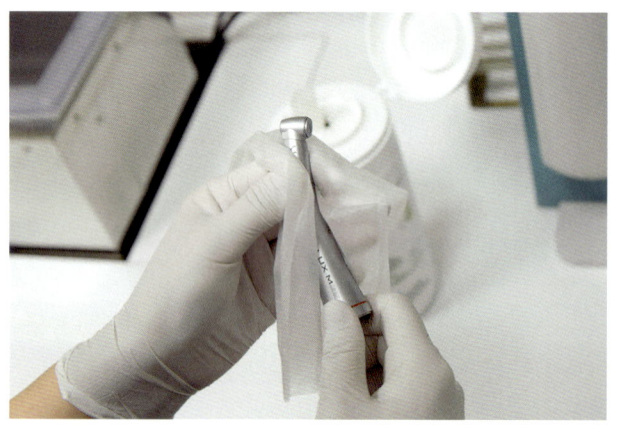

FD350（DÜRR DENTAL社製）で清拭を行う。

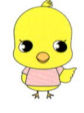

歯科用ミラーは超音波で洗浄していいのでしょうか？

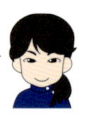

歯科用ミラーは、超音波洗浄で傷がついてしまうことがありますので、**浸漬洗浄のほうが良い**でしょう（図5）。詳しくは、取扱説明書を確認してください。

図5　歯科用ミラーは浸漬洗浄を行う

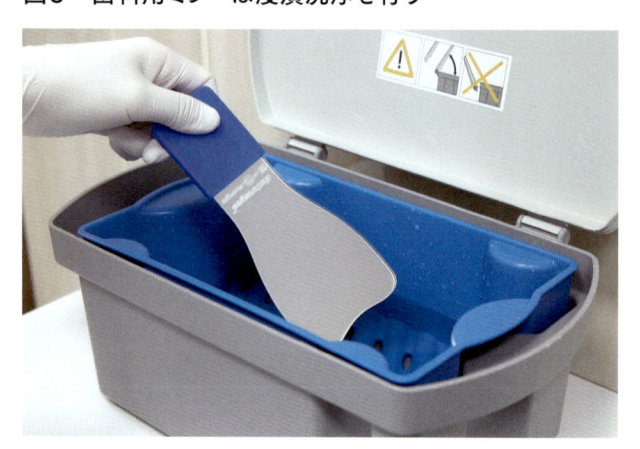

ウォッシャーディスインフェクター（WD）による洗浄

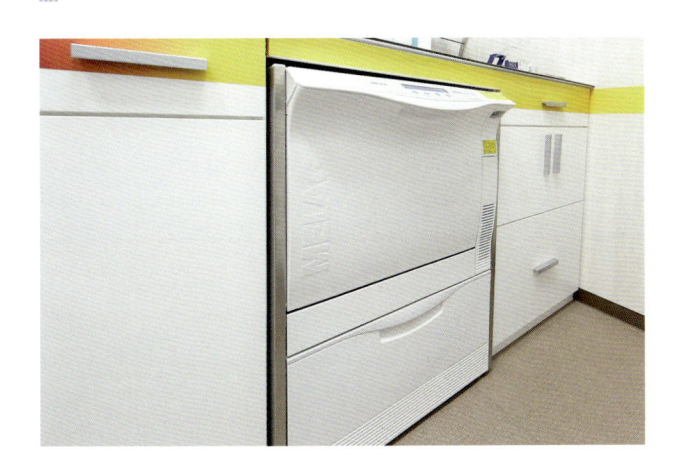

ウォッシャーディスインフェクター（WD）の洗浄

　ウォッシャーディスインフェクター（WD）はつねに一定レベルでの洗浄と消毒が可能です。作業の流れは、**表1**のとおりです。WD内では洗浄が行われているだけではなく、洗剤の効果が最適になるような洗浄温度とRKIの基準に沿った熱水消毒が行われているのです（**図6**）。

表1　WDの洗浄の流れ

① 予備洗浄　② 洗浄　③ 一次すすぎ　④ 二次すすぎ

⑤ 熱水消毒　⑥ 最終すすぎ　⑦ 乾燥

図6　WDによる洗浄中の温度変化

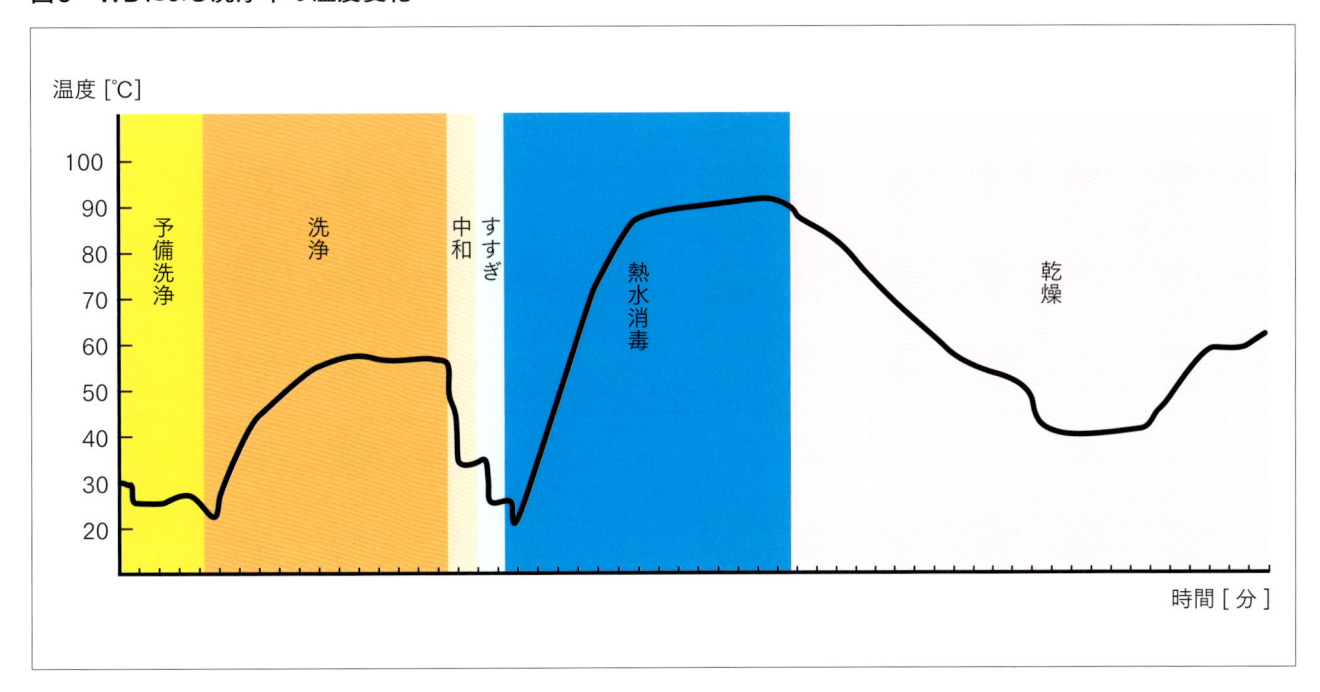

メラサーム10のユニバーサルプログラム工程（例）

AC200Vでの推定所要時間 （乾燥含む）	洗浄・消毒内容					
	予備洗浄	洗浄	中和	すすぎ	熱水消毒	乾燥
76分	$A_0=3,000$（90℃・5分間）* DIN EN ISO 15833（一般的衛生に関する要求）に準ずる					

＊P.57参照。RKI勧告にもとづくドイツの考え方。無菌の体内あるいは血液と接触する器具またはB型肝炎などの耐熱性ウイルスに汚染されたものに適用する最低基準（文献1より）。

ウォッシャーディスインフェクター（WD）の日常管理・準備

　ウォッシャーディスインフェクター（WD）についても、日ごろからの管理が不可欠です（**図7**）。また、洗浄前の準備として、器材のすべての面に、洗浄剤が確実に到達するように庫内に配置することが必要です（**図8**）。

図7　WDの日常管理

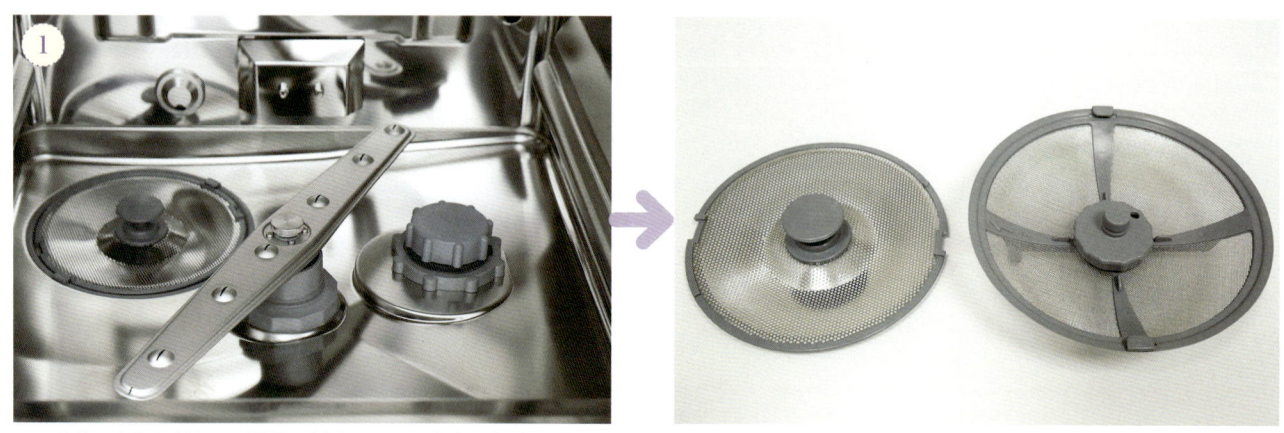

フィルターを取り外して、網目に詰まっている細かい汚れを取る。

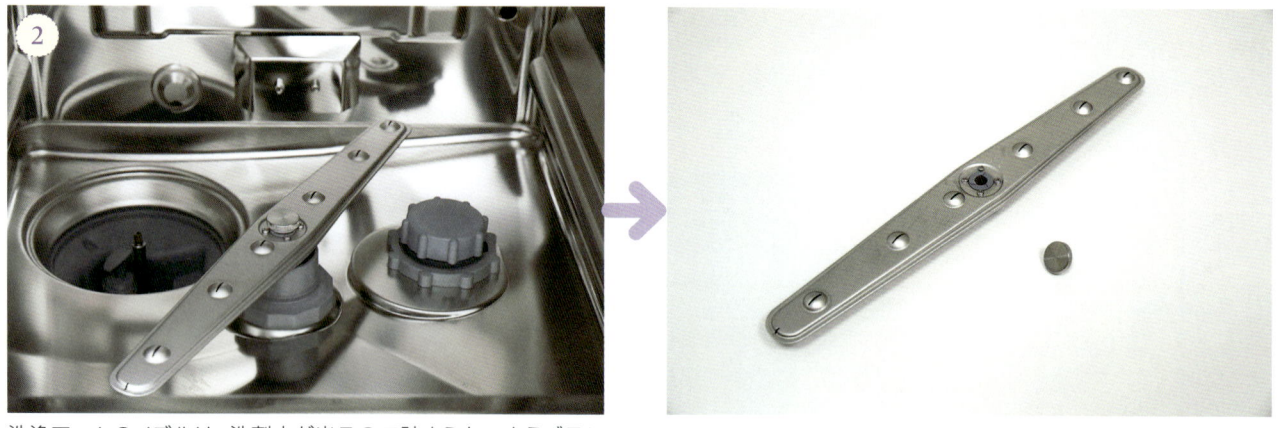

洗浄アームのノズルは、洗剤水が出るので詰まらないようブラシで洗浄する。

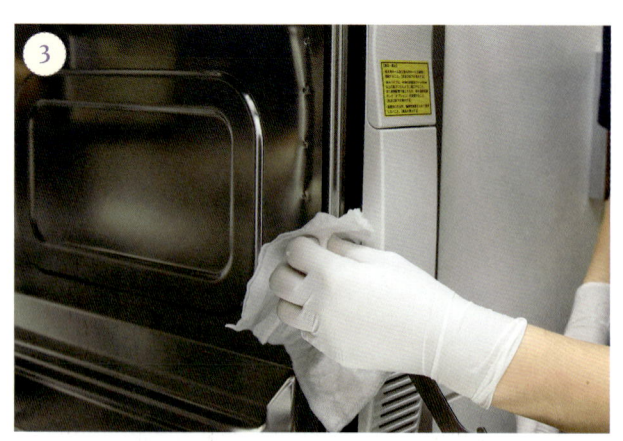

ドアシール表面に汚れや異物が付着していないか確認し、清拭する。

図8　WDによる洗浄の準備

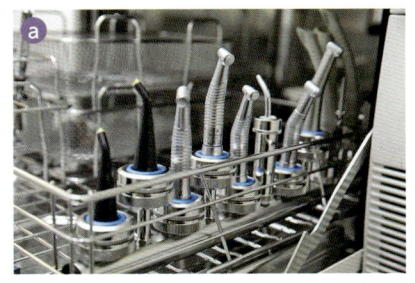
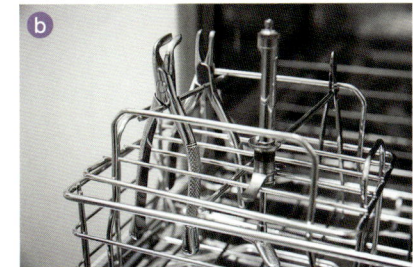
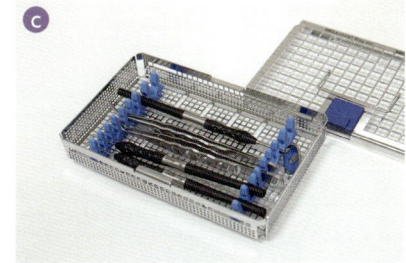

ハンドピースは、中空部分もしっかり洗浄・消毒できるように専用アダプタに立てる。

鉗子やプライヤー等は開いて立てるか、洗浄カセットに入れる。

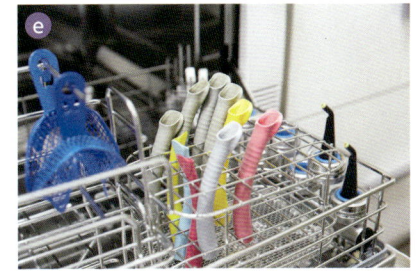
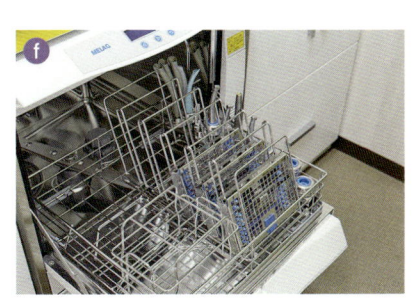

印象用トレーは専用ラックに掛ける。

カニューレは立てて中空部分も洗浄・消毒できるようにする。

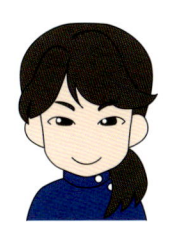

洗浄する器材に合わせて、洗浄アタッチメントを使用しましょう。また、器具同士が重なると洗浄・消毒不良を起こすので、器具の配置には注意しましょう。洗浄カセット（図9）を使えば、器材の配置や取り扱いの煩わしさがなくなり、洗浄や消毒効果が向上します。

図9　便利な洗浄カセット

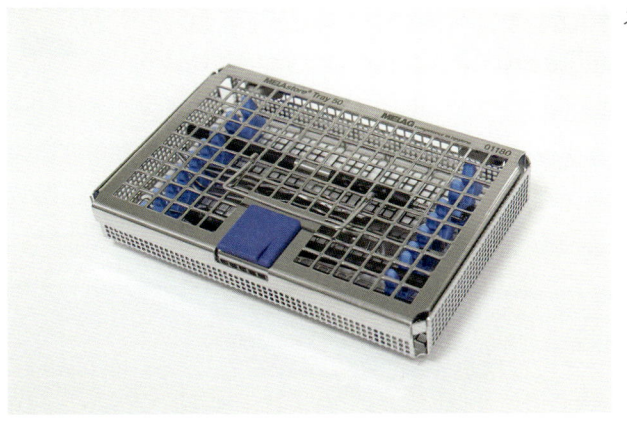

メラストアトレイ50（MELAG社製）。

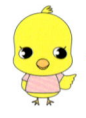
使用後の器具はそのまま入れればいいんですか？　簡単でうれしい♪

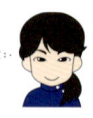
血液や唾液は付着していても、そのままで大丈夫です。ただし、印象材やセメント類は除去されないので、前もって除去しておく必要があります（図10）。

図10　印象材やセメント類は洗浄前に除去する

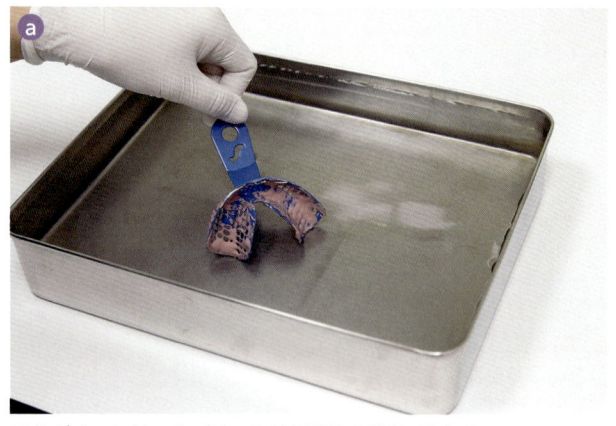
アルジネートはアルジネート溶解剤に浸漬し除去する。

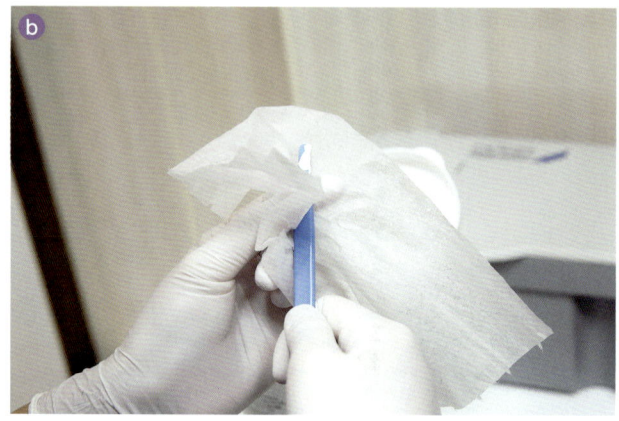
セメントはFD350（DÜRR DENTAL社製）で拭き取る。

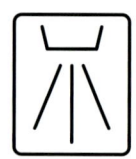

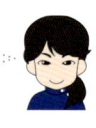
ハンドピースや器具は、ウォッシャブルマーク（WDによる洗浄、消毒が可能というマーク）や取扱説明書で洗浄・滅菌方法を確認してください。

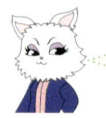
ハンドピースをWDで洗浄するのはわかったけど、その後はどうしたらいいの？

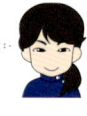
ハンドピースは、WDの洗浄後に注油します（図11）。WDで洗浄しないで注油すると、内部に溜まっていた汚染物質が噴き出して汚染の拡大につながってしまいます。

図11　ハンドピースはWDの洗浄後注油する

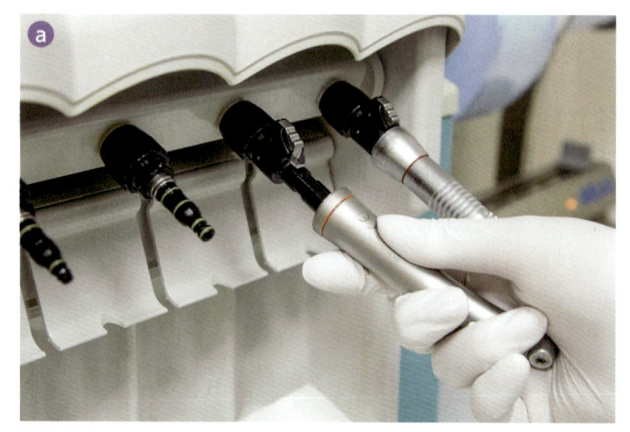
注油を行っている。

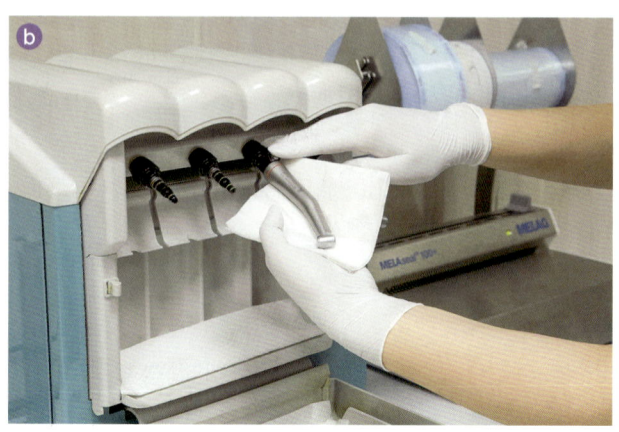
注油時の余分な油を拭き取っている。

② 滅菌

包装

　滅菌する器材の包装は、無菌バリアシステムを実現するものでなければなりません（**図12**）。無菌バリアシステムの例として、再利用可能な滅菌コンテナ（**図13**）や、再利用不可能な滅菌バッグ、不織布（次ページ**図14**）があります。

図12　無菌バリアシステム

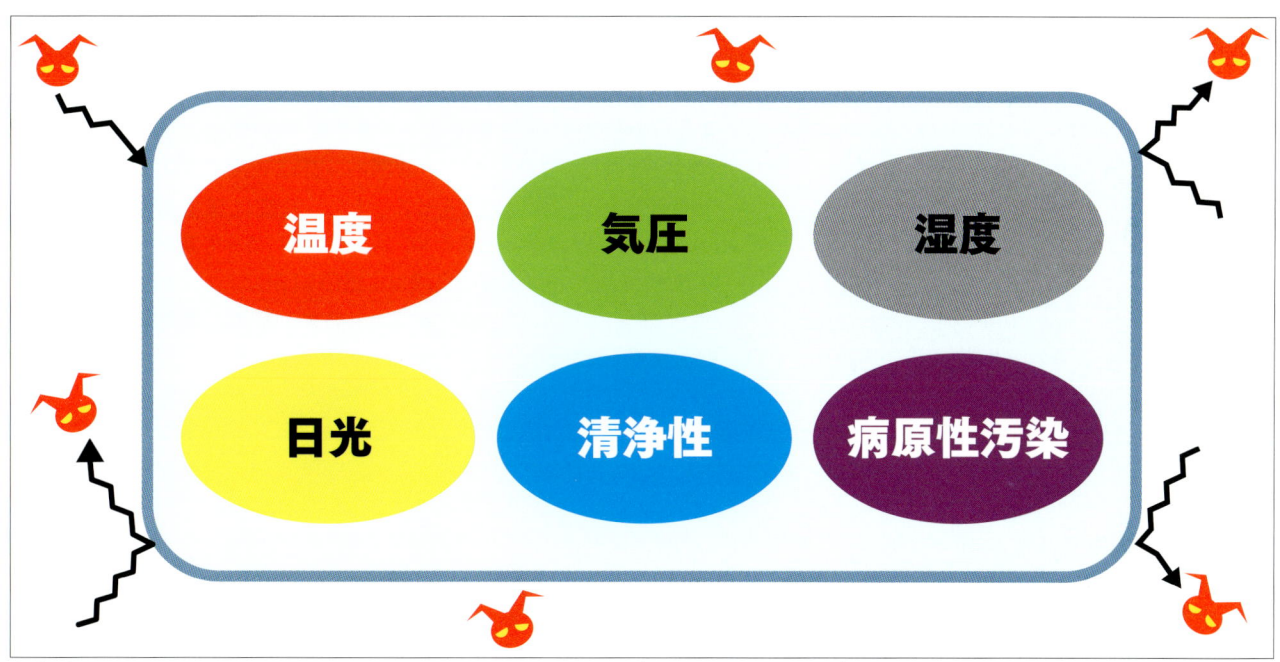

無菌バリアシステムとは、この6つの条件下で再汚染を防ぐ微生物バリアである。微生物が包装内に入らないようにし、無菌状態で取り出しを可能にしなければならない。

図13　再利用可能な滅菌コンテナ

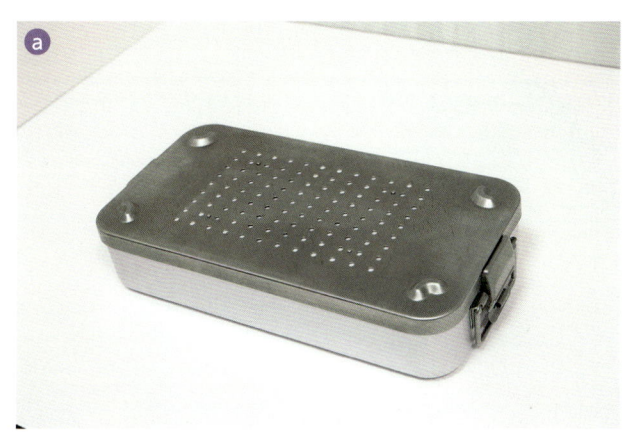
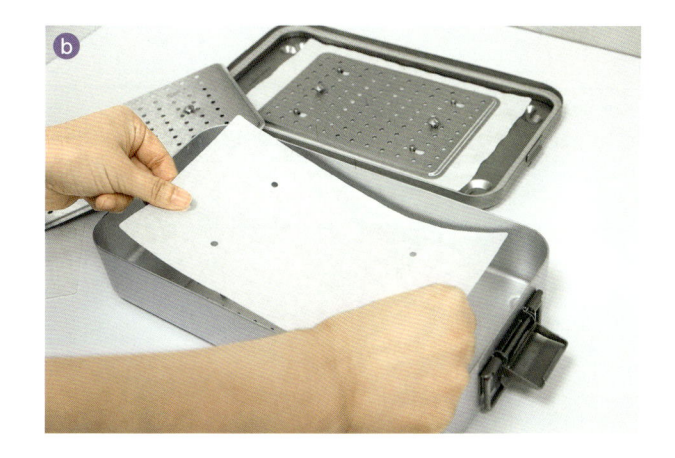

フィルターは毎回新しいものに交換する。

図14　再利用不可能な滅菌バッグ、不織布

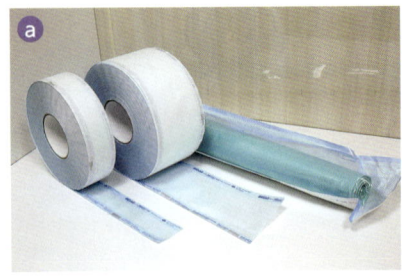

滅菌バッグ、不織布。

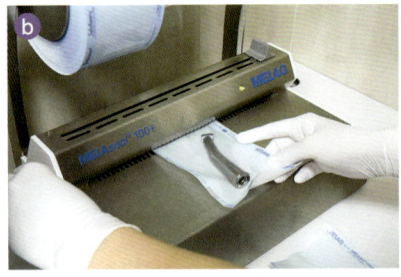

ヒートシーラーでシーリングする。

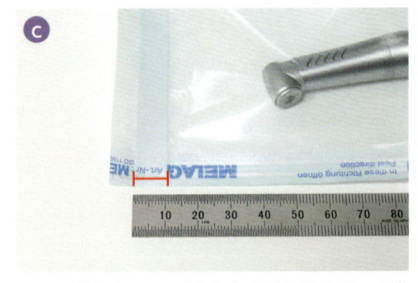

シール幅は6mm以上（EN規格868−5）が望ましい。

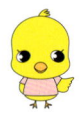

滅菌バッグを再利用してはいけないでしょうか？

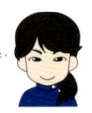

2回目の使用以降は滅菌バッグ内を蒸気が完全に到達するとは限りませんので、滅菌バッグは一度使用したら破棄しなければいけません。また、包装は滅菌効力に大きな影響を与えるため、国際規格によって定められた滅菌バッグを使用します（ISO11607）。**未使用の滅菌バッグの保存期間は2年**です。在庫の管理にも注意しましょう。

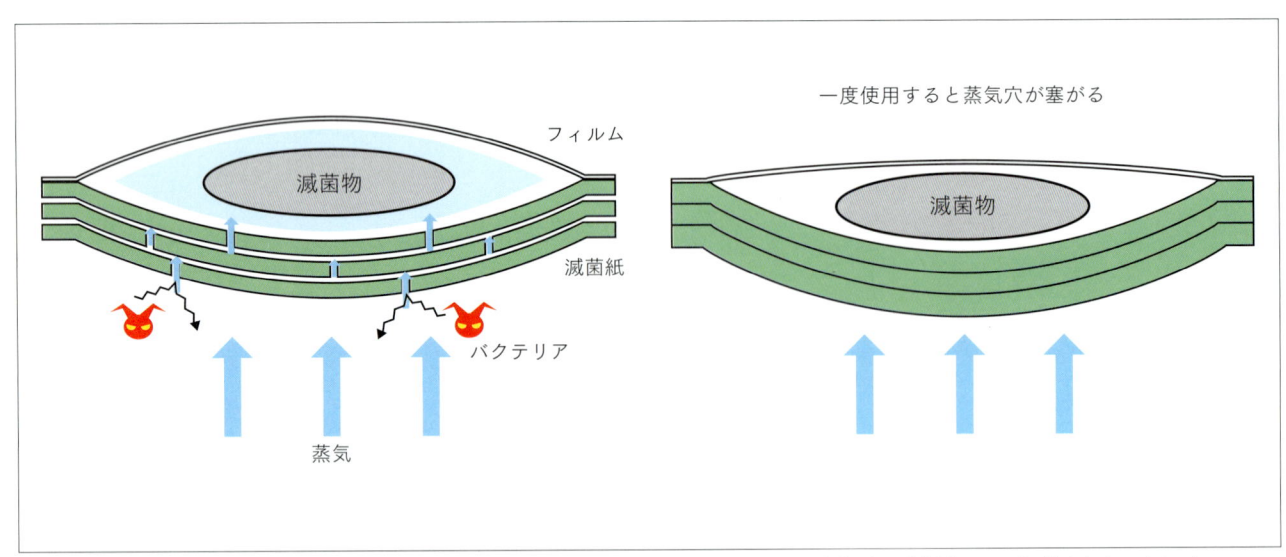

未使用の滅菌バッグ（左）では蒸気は通すが、バクテリアは通さない。一方、使用済みの滅菌バッグ（右）では、加熱されたことによってフィルムは蒸気を通さなくなるため、通気性が悪くなり、滅菌しようとする器具に蒸気が届きにくくなってしまう。

スチームステリライザーによる滅菌

スチームステリライザーのメインテナンス

　スチームステリライザー（高圧蒸気滅菌器）は、ヨーロッパ規格（EN13060）に従って、3つのカテゴリーに分かれています（**図15**）。また、スチームステリライザーは日々のメインテナンスが大切です（次ページ**図16**）。取扱説明書を必ず熟読しましょう。

図15　スチームステリライザーの分類・各クラスの対象物

クラスB

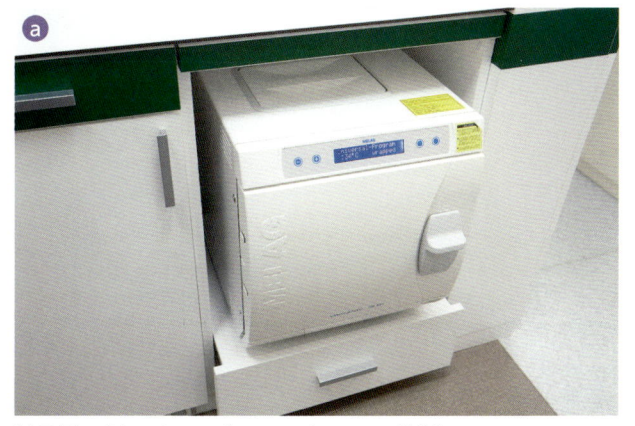

製品例：バキュクレーブ31B＋（MELAG社製）

包装された固形物、中空物、多孔性物

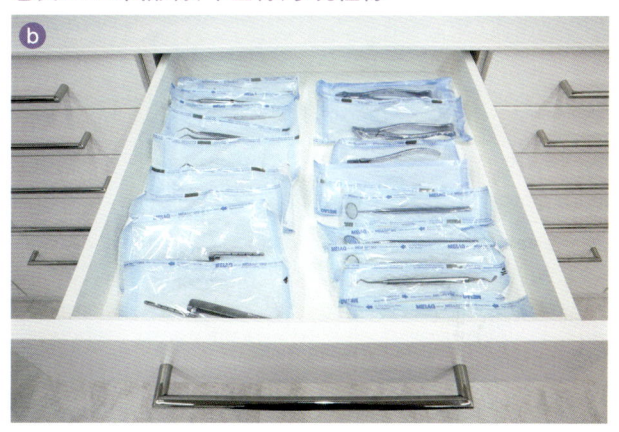

クラスN

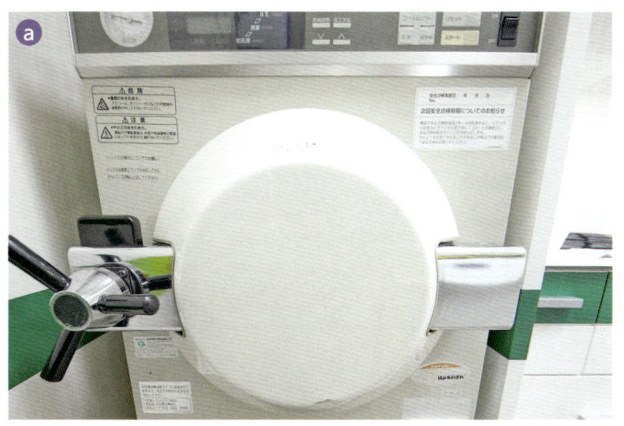

製品例：エルクレーブ フルオートMAC 350P（キヤノンライフケアソリューションズ社製）

未包装の固形器材

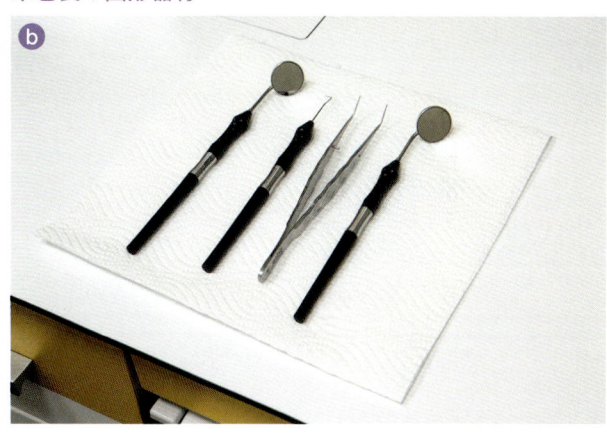

クラスS

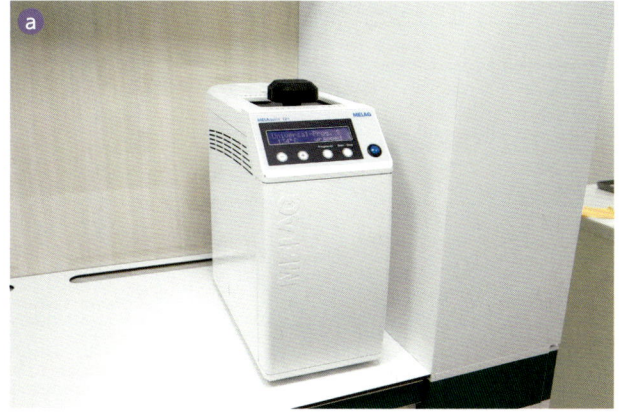

製品例：メラクイック12＋（MELAG社製）

製造業者により特定された器材用の小型滅菌器

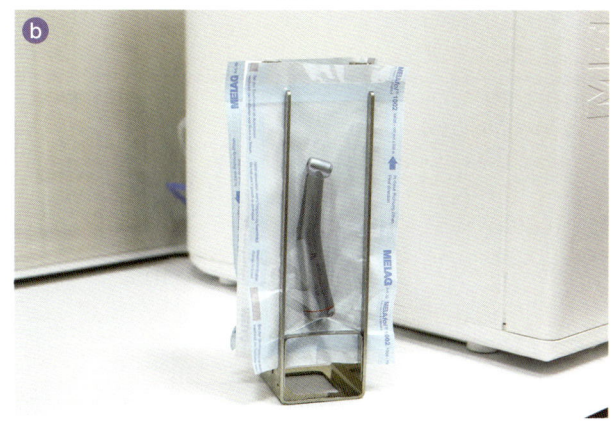

図16　スチームステリライザーのメインテナンス

週1回のメインテナンス

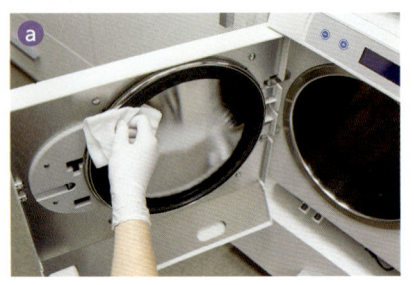 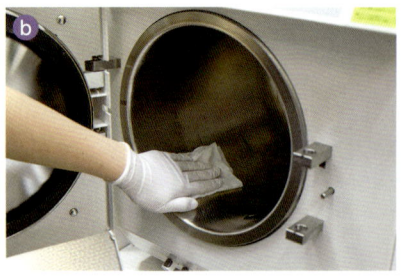 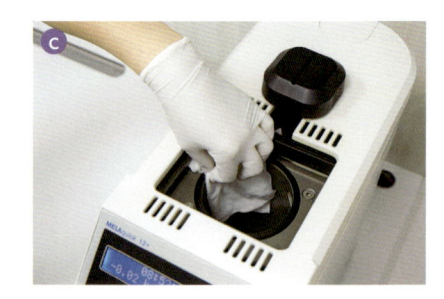

チャンバー内を清潔なガーゼ、または不織布で清拭する。

スチームステリライザーの試運転

　メインテナンスのほかに、毎日最初に使用する際にはインジケータを挿入後に試運転し、器械が正常に作動するかどうか確認することが必要です（**図17**）。

図17　スチームステリライザーの試運転

クラスBの場合

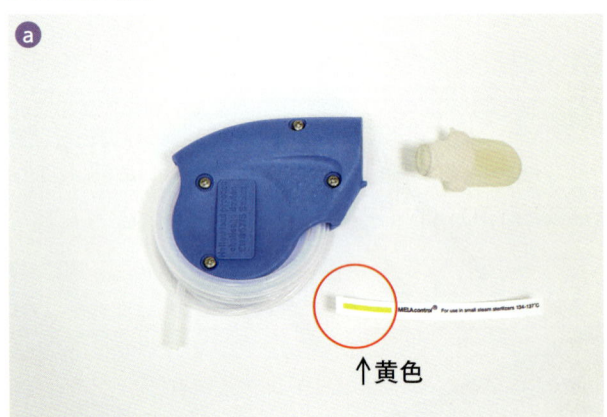

↑黄色

インジケータであるメラコントロール（MELAG社製）。

チャンバー内にメラコントロールを入れる（他の滅菌物は入れない）。

クラスSの場合

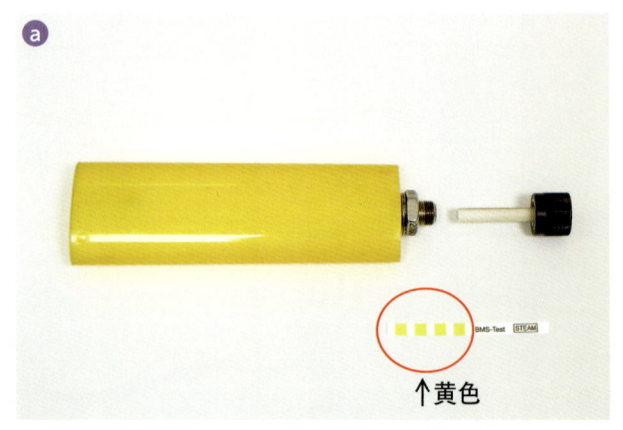 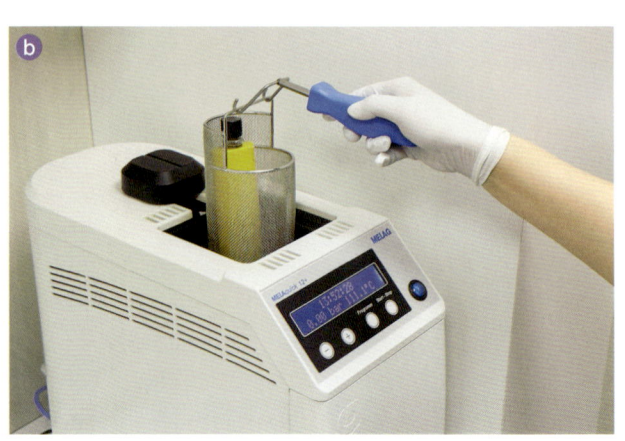

↑黄色

ハンドピース用のインジケータであるコンパクトPCD（gke社製）。

チャンバー内にコンパクトPCDを入れる（他の滅菌物は入れない）。

業者による定期メインテナンス

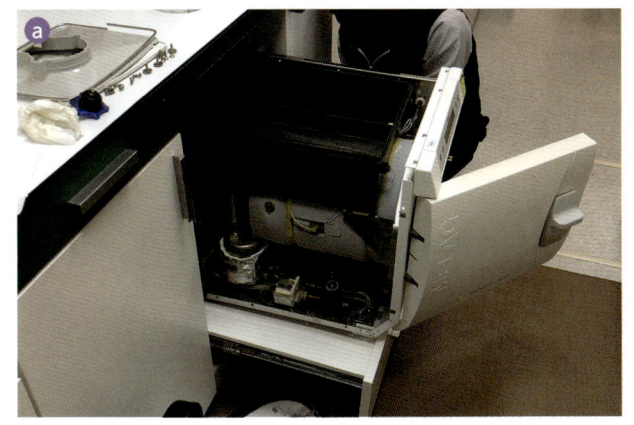
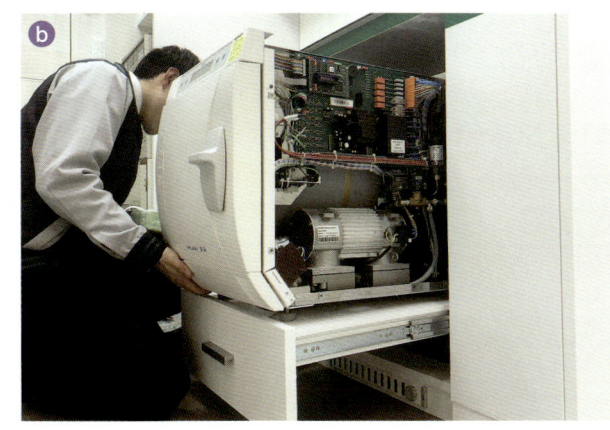

ドアシール、滅菌フィルタ、バキュームポンプフィルタの交換や電気回路の点検を行う。

毎日やる必要あるの？　朝はいろいろ忙しいんだけど……。

正常に作動しているかの確認があるからこそ、滅菌の保証ができるのです。必ず毎日確認してください。

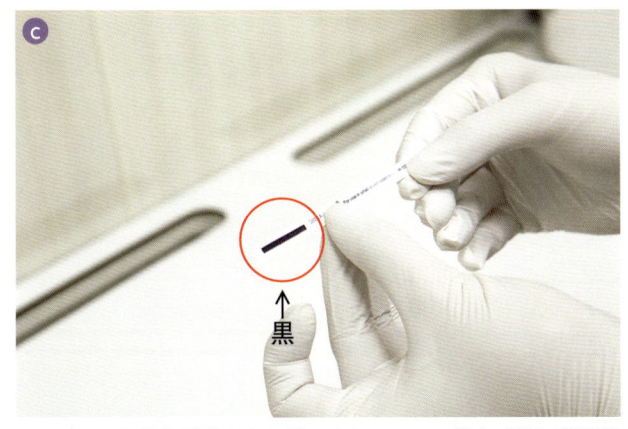

↑
黒

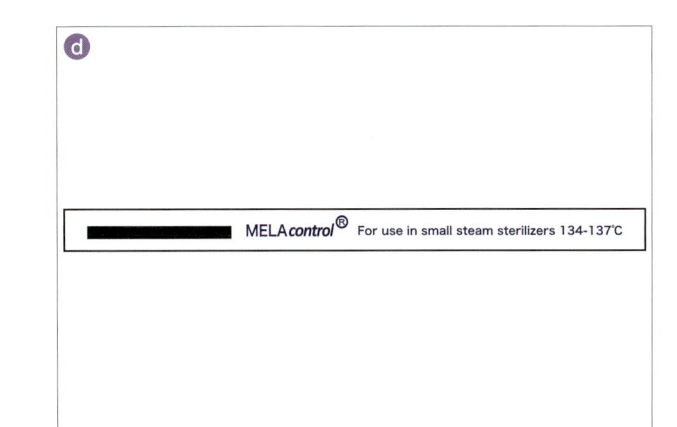

MELA*control*® For use in small steam sterilizers 134-137℃

インジケータ部分が黄色から黒に変わっている場合、薬液が到達して正常に作動していることを示す。

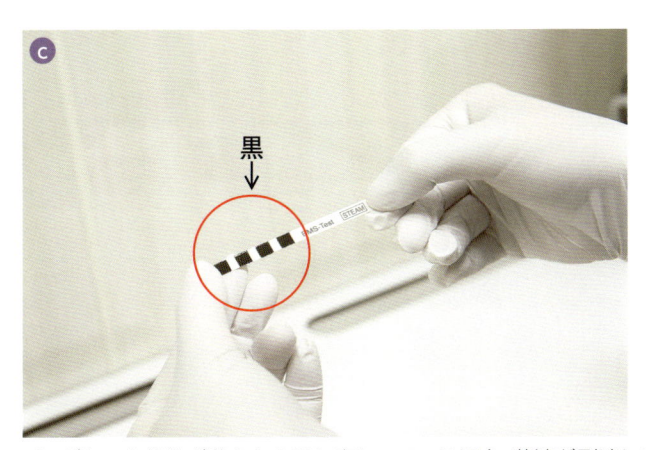

黒
↓

インジケータ部分が黄色から黒に変わっている場合、薬液が到達して正常に作動していることを示す。

PASS 合格条件

各パッチの払い出しは、必ず、専用インジケータ上の４つのバーがすべて黒色に変色し、かつ工程の必須パラメーター（温度、圧力、滅菌時間）の値が、設定サイクルの参照値と一致していることを確認してから行います。

全てのバーが黒色に変色　→　蒸気浸透が適切に行われた

スチームステリライザーによる滅菌

　蒸気は毒性がなく無害で、微細な空間にもよく浸透する性質があるため、熱や圧力に耐えうる器材はスチームステリライザーによる滅菌が第一選択です（**図18**）。

図18　スチームステリライザーによる滅菌

クラスBの場合

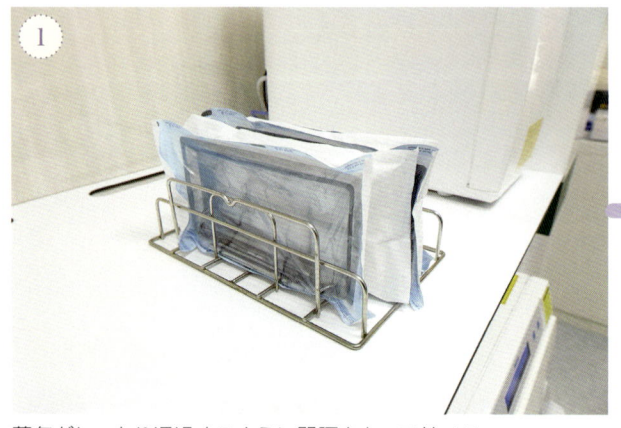

蒸気がしっかり通過するように間隔をとって並べる。

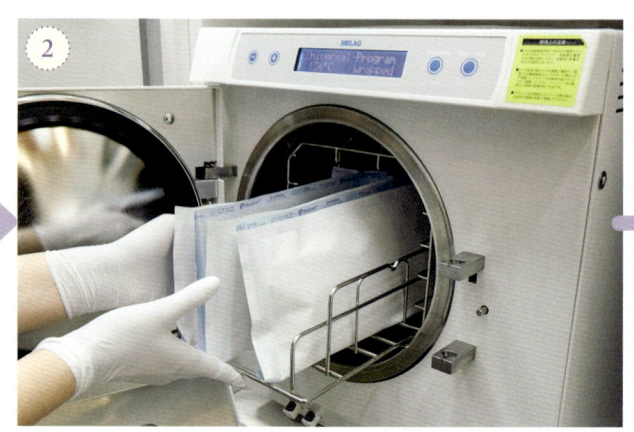

スチームステリライザーの中に入れる。

クラスSで包装したハンドピースを滅菌する場合

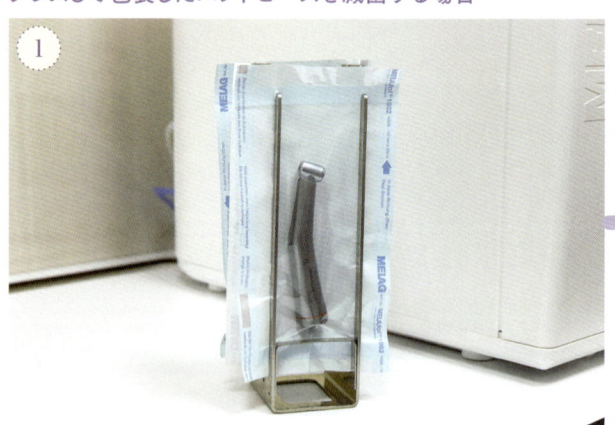

専用ホルダーに立てる。

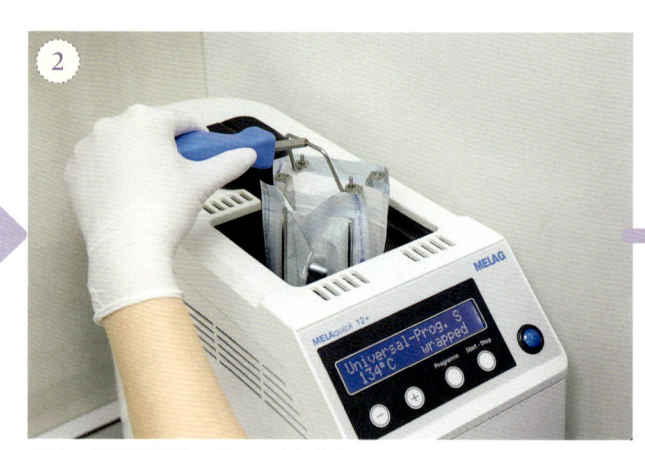

スチームステリライザーの中に入れる。

クラスSで包装していないハンドピースを滅菌する場合

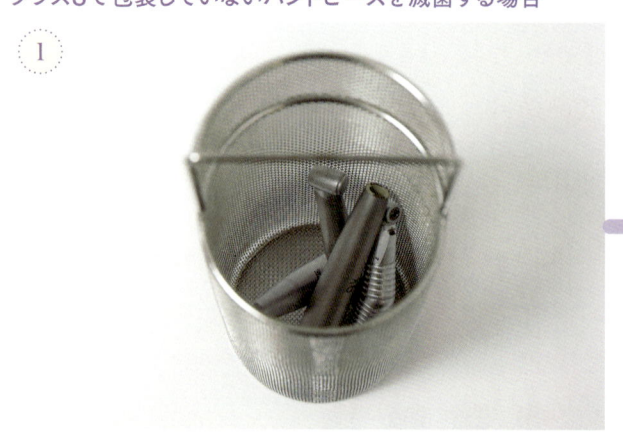

バスケットの中にハンドピースを入れる。

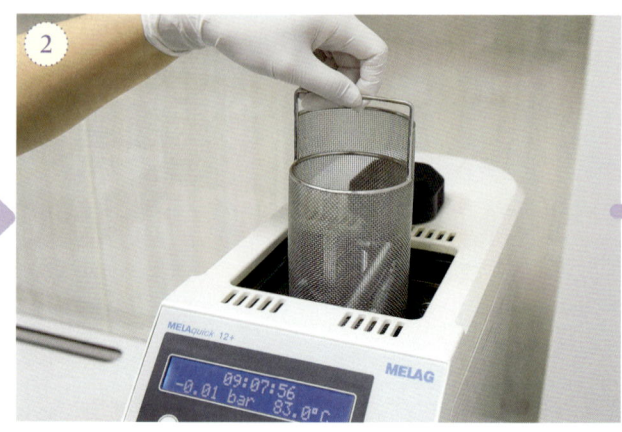

スチームステリライザーの中に入れる。

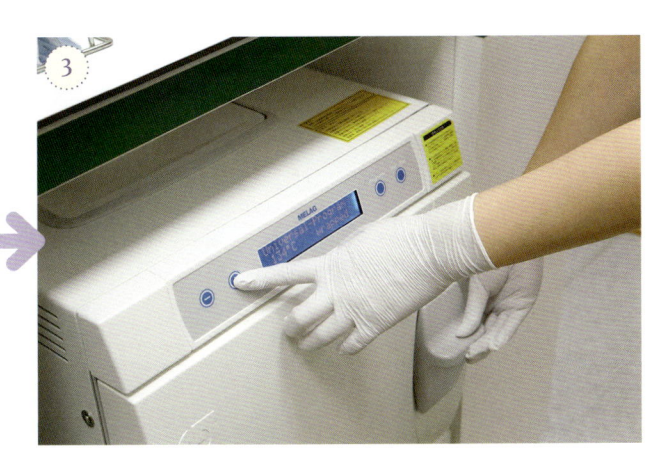

確実に扉を閉めて作動させる。

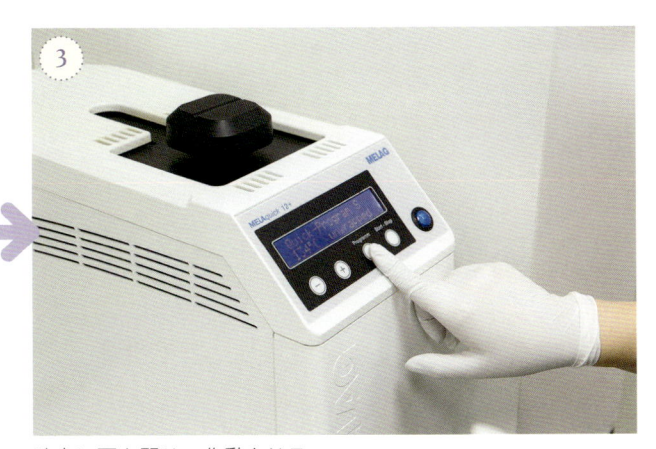

確実に扉を閉めて作動させる。

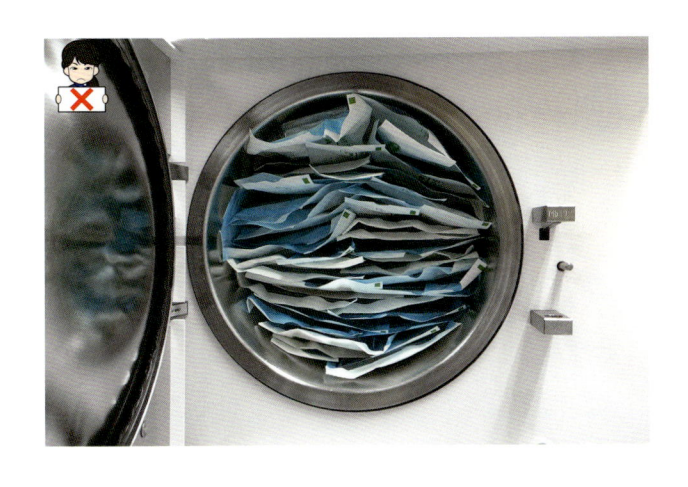

 滅菌物の分量は、チャンバー内の70％までである。蒸気が全体に浸透しなければ滅菌不良となる。くれぐれも詰め込みすぎないようにすること。

保管

　器具、器材および材料は、包装・非包装、滅菌・非滅菌にかかわらず、**清潔で乾燥した場所に保管**する必要があります。

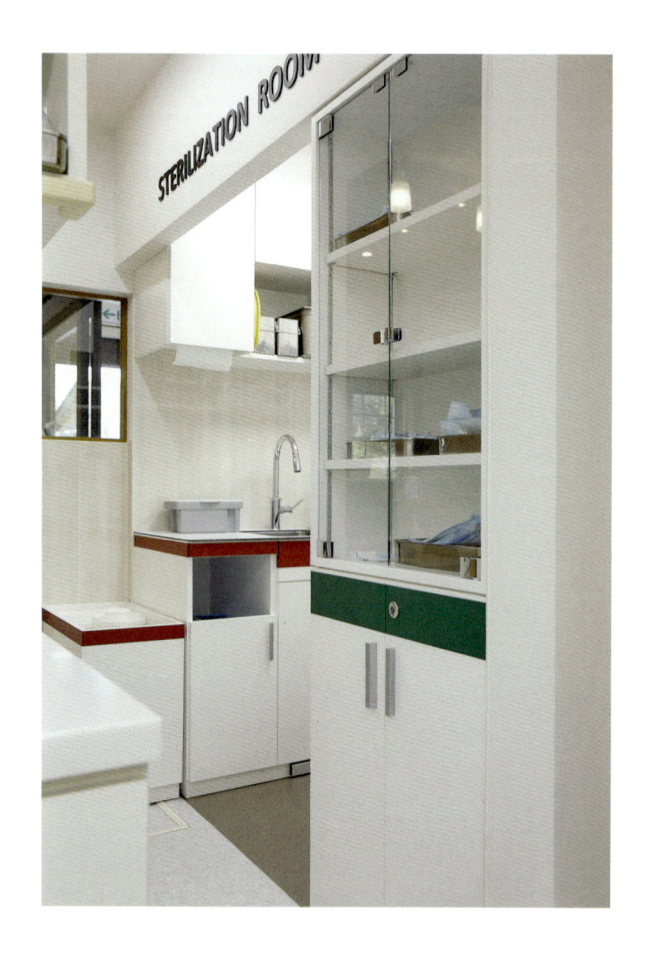
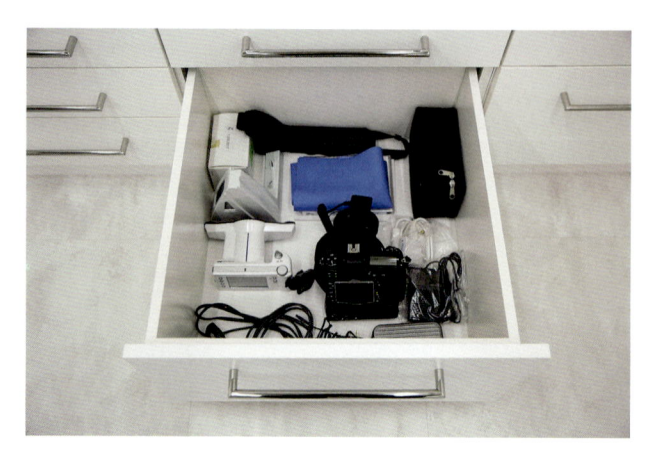
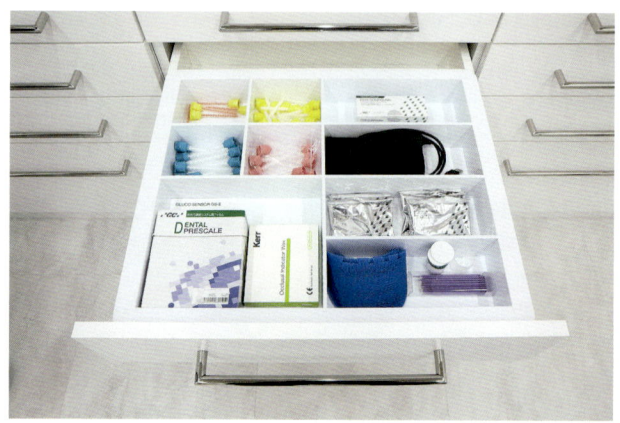

滅菌されていない器材の保管

　滅菌が済んでいない器材は、腐食を防ぐため、器材同士が傷つかないように**整理整頓**して、乾燥した清潔な場所に保管しましょう（**図19**）。

図19　滅菌されていない器材の保管

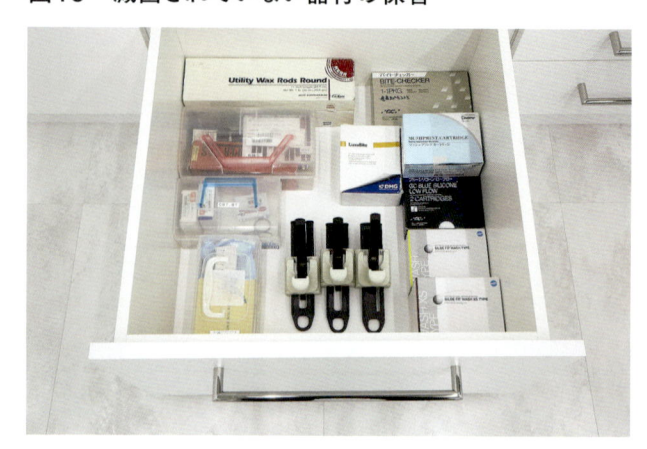

滅菌が済んでいる器材の保管

　滅菌が済んでいる器材は、滅菌バッグに入っている状態であっても、ステリライゼーションルームの中では保管せずに、清潔な場所に移動させて保管します（図20）。

図20　滅菌が済んでいる器材の保管

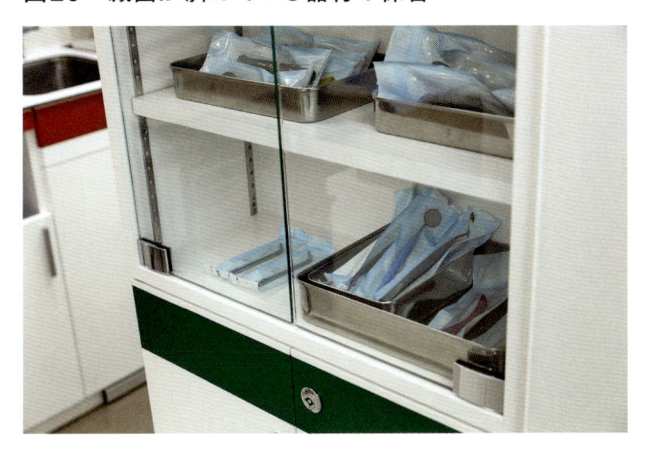 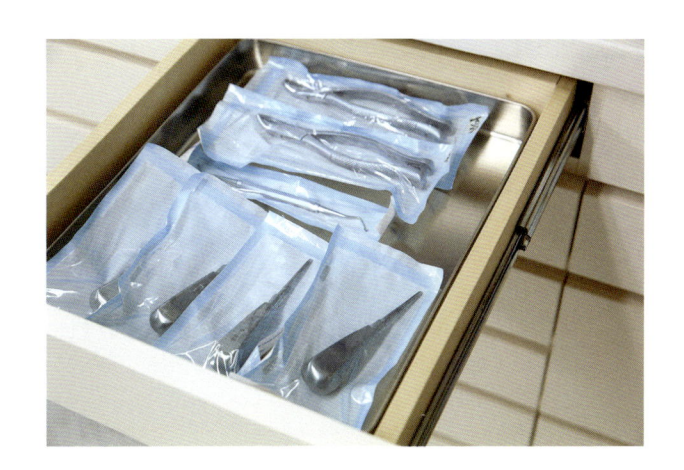

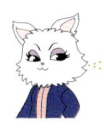
ハンドピースって滅菌バッグに入れなきゃダメ？　滅菌さえすればいいんだから、そのままでもいいでしょ？

滅菌済みの器具が非包装の状態であることは、すぐに使用する場合は問題ありませんが、保管には適していません（図21）。滅菌後は必ず滅菌バッグに入れて保管しましょう。滅菌バッグの無菌性は最長6ヵ月保証されます。それ以上の期間保管した場合は、洗浄・滅菌をやり直す必要があります。

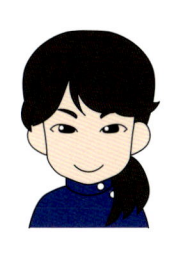

図21　滅菌直後にバスケットからハンドピースを取り出す

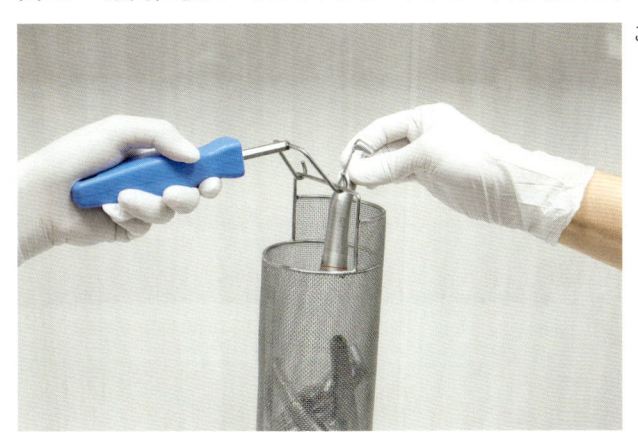

このまま使用する分には問題ないが、保管には適していない。

3 | 印象体・補綴装置の洗浄消毒

補綴歯科治療は観血処置ではないと考え、印象体や補綴装置の洗浄消毒をおろそかにしていないでしょうか？
その行為が新たな汚染拡大につながってしまうことを理解しましょう。

1 歯科技工領域への汚染拡大とは？

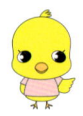

印象体はとにかく水洗するようにと習いました。シンクで水洗すればいいのでしょうか？

口腔内から撤去された印象体・補綴装置は、唾液や血液で汚染されているので、確実に洗浄消毒を行うことで、その後の歯科技工領域への汚染拡大（図22）を防止する必要があります。

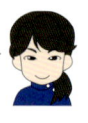

図22　歯科技工領域への汚染拡大

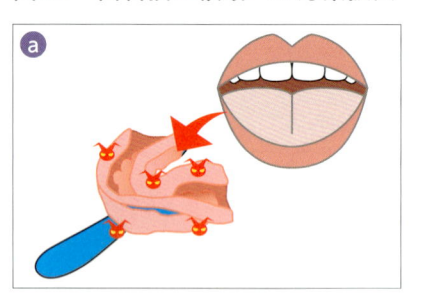

口腔内から撤去された、汚染している印象体・補綴装置。

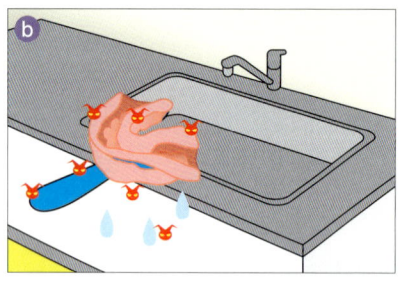

シンクへの運搬時に、唾液等の落下によって環境を汚染する。

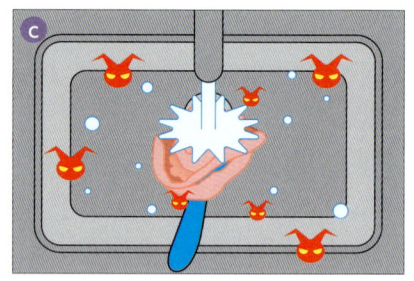

水洗時にシンクとシンク周辺に汚染物が飛散して汚染する。

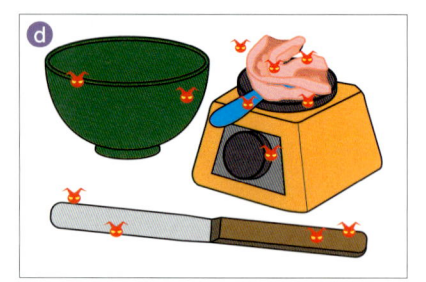

汚染物により歯科技工室や石膏コーナーが汚染する。

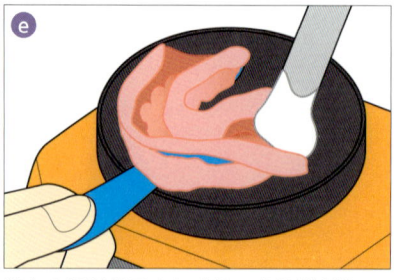

院内の歯科技工士に感染の危険性がある。

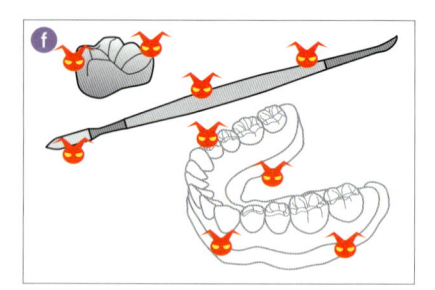

技工器材、模型、補綴装置が汚染する。

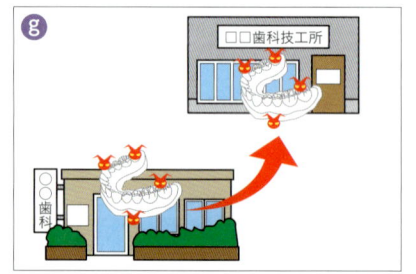

外注歯科技工士に感染の危険性がある。

② ハイゴジェット

ハイゴジェットの効果

　このように、観血処置をともなわない補綴歯科治療であっても、作業環境の汚染や作業者の曝露（細菌・ウイルスにさらされること）への対策を考えなければなりません。そこで有効なのが、ハイゴジェットです（**図23**）。

　ハイゴジェットは、密閉された空間で印象体・補綴装置を洗浄消毒することができます。使用する消毒薬MD520*は、印象体・補綴装置の変形、変質などの悪影響を与えません（**図24**、**表2**）。また、その成分はすべて排水内で分解されるため、生態系にも悪影響を与えません。

* MD520は、アルデヒド、第4級アンモニウム化合物、特殊界面活性剤をベースに補助剤を加えた水溶液。MD520除菌・洗浄液100gには、グルタルアルデヒド50％溶液1g、塩化アルキルベンジルジメチルアンモニウム50％溶液0.5gが含まれている。

図23　ハイゴジェット

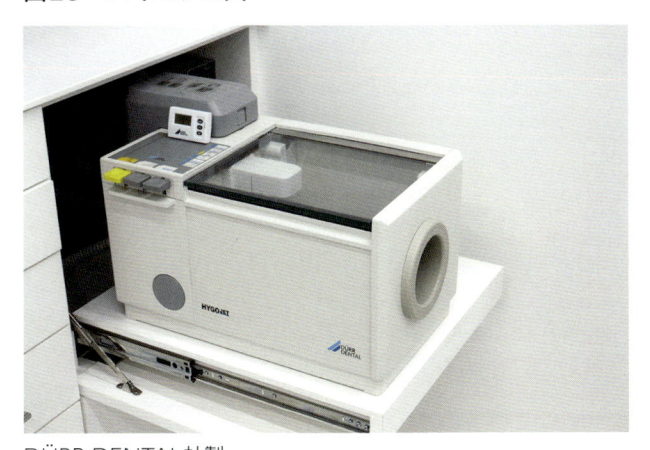

DÜRR DENTAL社製。

図24　ハイゴジェット用の消毒薬

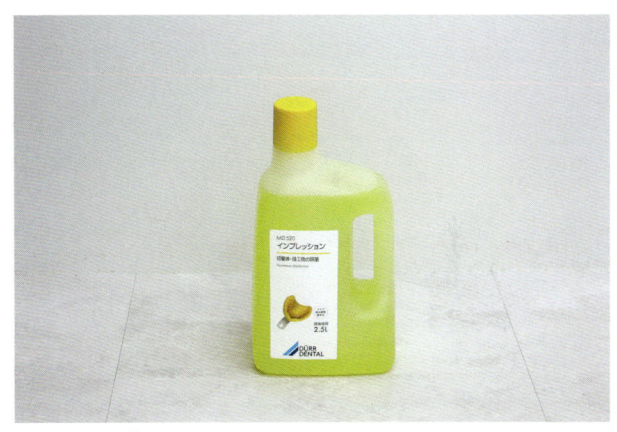

MD520（DÜRR DENTAL社製）。

表2　MD520の細菌学的効果

適用	有効時間
結核菌[1]	5分
バクテリア、真菌類[2]	30秒
B型・C型肝炎、HIVを含むワクシニアウイルス[3]	30秒
アデノウイルス	2分
ノロウイルス[4]	1分

それぞれの菌、ウイルスに対して効果が出るまでの時間を示したものである。

※1　定量浮遊液のテスト（EN14348/EN14563：100％/15分）。
※2　カンジダアルビカンス菌での実験結果。
※3　ロベルト・コッホ研究所（RKI）の推奨事項に基づく（ドイツ健康白書2004年号47、62〜66）。
※4　ネコカリシウイルス（FCV）で代用した。

（文献2より）

ハイゴジェットの使用方法

　以下にご紹介する、印象体・補綴装置の洗浄消毒工程が、ハイゴジェットの庫内で完了します。これにより、汚染の拡大を確実に防止しています。

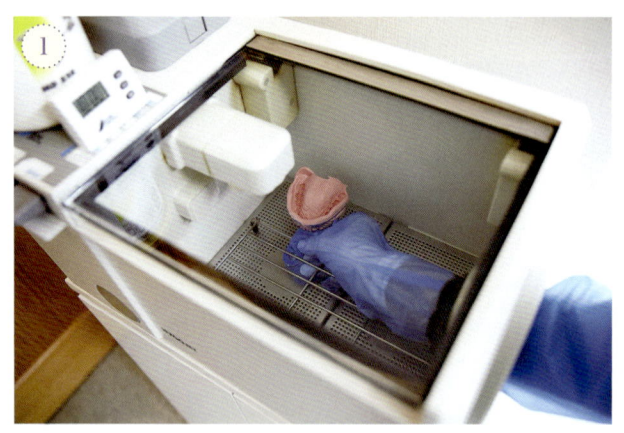

印象体・補綴装置を庫内に入れ、蓋をする。

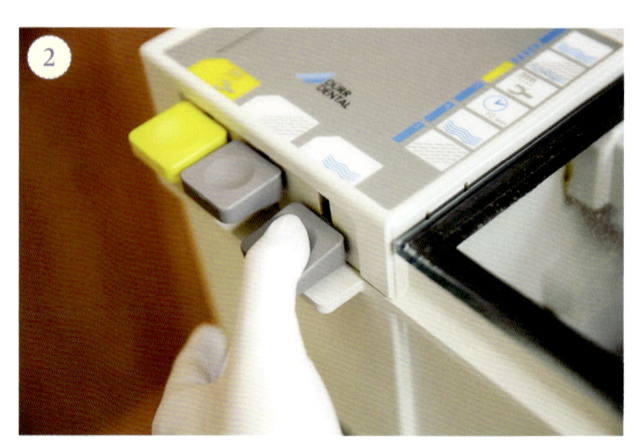

水洗ボタンを押す。

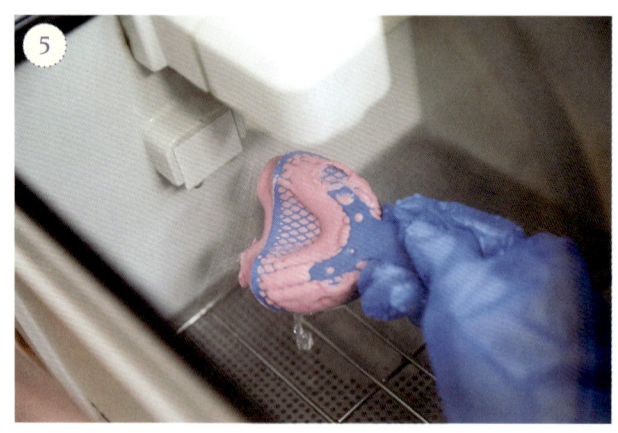

エアブローで水滴を吹き飛ばす。

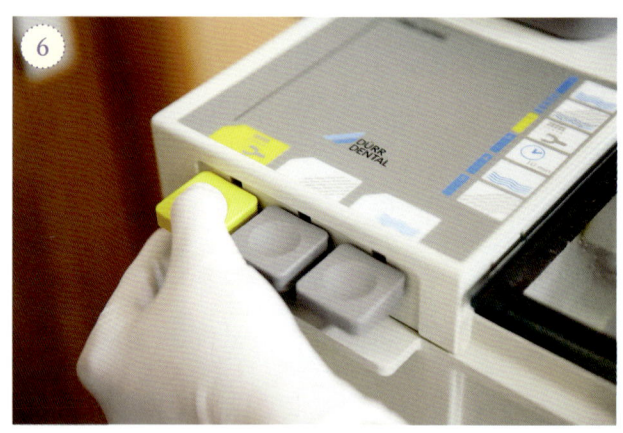

薬液スプレーボタンを押す。

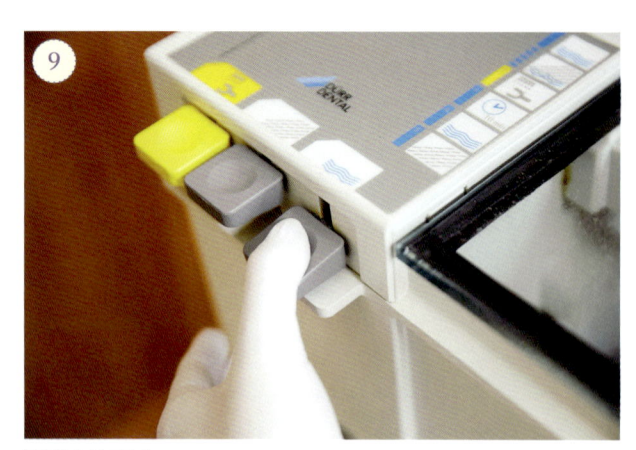

再び水洗する。

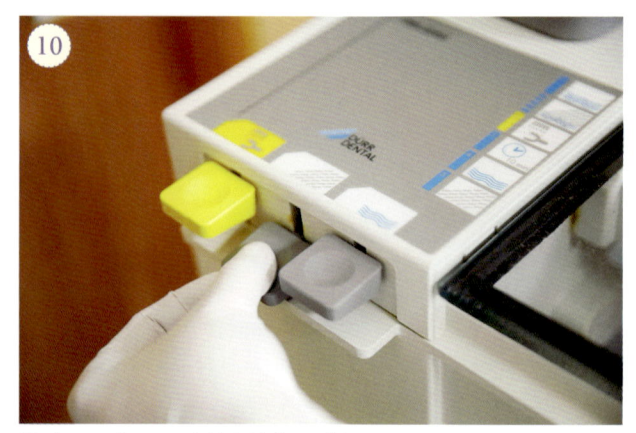

再びエアブローで水滴を吹き飛ばす。

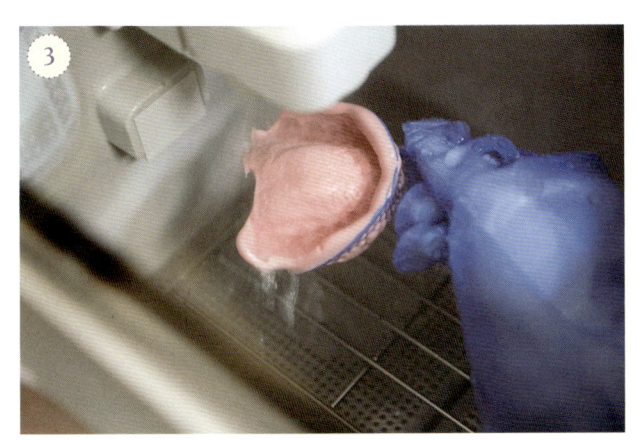

裏表をまんべんなく水洗する（15秒程度）。

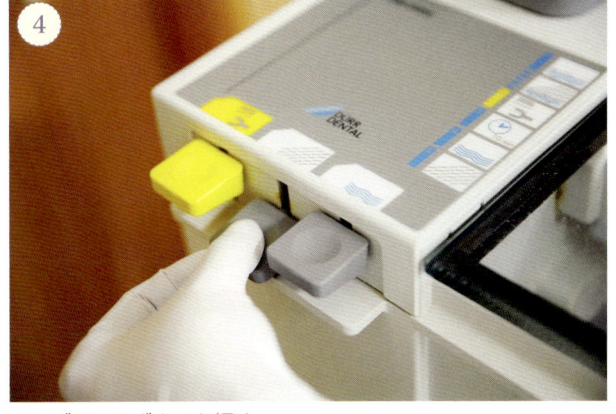

エアブローのボタンを押す。

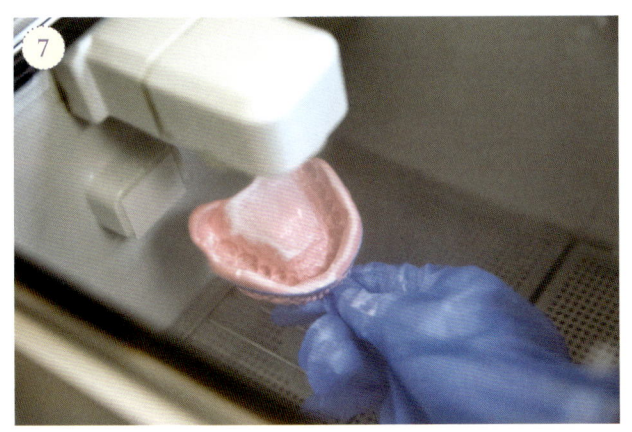

薬液（MD520）を噴霧する。

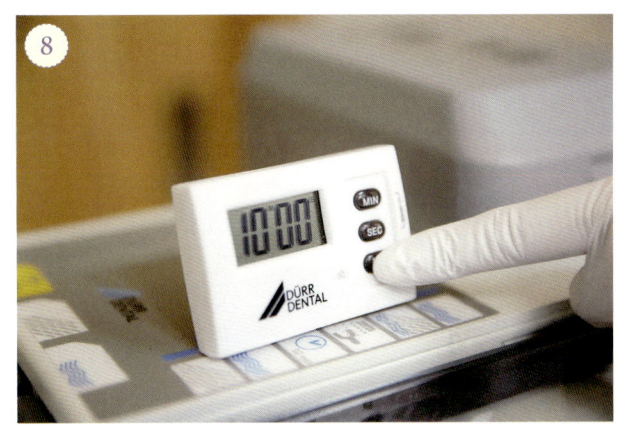

10分間薬液を作用させる。

注意 ▶庫内に印象体・補綴装置を入れたり、洗浄・除菌・乾燥したりする場合は、汚染物質や薬液が付くのを防ぐため、肘まで覆うグローブを装着する。

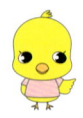

印象体はどうやってハイゴジェットまで運ぶのですか？
そのままだと落としちゃいそうです。

印象体・補綴装置、また唾液や血液が落下しないよう
に、蓋の付いた専用容器で運搬します（図25）。

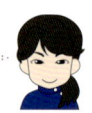

図25　印象体・補綴装置の運搬方法

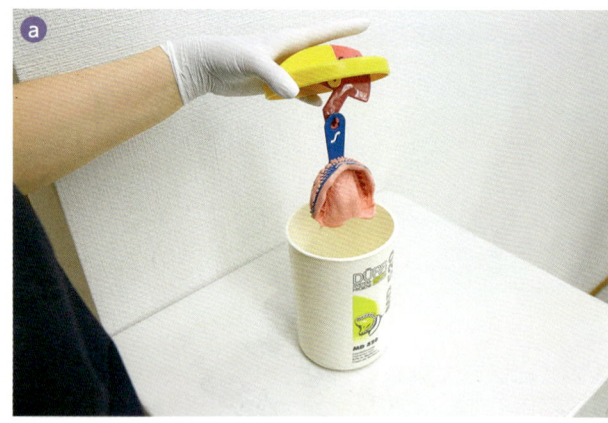
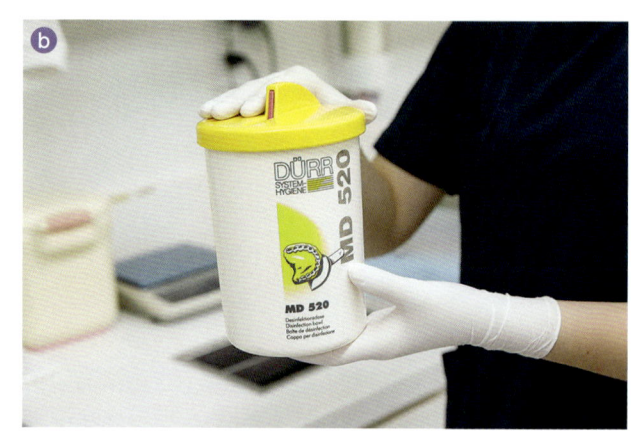

印象体はディスインフェクションコンテイナー（DÜRR DENTAL社製）で運搬する。

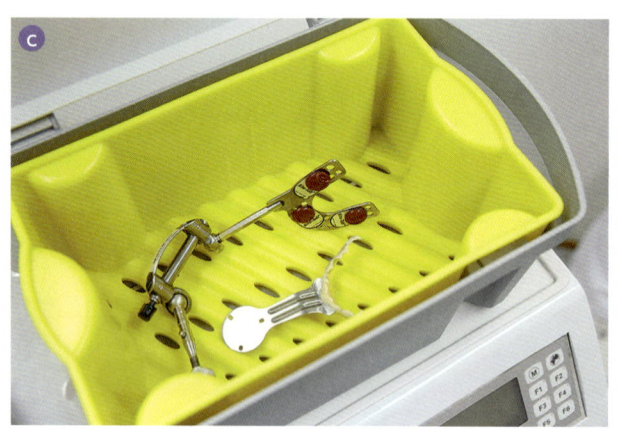
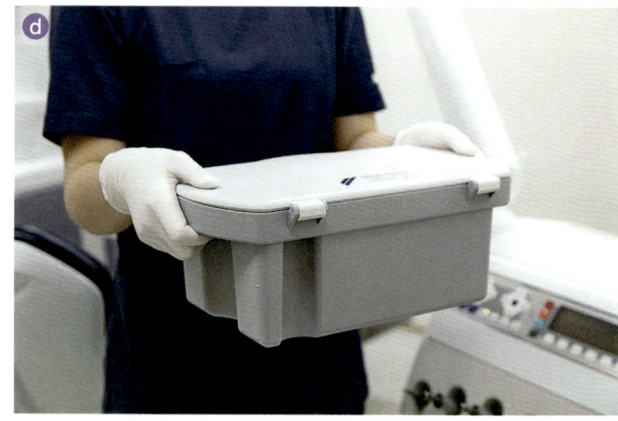

口腔内に挿入した補綴装置などはハイゴボックス（DÜRR DENTAL社製）で運搬する。

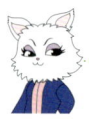

印象体って、血液が付着していることがあるから気に
なっていたのよね。ハイゴジェットを使ってみたいけど、
設置するのはどこでもいいの？

動線分離から、技工室や石膏コーナーへの入口付近
に設置するとよいでしょう（図26）。設置に際し、給排
水回路とエアー回路が必要となります（図27）。電源
回路は必要ありません。

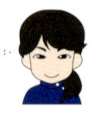

図26　ハイゴジェットの設置例

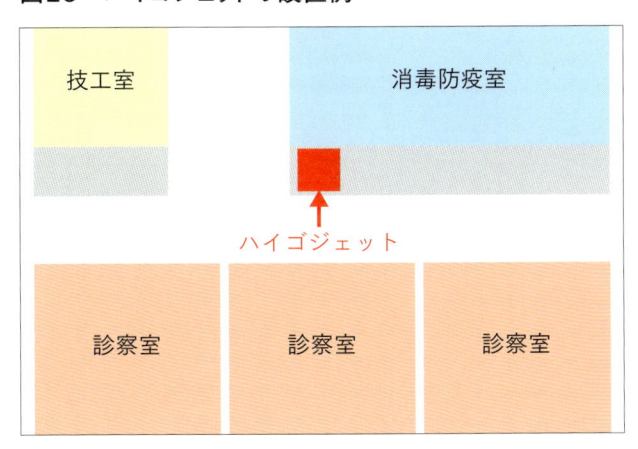

図27　給排水回路とエアー回路

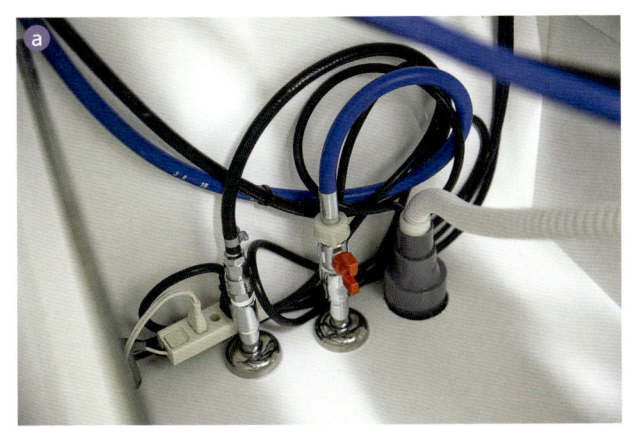

左から、給水用、エアー用、排水用の回路に接続されている。

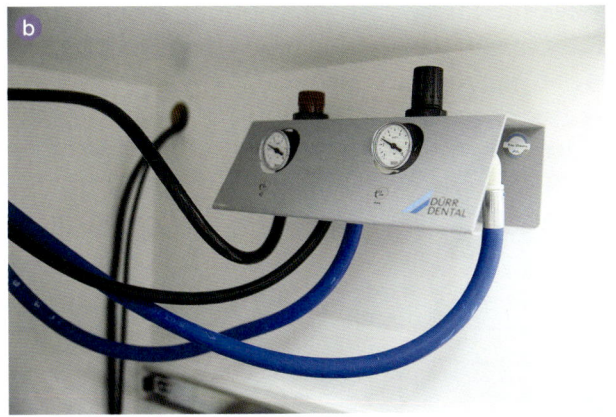

気圧計・水圧計で調整できる。

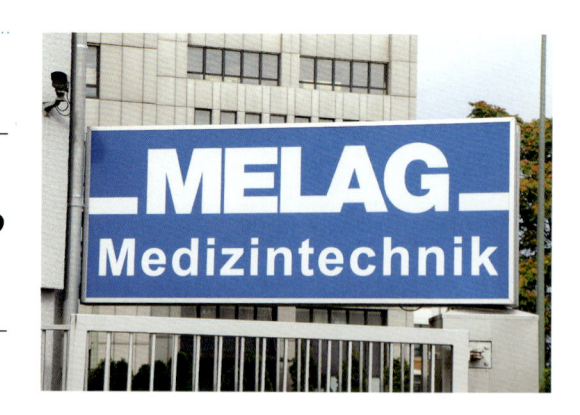

最新ヨーロッパのインフェクションコントロール事情②
小中規模デンタルクリニックから
滅菌専門メーカーMELAGまで

※月刊『ザ・クインテッセンス』2016年1月号より再掲。

はじめに

　小雨の降るなか、2016年9月21日夜遅くにベルリン空港に降り立った。今回の目的はヨーロッパ規格のインフェクションコントロールを見極めることだ。いつもドイツ語の通訳をお願いしている大川友成先生と、デンタルクリニック見学とMELAG訪問の打ち合わせをする。大川先生とは、ハンブルグで自らのラボを経営するドイツ歯科技工マイスターである。最近では、マイスター教官をも務めるドイツ語の達人なのだ。

デンタルクリニック見学

　22日朝一番からベルリン市内の小中規模なクリニック4軒を見学した。どのクリニックでも、デンタルレントゲン（コントロールスイッチは室内配置している）が全室に設置されている。ルーム別に補綴治療や修復処置、根管治療、PMTC等処置が決められて必要な器材が完備されている。また、翌日の患者さんに使用する器材までも準備がなされていた。それゆえ、ドクターやアシスタント、患者さんはいったん入室すると治療終了時まで出室することなく、また治療中に外部から入出室することもない。トリートメントルームでも汚染の区域管理が徹底されているのがうかがえた。

　ドイツでは、インフェクションコントロールは、トレーニングを積むハイジニストが兼任するのが一般的なようである。汚染器材はコンタミネーションコンテナと呼ばれる運搬ボックスに収納してステリライゼーションルームに運ばれる。これなら汚染器材を誤って落下させることもなく、汚染の拡大防止のグッドアイデアと言えよう。これは、日本でもぜひ取り入れたい妙案だ。

　ステリライゼーションルームに入った途端、愕然とした。なぜなら、日本の消毒室とはかけ離れた場景を見せつけられたからだ。どのクリニックもけっして広くはないが、診療時間内にもかかわらず、整理整頓が行き届いて器材の配列秩序が保たれていたのである。まるで、ショールームのように。

　シンクはあくまでも手指衛生用であり、手洗いによる汚染器材の洗浄は一切なく、シンク内やその周りは汚れた形跡すら見当たらない。むろん、すべての洗浄・消毒・乾燥はウォッシャーディスインフェクターが担うことは言うまでもない。ステリライゼーションルームでも汚染の区域管理が徹底されているのがうかがえた。ClassBオートクレーブが1台、クリニックによってはハンドピース用オートクレーブが設置されていた。これらの装置は日本でもお馴染みだが、周辺機器は一変する。どのクリニックにもバリデーションと呼ばれるオートクレーブ滅菌を保証するシステムが取り入れられている。日本のように「オートクレーブさえかければ滅菌した」という色眼鏡は、ドイツでは誰もかけないようだ。

MELAG訪問

　初めて正式訪問した日本人歯科医師としてCEOのChristian Thiede氏の歓迎を受けるが、時間を惜しんで早々にディスカッションを始めた。参加したのはプロダクトマネージメントやディレクターテクノロジーといったプロダクトエンジニアたちだ。著者が日本における汚染器材の再生処理が抱える問題点を説明し、ハンドピース等の

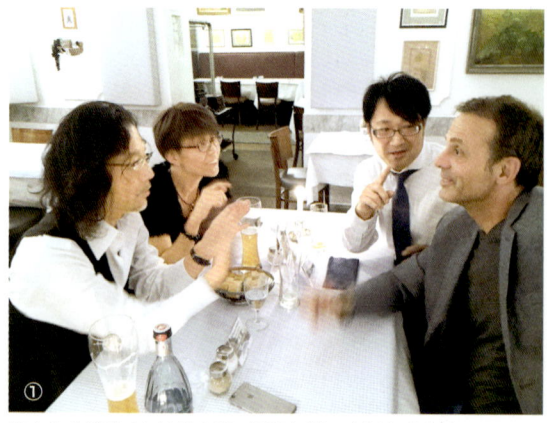
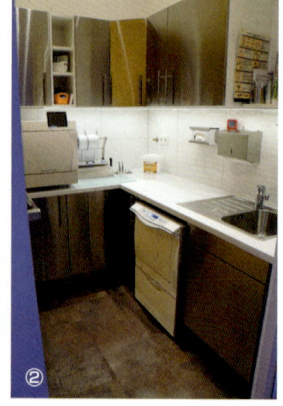

①左から著者（中村健太郎、伊藤磨樹）、大川友成先生、MELAG社取締役Christoph Sandow氏である。初日に招待された夕食は、言わずと知れたドイツ郷土料理だ。
②このクリニックはドクター1名で、1日の患者数が15～25名である。MELAGメラサーム10（ウォッシャーディスインフェクター）1台、バキュクレーブ41B＋（オートクレーブ）1台が設置されている。

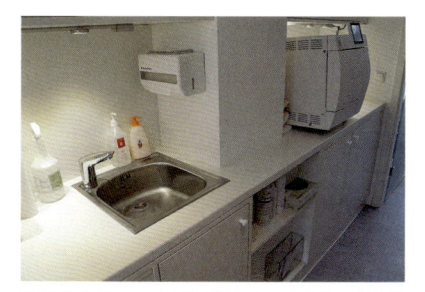

③このクリニックではドクター1名で、1日の患者数が20名である。MELAGメラサーム10が1台、バキュクレーブ41B＋が1台設置されている。シンク内とその周りはまったく汚れていない。

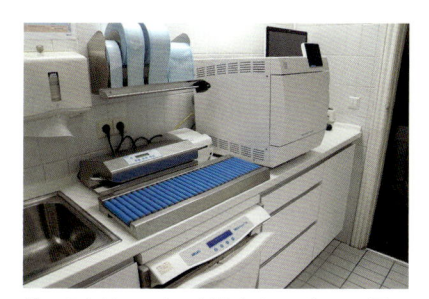

④このクリニックではドクター4名で、1日の患者数が50名である。MELAGメラサーム10が1台、バキュクレーブ41B＋が1台設置されている。自動式バッグシーラーが設置されている。

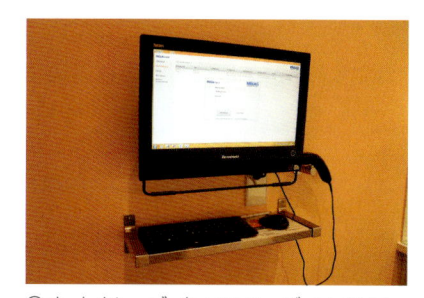

⑤オートクレーブ、ウォッシャーディスインフェクター、バッグシーラー一式をLANによりモニタリングをすることで、洗浄・消毒・滅菌バリデーションを確実なものにしている。

⑥専用アダプターによって中空器材の内部まで洗浄、消毒、乾燥するメカニズムを兼ね備えている。これなら中空器材のディコンタミネーションは確実であると言えるはずだ。

⑦ファクトリー内はゴミ一つ、塵一つ落ちてはいない。組立に使用している工具が整然と並べられている。ファクトリー内のインフェクションコントロールは完璧だった。

⑧その日の夕食は、なんと日本料理、なんと日本料理店。われわれの目前で日本人シェフが料理する鉄板焼きである。今や文化遺産となった和食はブームを通り越えて、ドイツの食生活に欠かすことができないようだ。

⑨MELAG公式フェイスブックには「インフェクションコントロールスペシャリスト中村健太郎先生と彼のチームが、パートナーであるジーシーの木村氏と共に来社した。重要な器材汚染除去の問題についての情報交換ができた。中村先生の卓越した能力に、心からの感謝を」がアップされている。

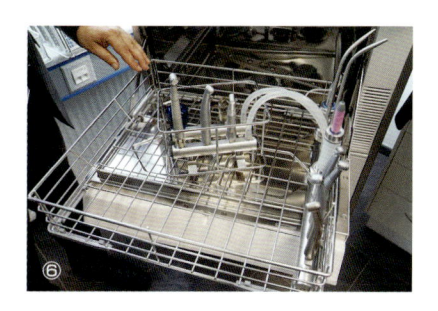

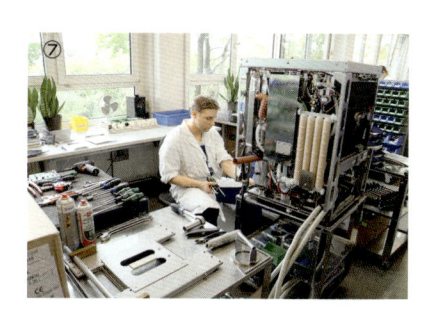

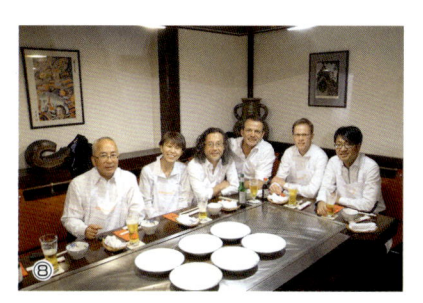

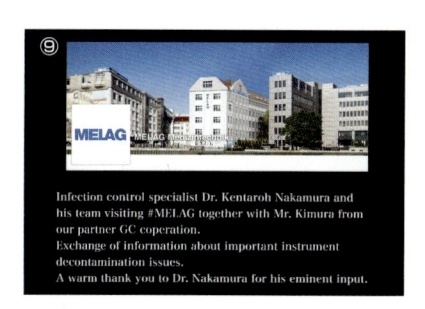

中空器材の消毒や滅菌のヨーロッパガイドラインについて意見交換した。

　次々と、致命的なミスリーディングが露呈する。ヨーロッパ規格ClassB/S/Nはオートクレーブの性能を表す等級ではなく、長さ1.5mのホロー型PCDによる蒸気浸透試験によってClassB/Sに区別されるだけであった。つまり、高い蒸気浸透性を必要とする器材にはClassB、そこまで必要としない器材にはClassS、まったく必要としない器材にはClassNとなる。中空器材の滅菌には蒸気浸透率が要（かなめ）であり、PCDによる妥当性確認バリデーションが必需ということに思わず膝を打ってしまった。日本でのPCDによるバリデーションがないオートクレーブ滅菌は不適当というこ

とになる。また、中空器材は中空の洗浄・消毒・乾燥（アクティブドライング）がもっとも大切であり、それに対応できるウォッシャーディスインフェクターでなければならず、対応できていないウォッシャーディスインフェクターは中空器材のディコンタミネーションが不適当であるということに驚きを隠せなかった。

　MELAG社は、ビジネスオフィス棟と総床面積20,000m²のプロダクトファクトリー棟が隣接している。従業員は330人程度と大がかりな生産ラインではないが、開発と製造、検査を一貫した自社システムを稼動させている。まさしくMade in Germany、Made in Berlinだ。ファクトリー内すべての写真撮影許可が下りたのも、製

品に対する自信の表れであろう。

▎おわりに

　23日朝には、ベルリンに別れを告げ、ヘルシンキへと向かった。市内の中規模なクリニック2軒を見学するためだ。ヘルシンキでは、インフェクションコントロールは3年間トレーニングを積んだ選任者1名のみが担当する。それ以外のインフェクションコントロールはドイツベルリンと何ひとつ違わなかった。1,600kmも離れ、国家も異なるのに、両国すべてのクリニックで同じインフェクションコントロールが実践されている。これこそが、European Norm（ヨーロッパ規格）なのだ。

今回は、MELAG社の営業取締役である、Christoph Sandow氏に評価していただきました。

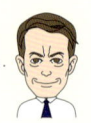

中村先生と彼のチームに初めて会ったのは2011年でした。ドイツで多くのデンタルクリニックを一緒に訪問した際に、日本の歯科医院の改善が必要であることを痛感しました。私たちは患者さんの安全安心のために一緒に努力する意思を固め、お互いに多くのことを学び始めました。
（原文）Als ich Dr. Nakamura und sein Team im Jahr 2011 erstmals traf, war ich schon sehr begeistert über sein profundes Wissen über Patientenschutz und Infektionsprophylaxe in Zahnarztpraxen. In den Jahren danach haben wir sowohl in Japan als auch in Deutschland viele Zahnarztpraxen besucht und dabei festgestellt, wie groß das Potential für Verbesserungen noch sein kann. So haben wir uns vorgenommen, gemeinsam für einen noch besseren Schutz der Patienten zu arbeiten und dabei auch viel voneinander gelernt.

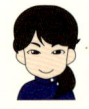

はい。私も実際にドイツの歯科医院を見学した時、日本との違いに本当に驚きました。どの歯科医院も感染予防が万全ですよね。

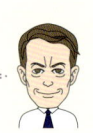

そう、ドイツの歯科診療に対するガイドラインは非常に厳しく、ドイツ当局による感染予防の定期的な審査が行われています。中村先生と私は、そのガイドラインの要求に集中して取り組み、日本の歯科医院で取り入れやすいように努力しました。
（原文）Die Richtlinien für Zahnarztpraxen in Deutschland sind sehr streng und es erfolgen regelmäßige Überprüfung des Infektionsschutzes durch Mitarbeiter der deutschen Behörden. Dr. Nakamura und ich haben uns sehr intensiv mit den staatlichen Forderungen beschäftigt und versucht, daraus Empfehlungen auch für die Zahnärzte in Japan abzuleiten.

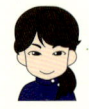

2016年に当院のステリライゼーションルームを見ていただきましたが、いかがでしたか？

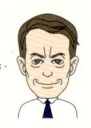

日本を訪れた時は大きな喜びでいっぱいでした。なぜなら、やまもと歯科醫院のステリライゼーションルームは私からの要求をすべて実現していたからです。もちろん、これには投資が必要ですが、それは患者さんと歯科医院のスタッフへの安全性への投資であり、より良いワークフローと時間の節約が歯科医院の運営にも有益となるのです。やまもと歯科醫院のステリライゼーションルームは、理想的な見本となることでしょう。また、山本先生達も、患者さんの安心安全のために、さらなる多くのことを提供すると私は確信しています。
（原文）Bei meinem letzten Besuch in Japan stellte ich dann mit großer Freude fest, dass in der Zahnarztpraxis von Dr. Yamamoto alle Forderungen perfekt umgesetzt wurden. Natürlich sind damit zusätzliche Investitionen verbunden aber es sind Investitionen in die Sicherheit für die Patienten und das Praxisteam und durch einen deutlich besseren Workflow und die Einsparung von Zeit lohnt sich diese Investition auch wirtschaftlich für die Praxen. Ich bin sicher, dass dem guten Beispiel von Dr. Yamamoto noch viele folgen werden um ihren Patienten einen noch besseren Schutz zu bieten.

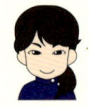

ありがとうございます！　Sandowさんは、感染管理についてどのようにお考えでしょうか？

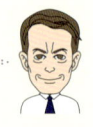

たとえば、飛行機に搭乗した乗客には、100％安心安全の権利があります。したがって、使用される機器（航空機）の選択や品質、人員（パイロットやすべてのスタッフ）の教育に対して一切の妥協は許されません。歯科医院も同様に、すべての患者さんに対して100％の安全性を保証しなければなりません。すなわち、診療器材の汚染除去および滅菌に関しても100％安全でなければならないのです。中村先生と彼のチームが、この高い要求に応えるべく取り組んでいることに心から尊敬します。
（原文）Jeder Passagier, der in ein Flugzeug steigt, hat das Recht auf 100％ - ige Sicherheit. Kompromisse bei der Auswahl und der Qualität der verwendeten Geräte（Flugzeuge）und der Ausbildung des Personals（Piloten, Service-Personal）dürfen nicht gemacht werden. Genauso wie in der Zahnarztpraxis, wo jeder Patient das Recht auf 100％-ige Sicherheit hat. Die Auswahl der verwendeten Geräte und die verwendeten Verfahren müssen absolut sicher sein. Wir können dankbar sein, dass Dr. Nakamura und sein Team diese Forderungen so konsequent vertreten.

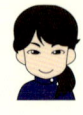

100％の安全を保証するのはとても大変なことですが、今後も患者さんや自分たち自身のために努力を続けます！

著者推奨製品

製造・販売元 ▌ キヤノンライフケアソリューションズ（モリタ）

分類	製品名
中型全自動高圧蒸気滅菌器	エルクレーブ・フルオート MAC-N350

製造・販売元 ▌ 竹虎

分類	製品名
ガウンセット	OPセット　Aタイプ／Bタイプ
	インプラントアシストセット

製造・販売元 ▌ カボデンタルシステムズジャパン

分類	製品名
ハンドピース自動注油機器	クアトロケアプラス　2124A

【主な付属品】
イントラマチックケアカプリング（3個）、マルチフレックスケアカプリング（1個）、クアトロケアスプレープラス（1本）

分類	製品名
水消毒システム搭載歯科用トリートメントユニット	ESTETICA E70／E80 Vision
水消毒システム消毒剤	オキシゲナル6
サクション・排水回路洗浄剤	デカセプトルゲル

製造・販売元 ▌ メディコムジャパン

分類	製品名
マスク	プロレーン®マスク リラックス
	セーフマスク®テイラーメイド
グローブ	メディコム®セーフタッチ® ニトリルグローブ パウダーフリープラチナホワイト
個人防護具	セーフマスク アイウェア
排唾管	サライバエジェクター

製造・販売元 ▌ 3Mジャパン

分類	製品名
個人防護具	マスクにくっつくアイガード歯科用

製造・販売元 ▎ **ジーシー**

分類	製品名
高圧蒸気滅菌器	**バキュクレーブ31B＋** ● バキュクレーブ31B＋一式＆メラデム40一式セット ● バキュクレーブ31B＋一式 ● 水処理装置メラデム40一式 ● メラデム40コネクションセット31B＋用

【主な付属品】
バキュクレーブ31B＋本体、トレイ トレイマウントA用 メラグ用（5枚）、トレイマウントA メラグ用（1個）、トレイリフタ メラグ用（1個）、チャンバーフィルタキー（運搬ベルト用）メラグ用、運搬用ベルト メラグ用一式、ヒューズ 16A（2個）メラグ31B＋用、排水用ホース メラグ31B＋用、非常時ドア アンロック用レバー、外部給水用コネクション、ドレインホースストッパー、チューブアダプター用アングルブラケット、チューブアダプターNW6-NW15、チューブアダプター用ナット、ホースクランプφ16-27/9、オーバーフロー用ホース 31B＋用、フィリップスねじ M4×10、シリコンチューブ（φ6x1.5×0.04m、φ6x1.5×0.26m）、Tピース 152805タイプ12、プレッシャーロックバック 31B＋用、角カスト28Mメラグ用、メラプリント42、メラプリント42 ロール紙（5ロール）、メラプリント42 インクリボン、縦置きホルダラック メラグ用、メラコントロール（インジケータ250枚）、メラシール 100＋ スタンドタイプ、メラフォルロールタイプ（幅50mm、100mm、200mm）、ディスポフィルタ　他

分類	製品名
高圧蒸気滅菌器	**メラクイック12＋**

【主な付属品】
メラクイック12＋本体、小型部品インサート付汎用バスケット メラクイック12＋用、バスケットホルダ メラクイック12＋用、バスケットリフタ、外部給水容器（ホース・ケーブル付）、外部排水容器（ホース・ケーブル付）、エアー用フィルター、ISOアダプタ付きラック メラクイック用、丸型ホルダ付きラック メラクイック12＋用、滅菌バックホルダ メラクイック12＋用、コンパクトPCD（インジケータストリップ100枚入）、メラプリント42　他

分類	製品名
超音波洗浄機	**ハイパワーソニックHS-Ⅰ**

分類	製品名
ウォッシャーディスインフェクター	**メラサーム10**

【メラサーム10専用アクセサリ（オプション）】
メラサーム10用　ワイヤーバスケット
＜外部洗浄用アクセサリ＞
● 基本バスケット
　インジェクションバスケット、ベーシックバスケット、インジェクションバスケット 11ノズル付
● インサートラックおよび洗浄バスケット
　インスツルメント洗浄バスケット小1/6、インスツルメント洗浄バスケットGタイプ2/6、インスツルメント洗浄バスケット大2/6、インスツルメントバスケット用ニードルチッププレート、スモールコンテナー
● 積み重ね式インサートラックおよびバスケット（フレックスシステム）
　印象用トレー用ラック、ピンセット用ラック、フレックスバスケット1、フレックスバスケット2、フレックスバスケット3、フレックスバスケット 6ホースガイド付
● 積み重ね式バスケット用付属部品（フレックスシステム）
　フレックスバスケット1用フタ 網目14mm、フレックスバスケット1用フタ 網目20mm、フレックスバスケット2用フタ 網目20mm、フレックスバスケット3用フタ 網目14mm、フレックスバスケット用トップフレーム クランプ2個付、トップクレーム用クランプ、フレックスバスケット用インスツルメントホルダ（60個入）
● 洗浄カートリッジおよびインサート
　カートリッジスタンド3、カートリッジスタンド4、洗浄カートリッジ（突起物ガード付）、洗浄カートリッジ（突起物ガードなし）、洗浄カートリッジ用仕切り、洗浄カートリッジ用突起物ガード、洗浄カートリッジ用保護インサート
＜内部洗浄用アクセサリ＞
● アダプタおよびフィルタ他
　ハンドピースアダプタ①、ハンドピースアダプタ②、ハンドピースアダプタ③、2回路分配アダプタ、3回路分配アダプタ、アダプタスペーサー、アダプタ用フィルタディスク（10枚入り）、アダプタ用リューザーブルフィルタ、インジェクタノズル用固定スプリング、インジェクタノズル、ロッキングスクリュー、インスツルメント用洗浄カプセル、インスツルメント外部注水回路用アダプタ
● ホースおよびホース接続他
　ステンレス天板、洗浄剤：ND メディクリーンデンタル（5L）、中和剤：ND Z デンタル（5L）、リンス剤：ND メディクラーデンタル（1L）、水質調整塩（2kg）、トレイスタンド HW-1用
● メディコム40コネクションセット メラサーム10用
　外部給水用コネクション、ドレインホースストッパー、チューブアダプター用アングルブラケット、チューブアダプターNW6-NW15、チューブアダプター用ナット、ホースクランプO16-27/9、オーバーフロー用ホース 31B＋用、フィリップスねじ M4×10、シリコンチューブ、Tピース152805 タイプ12、プレッシャーロックバック 31B＋用　他

製造・販売元 ▌▌▌ デュールデンタルジャパン

分類	製品名
印象体洗浄除菌システム	ハイゴジェット
浸漬消毒用ボックス	ハイゴボックス
浸漬洗浄薬	ID212インスツルメント
	ID213インスツルメント
	ID220バー／リーマー
低水準消毒薬	FD350除菌ワイプ
	FD360レザーケア
	FD366センシティブ
サクション用洗浄消毒薬	オロトルプラス
	MD550スピットンクリーナー
	MD555フロークリーナー
印象体消毒薬	MD520インプレッション
	インプボウル
手指消毒剤	HD435クレンジングローション
吸引システム活用容器	オロカップ

製造・販売元 ▌▌▌ **大王製紙**

分類	製品名
ペーパータオル	エルフォーレ ペーパータオル

参考文献

〈Chapter1〉

1. 中野雅子, 小澤寿子, 木村泰子, 鰕原治子, 新井 高. 歯科用エアータービンハンドピース単体でのサックバック防止効果. 日歯保存誌 2011; 54(4): 269-275.

2. Ozawa T, Nakano M, Arai T. In Vitro study of anti-suck-back ability by themselves on new high-speed air turbine handpieces. Dent Mater J 2010; 29: 649-654.

3. 小澤寿子. 歯科医療における院内感染対策とタービンハンドピースへの対策. 日顎咬合会誌 2015; 35(3): 272-273.

4. Herd S, Chin J, Palenik CJ, Ofner S. The in vivo contamination of air-driven low-speed handpieces with prophylaxis angles. J Am Dent Assoc 2007; 138: 1360-1365.

5. 中西賢介. ハンドピースの構造とメインテナンス. 日顎咬合会誌 2015; 35(3): 274-275.

6. 満田年宏, 丸森英史(監訳). 歯科医療における感染管理のためのCDCガイドライン. 東京: 国際医学出版, 2004; 26.

7. 厚生労働省医政局歯科保険課長通知. 歯科医療機関における院内感染対策の周知について(依頼). 2017.

8. 嶋 智美, 藤原愛子. 歯科臨床現場における感染予防対策についての実態調査. 静岡県立大学短期大学部 特別研究報告書(平成13・14年度). 2003.

9. 茂木伸夫, 呉橋美紀, 池上由美子, 桃井祐子, 川戸二三江, 島倉洋造. 開業歯科医院を対象とした院内感染予防対策アンケート調査. 環境感染誌 2010; 25(5): 302-309.

10. 厚生労働科学研究費補助金 地域医療基盤開発推進研究事業, 泉福英信. 歯科医療機関おける効果的な院内感染対策の推進に関する研究(平成24年度総括・分担研究報告書). 2013.

11. 満田年宏, 丸森英史(監訳). 歯科医療における感染管理のためのCDCガイドライン. 東京: 国際医学出版, 2004; 23.

12. 満田年宏, 丸森英史(監訳). 歯科医療における感染管理のためのCDCガイドライン. 東京: 国際医学出版, 2004; 24.

13. 岡田寛子, 中島香織, 西村朋子. 手術室における滅菌手袋のピンホール発生度調査. 中四国立病院機構国立療養所看研会誌 2007; 3: 25-28.

14. 古橋正吉. 院内感染を防ぐ, 手洗いと消毒のコツ. 東京: 日本医事新報社, 1990; 91-92.

15. 日本歯科医学会(監修). エビデンスに基づく一般歯科診療における院内感染対策実践マニュアル改訂版. 京都: 永末書店, 2015; 65-67.

16. 田口正博. やればできる! やらねばならぬ! 歯科領域の院内感染予防対策 歯科医療従事者へのSuggestion 21. 東京: クインテッセンス出版, 2017; 83.

17. 島崎 豊, 吉田葉子. 医療器材の洗浄から滅菌まで. 東京: ヴァンメディカル, 2013; 63-69.

18. 藤井 昭. 実践消毒マニュアル(第一版). 東京: リスタークラブ(殺菌消毒剤研究会), 2014; 2-5.

19. 弥山秀芳, 高田秀穂, 三箇山宏樹, 川瀬恭裕, 勢力勝昌, 北国美幸, 中矢秀雄, 寺村重郎, 安原昭博. 消毒用アルコール綿におけるアルコール濃度の経時的変化. 日病薬誌 2001; 37: 917-920.

20. 西浦郁絵, 松浦由紀子, 田嶋憲子, 平田雅子. アルコール綿の経時的濃度変化-使用までの露出による影響-. 神戸市看護大学短期大学紀要 2003; 22: 49-54.

21. 岡野光雄. 歯科用小器械器具の紫外線による滅菌について. 日本口腔化学会誌 1954; 3(2): 80-83.

22. 田口正博. やればできる! やらねばならぬ! 歯科領域の院内感染予防対策 歯科医療従事者へのSuggestion 21. 東京: クインテッセンス出版, 2017; 22.

23. 日本歯科医学会(監修). エビデンスに基づく一般歯科診療における院内感染対策実践マニュアル改訂版. 京都: 永末書店, 2015; 22-23.

24. 吉川博政, 前田憲昭, 溝部潤子. 歯科医師・歯科衛生士のための滅菌・消毒・洗浄・バリアテクニック 安価で手間がかからない一般歯科治療時の院内感染対策. 東京: クインテッセンス出版, 2018; 45-104.

25. 日本歯科医学会厚生労働省委託事業「歯科保健医療情報収集等事業」. 一般歯科診療時の院内感染対策に係る指針. 2014; 18.

26. 田口正博. やればできる! やらねばならぬ! 歯科領域の院内感染予防対策 歯科医療従事者へのSuggestion 21. 東京: クインテッセンス出版, 2017; 106-109.

27. Spaulding EH, Cundy KR, Turner FJ. Chemical Disinfection of Medical and Surgical Materials. in Disinfection, Sterilization, and Preservation, 2nd Edition, Edited by SS Block, Philadelphia. Lea & Febiger, 1977; 654-684.

28. 日本歯科医学会(監修). エビデンスに基づく一般歯科診療における院内感染対策実践マニュアル改訂版. 京都: 永末書店, 2015; 68-70.

29. 島崎 豊, 吉田葉子. 医療器材の洗浄から滅菌まで. 東京: ヴァンメディカル, 2013; 18-20.

30. 満田年宏, 丸森英史(監訳). 歯科医療における感染管理のためのCDCガイドライン. 東京: 国際医学出版, 2004; 25-30, 71.

31. European Commission. EN13060. http://ec.europa.eu/growth/single-market/european-standards/harmonised-standards/medical-devices_en

32. 藤田憲一. 当医院で行っている滅菌システムの紹介〜タービン編〜. 日顎咬合会誌 2015; 35(3): 276-278.

33. 田口正博. やればできる! やらねばならぬ! 歯科領域の院内感染予防対策 歯科医療従事者へのSuggestion 21. 東京: クインテッセンス出版, 2017; 74-75, 101.

34. 福重真佐子. 歯科用ハンドピースの滅菌にクラスBは必要なのか. デンタルダイヤモンド 2013; 38(1): 158-160.

35. 中村健太郎. 最新ヨーロッパのインフェクションコントロール事情 小中規模デンタルクリニックから滅菌専門メーカーMELAGまで. ザ・クインテッセンス 2016; 35(1): 220-221.

36. 一般社団法人日本医療機器学会. 医療現場における滅菌保証のガイドライン2015. 東京: 一般社団法人日本医療機器学会, 2015; 66-81.

37. 日本薬局方解説書編集委員会. 第十六改正日本薬局方解説書. 東京: 廣川書店, 2011.

38. 一般社団法人日本医療機器学会. 医療現場における滅菌保証のガイドライン2015. 東京: 一般社団法人日本医療機器学会, 2015; 144-152.

39. International Organization for Standardization. ISO11607. https://www.iso.org/home.html

40. 一般社団法人日本医療機器学会(監修), 小林寛伊(編集). 改訂第4版 医療現場の滅菌. 東京: へるす出版, 2013; 143.

41. 一般社団法人日本医療機器産業連合会QMS委員会. 滅菌医療機器包装ガイドライン. 2014.

42. European Commission. EN868-5. http://ec.europa.eu/growth/single-market/european-standards/harmonised-standards/medical-devices_en

43. 満田年宏, 丸森英史(監訳). 歯科医療における感染管理のためのCDCガイドライン. 東京: 国際医学出版, 2004; 27.

44. 一般社団法人日本医療機器学会(監修), 小林寛伊(編集). 改訂第4版 医療現場の滅菌. 東京: へるす出版, 2013; 16-18.

45. 一般社団法人日本医療機器学会. 医療現場における滅菌保証のガイドライン2015. 東京: 一般社団法人日本医療機器学会, 2015; 13-23.

46. 一般社団法人日本医療機器学会(監修), 小林寛伊(編集). 改訂第4版 医療現場の滅菌. 東京: へるす出版, 2013; 36-55.

47. ISO. Internation standard ISO15883-1~4, 2006.

48. Department of Helth. Decontamination Health Technical Memorandum 01-05: Decontamination in primary care dental practices. 2013.

49. 一般社団法人日本医療機器学会(監修), 小林寛伊(編集). 改訂第4版 医療現場の滅菌. 東京: へるす出版, 2013; 16-33.

50. 田口正博. 歯科における石膏模型からの感染予防対策. 日顎咬合会誌 1998; 19(4): 428-435.

51. 石井周子, 向田瑛子. 歯科治療における職業感染 特にHCV感染について. 環境感染誌 1995; 10(2): 48-50.

52. 海江田綱文. 歯科治療とC型肝炎. 第12回日本環境感染学会抄録集, 1997; 95.

53. 篠崎文彦, 早津良和, 岩井正行, 熊谷茂宏, 小浜源郁. わが国における歯科医師のB型肝炎ウイルス感染に関する疫学的調査. 日口外誌 1983；29：1865-1871.

54. 岡田昭五郎. 歯科診療とB型肝炎 -近年の調査報告から-. 口病誌 1981；48(3)：255-260.

55. 日本歯科医学会厚生労働省委託事業「歯科保健医療情報収集等事業」. 一般歯科診療時の院内感染対策に係る指針, 2014；22.

56. 佐藤敏明. 印象模型の消毒洗浄に関する研究. 日本歯技 1989；10(1)：46-50.

57. 安藤申直. 歯科技工士に必要な健康管理の知識（Ⅰ）. 日本歯技 1990；256：17-26.

58. 安藤申直. 歯科技工士に必要な健康管理の知識（Ⅱ）. 日本歯技 1990；257：20-29.

59. 安藤申直. 歯科技工士に必要な健康管理の知識（Ⅲ）. 日本歯技 1990；259：15-22.

60. 一般社団法人日本補綴歯科学会. 補綴歯科治療過程における感染対策指針. 2007.

61. 竹下稔, 島筒裕之, 石田浩, 玉本光弘, 浜田泰三. 洗浄・除菌システム（ハイゴジェットTM）の印象材特性への影響. 補綴誌1991；35：256-261.

62. 満田年宏, 丸森英史（監訳）. 歯科医療における感染管理のためのCDCガイドライン. 東京：国際医学出版, 2004；3.

63. 満田年宏, 丸森英史（監訳）. 歯科医療における感染管理のためのCDCガイドライン. 東京：国際医学出版, 2004；34-37.

64. 日本環境管理学会（編）. 改訂3版 水道水質基準ガイドブック. 東京：丸善出版, 2008；22-24.

65. 玉澤かおる. 歯科用ユニット給水系の微生物汚染. 歯科医療管理学会誌 1985；20：1-2.

66. 八木一枝, 玉澤かおる, 堀内博. 歯科用ユニットの部位別にみた汚染状況. 日歯保存誌 1985；28：243-248.

67. 草野郁子, 玉澤かおる, 堀内博. 歯科用ユニット給水系の汚染原因とその対策. 日歯保存誌 1986；29：412-421.

68. 荒木孝二, 臼井和弘, 毎熊容子, 黒崎紀正. デンタルユニット水ラインの細菌汚染について. 日歯保存誌 2000；43：16-22.

69. 渡邉朱里, 佐藤法人, 苫口進. デンタルチェアーユニット給水系における細菌生息状況調査. 平成21年度日本歯科医療管理学会抄録 2009；44：25.

70. Shearer BT. Biofilm and the dental office. JADA 1996；127：181-189.

71. Barbeau J, Gauthier C, Payment P. Biofilms, infectious agents, and dental unit waterlines: a reviw. Can J Microbiol 1998；44：1019-1028.

72. Meiller TF, Depaola LG, Kelly JI, Baqui AAMA, Turing BF, Falkler WA. Dental unit waterlines: Biofilms, disinfection and recurrence. JADA 1999；130：65-72.

73. 日本歯科医学会厚生労働省委託事業「歯科保健医療情報収集等事業」. 一般歯科診療時の院内感染対策に係る指針, 2014；21.

74. 山本美由紀, 山本司将, 伊藤磨樹. 歯科用診療ユニットにおける給水系の水質検査. 医機学 2018；88(2)：217.

75. Ishihama K, Koizumi H, Wada T, Iida S, Tanaka S, Yamanishi T, Enomoto A, Kogo M. Evidence of aerosolized floating blood mist during oral surgery. J Hosp Infect 2009；71：359-364.

76. 大橋たえみ, 石津恵津子, 小澤享司, 久米美佳, 徳竹宏保, 可児徳子. 歯の切削に伴う飛散粉塵濃度と口腔外バキュームの位置による除塵効果. 口腔衛生会誌 2001；51：828-833.

77. 萩野淳, 野呂明夫, 高橋一祐, 須山祐之, 石井俊文, 宮武光吉. 切削粉塵の伴う微生物粒子による院内感染防止に関する研究. 日歯医療管理誌 1996；31：37-42.

78. 茂木伸夫, 池上由美子, 千葉緑, 浅野良雄. 検証 口腔外サクションは歯科飛沫をどこまで防ぐのか？ 口腔外サクション併用時の飛沫動態の解析. 歯界展望別冊 2010；115(6)：976-980.

79. 日本歯科医学会厚生労働省委託事業「歯科保健医療情報収集等事業」. 一般歯科診療時の院内感染対策に係る指針, 2014；19-20.

〈Chapter 2〉

1. Summary of Infection Prevention Practices in Dental Settings. Centers for Disease Control and Prevention. 2016.

2. Anforderungen an die Hygiene bei der Aufbereitung von Medizinprodukten. Bundesgesundheitsbl 2012；55：1244-1310.

3. Infection Control. World Health Organization 2007.

4. Becker J, Pawelzik J. Anamnese, Befunderhebung, Dokumentation. In: Curriculum Zahn-, Mund- und Kieferkrankheiten. Quintessenz Verlag 2002；Berlin 2：25-33.

5. Sekino S, Ramberg P, Uzel NG, et al. Effect of various chlorhexidine regimens on salivary bacteria and de novo plaque formation. J Clin Periodontol 2003；30：919-925.

6. Herrera D, Roldan S, Santacruz I, et al. Differences in antimicrobial activity of four commercial 0,12% chlorhexidine mouthrinse formulations: an in vitro contact test and salivary bacterial counts study. J Clin Periodontol 2003；30：307-314.

7. Fine DH, Furgang D, Korik I, et al. Reduction of viable bacteria in dental aerosols by preprocedural rinsing with an antiseptic mouthrinse. Am J Dent 1993；6：219-221.

8. Centers for Disease Control and Prevention (2003) Guidelines for Infection Control in Dental Health-Care Settings. MMWR 2003；52 (No. RR-17). (http://www.cdc.gov/mmwr/PDF/rr/rr5217.pdf)

9. Kommission für Krankenhaushygiene und Infektionsprävention Händehygiene. Bundesgesundheitsbl 2000；43：230-233.

10. Technische Regel Biologische Arbeitsstoffe, TRBA 250. Biologische Arbeitsstoffe im Gesundheitsdienst und in der Wohlfahrtspflege. Bundesarbeitsblatt 2003；11 (www.baua.de)

11. Liste der nach den Richtlinien für die Prüfung chemischer Desinfektionsmittel geprüften und von der Deutschen Gesellschaft für Hygiene und Mikrobiologie als wirksam befundenen Desinfektionsverfahren. Stand 2003；31.

12. Benzer H, Brühl P, Dietzel W, et al. Meine Hände sind sauber. Warum soll ich sie desinfizieren? Leitfaden zur hygienischen Händedesinfektion. Wiesbaden mhp-Verlag 1996.

13. Larson E. A causal link between handwashing and risk of infection? Examination of the evidence. Infect Control 1988；9：28-36.

14. Bauer TM, Ofner E, Just HM, et al. An epidemiological study assessing the relative importance of airborne and direct contact transmission of microorganisms in a medical intensive care unit. J Hosp Infect 1990；15：301-309.

15. Pittet D, Dharan S, Touveneau S, et al. Bacterial contamination of the hands of hospital staff during routine patient care. Arch Intern Med 1999；159：821-826.

16. Centers for Disease Control and Prevention. Recommended infection-control practices for dentistry. MMWR 1993；42.

17. Casewell M, Phillips I. Hands as route of transmission for Klebsiella species. Br Med J 1977；2：1315-1357.

18. Verordnung über Sicherheit und Gesundheitsschutz beider Benutzung persönlicher Schutzausrüstung bei der Arbeit (PSA-Benutzungsverordnung-PSA-BV). BGBl 1996；I：1841.

19. Seifert ST. Untersuchung des bakteriellen Infektionspotenzials dentaler Aeorosole. Diss. Marburg. 2000.

20. Pippin DJ, Verderame RA, Weber KK. Efficacy of face masks in preventing inhalation of airborne contaminants. J Oral Maxillofac Surg 1987；45：319-323.

21. Hauptverband der gewerblichen Berufsgenossenschaften (HVBG) Berufsgenossenschaftliche Vorschrift (alt: Unfallverhütungsvorschrift) „Grundsätze der Prävention BGV A1, hier: Vierter Abschnitt „Persönliche Schutzausrüstung". Rubrik Datenbanken 2004. (www.hvbg.de)

22. Biostoffverordnung (BioStoffV). BGBl 1999；I：50-60. zuletzt geändert durch Art. 8 der Verordnung zur Anpassung der Gefahrstoffverordnung vom 29.12.2004, BGBl I：3807.

23. Deutsche Gesellschaft für Krankenhaushygiene (Hrsg.) Anforderungen an Handschuhe zur Infektionsprophylaxe im Gesundheitswesen. Krankenhaushygiene/Hospital Hygiene (2). mhp-Verlag, Wiesbaden 1998；75-78.

24. Olsen RJ, Lynch P, Coyle MB, *et al*. Examination gloves as barriers to hand contamination in clinical practice. JAMA 1993；270：350-353.

25. DIN EN 455-1：2001-01 und 455-2：2001-01 Medizinische Handschuhe zum einmaligen Gebrauch.

26. Centers for Disease Control and Prevention (CDC). Perspectives in disease prevention and health promotion update: universal precautions for prevention of transmission of human immunodeficiency virus, hepatitis B virus, and other bloodborne pathogens in health-care settings. MMWR 1988；38：377-382, 387-388.

27. Martin MV, Dunn HM, Field EA. A physical and microbiological evaluation of the re-use of non-sterile gloves. Br Dent J 1988；165：321-324.

28. Adam D, Bagg J, Limaye M, *et al*. A clinical evaluation of glove washing and re-use in dental practice. J Hosp Infect 1992；20：153-162.

29. DeGroot-Kosocharoen J, Jones JM. Permeability of latex and vinyl gloves to water and blood. Am J Infect Control 1989；17：196-201.

30. Korniewicz DM, Laughon BE, Butz A, Larson E. Integrity of vinyl and latex procedure gloves. Nurs Res 1989；38：144-146.

31. Bagg J, Jenkins S, Barker GR. A laboratory assessment of the antimicrobial effectiveness of glove washing and re-use in dental practice. J Hosp Inf 1990；15：73-82.

32. Burke FJ, Baggett FJ, Lomax AM. Assessment of the risk of glove puncture during oral surgery procedures. Oral Surg Oral Med Oral Pathol Oral Radiol Endod 1996；82：18-21.

33. Burke FJ, Wilson NH. The incidence of undiagnosed punctures in non-sterile gloves. Br Dent J 1990；168：67-714. Bundesgesundheitsbl – Gesundheitsforsch – Gesundheitsschutz 2006；4 Empfehlung.

34. Avery CM, Hjort A, Walsh S, Johnson PA. Glove perforation during surgical extraction of wisdom teeth. Oral Surg Oral Med Oral Pathol Oral Radiol Endod 1998；86：23-25.

35. Otis LL, Cottone J. Prevalence of perforations in disposable latex gloves during routine dental treatment. J Am Dent Assoc 1989；118：321-324.

36. Kotilainen HR, Brinker JP, Avato JL, Gantz NM. Latex and vinyl examination gloves. Quality control procedures and implications for health care workers. Arch Intern Med 1989；149：2749-2753.

37. Cheung LK, Chow LK, Tsang MH, Tung LK. An evaluation of complications following dental extractions using either sterile or clean gloves. Int J Oral Maxillofac Surg 2001；30：550-554.

38. Kommission für Krankenhaushygiene und Infektionsprävention Anforderungen an die Hygiene bei der Aufbereitung von Medizinprodukten. Bundesgesundheitsbl 2001；44：1115-1126.

39. Länderarbeitsgemeinschaft Abfall (LAGA) Richtlinie über die ordnungsgemäße Entsorgung von Abfällen aus Einrichtungen des Gesundheitsdienstes (LAGA-Merkblatt) 2002. (www.rki.de)

40. 一般社団法人日本医療機器学会（監修），小林寛伊（編集）．改訂第4版 医療現場の滅菌．東京：へるす出版，2013；248-251.

41. Ernest Dennhofer. Indicators and sterilization control. Cental Service 2013；5：370-373.

42. Trinkwasserverordnung (TrinkwV) BGBl 2001；I：959.

43. Barbeau J, Tanguay R, Faucher E, *et al*. Multiparametric analysis of waterline contamination in dental units. Applied and Environmental Microbiology 1996；62：3954-3959.

44. Martin MV. The significance of the bacterial contamination of dental unit water systems. Br Dent J 1987；163：152-154.

45. Walker JT, Bradshaw DJ, Bennett AM, *et al*. Microbial biofilm formation and contamination of dental-unit water systems in general dental practice. Appl Environ Microbiol 2000；66：3363-3367.

46. Schulze-Röbbecke R, Feldmann C, Fischeder R, *et al*. Dental units: an environmental study of sources of potentially pathogenic mycobacteria. Tuber Lung Dis 1995；76：318-323. Bundes- gesundheitsbl - Gesundheitsforsch - Gesundheitsschutz 2006；4.

47. Guidetti L, Galiano A, D'Angelo M. Contamination by Legionella spp of dental unit water systems: preliminary results from a survey in al Local Health Authority in Northern Italy. EWGLI Meeting, Chamonix 2004.

48. Fitzgibbon EJ, Bartzokas CA, Martin MV, *et al*. The source, frequency and extent of bacterial contamination of dental unit water systems. Br Dent J 1984；157：98-101.

49. Fayle SA, Pollard MA. Decontamination of dental unit water systems: a review of current recommendations. Br Dent J 1996；181：369-372.

50. Exner M, Haun F, Kocikowski R. Zahnärztliche Einheiten als Kontaminationsquellen für Pseudomonas aeruginosa. Dtsch Zahnärztl Z 1981；36：819-824.

51. Williams HN, Johnson A, Kelley JI, *et al*. Bacterial contamination of the water supply in newly installed dental units. Quintessence Int 1995；26：331-337.

52. Pankhurst CL, Johnson NW, Woods RG. Microbial contamination of dental unit waterlines: the scientific argument. Int Dent J 1998；48：359-368.

53. Medizinprodukte-Betreiberverordnung (MPBetreibV) BGBl 2002；I：3397-3404.

54. Gesetz über Medizinprodukte (MPG) vom 2. BGBl. 1994；I：1963；zuletzt geändert durch Art. 109 V vom.

55. Walker JT, Bradshaw DJ, Fulford MR, Marsh PD. Microbiological evaluation of a range of disinfectant products to control mixed-species biofilm contamination in a laboratory model of a dental unit water system. Appl Environ Microbiol 2003；69：3327-3332.

56. Lee TK, Waked EJ, Wolinsky LE, *et al*. Controlling biofilm and microbial contamination in dental unit waterlines. J Calif Dent Assoc 2001；29：679-684.

57. Montebugnoli L, Chersoni S, Prati C, Dolci G. A between patient disinfection method to control water line contamination and biofilm inside dental units. J Hosp Infect 2004；56：297-304.

58. Bierhenke R, Schmage P. Zur Verbesserung der mikrobiologischen Wasserqualität in zahnärztlichen Behandlungs- einheiten. ZMK 2002；80：550-560.

59. Bierhenke R, Schmage P, Nergiz I, *et al*. Verhinderung der Keimbesiedelung des Kühlwassersystems in zahnärztlichen Behandlungseinheiten. Dtsch Zahnärztl Zeitschr 2001；56：118-121.

60. Santiago JI, Huntington MK, Johnston MA. Microbial contamination of dental units water lines. Short and long-term effects of flushing. Gen Dent 1994；45：528-535.

61. Lewis DL, Arens M, Appleton SS, *et al*. Cross-contamination potential with dental equipment. Lancet 1992；340：1252-1254.

62. Singh R, Bagga BS, Murphy RA, *et al*. Contamination of dental unit cooling water with oral microorganism and its prevention. JADA 1984；109：712-716.

63. Bagga BS, Murphy RA, Anderson AW, Pupwani J. Contamination of dental cooling water with oral microorganisms and its prevention. J Am Dent Assoc 1984; 109:712-716.

64. Scheid RC, Rosen S, Beck FM. Reduction of CFUs in high-speed handpiece water lines over time. Clin Prev Dent 1990; 12:9-12.

65. Miller C. Back flow in low-volume suction lines may lead to potential cross-contamination. RDH 1996; 16:30.

66. Exner M. Hygiene und Mikrobiologie – unter besonderer Berücksichtigung der Wasserversorgung. Hyg Med 2003; 28: 483-494.

67. Jorgensen MG, Detsch SG, Wolinsky LE. Disinfection and monitoring of dental water lines. Gen Dent 1999; 47:152-156.

68. Kommission für Krankenhaushygiene und Infektionsprävention. Anforderungen an die Hygiene bei der Reinigung und Desinfektion von Flächen. Bundesgesundheitsbl 2004; 47:51-61.

69. O'Donnell MJ, Tuttlebee CM, Falkner FR, Coleman DC. Bacterial contamination of dental chair units in a modern dental hospital caused by leakage from suction system hoses containing extensive biofilm. J Hosp Infect 2005; 59:348-360.

70. Barbeau J, ten Bokum L, Gauthier C, Prevost AP. Cross-contamination potential of saliva ejectors used in dentistry. J Hosp Infect 1998; 40:303-311.

71. Mann GL, Campbell TL, Crawford JJ. Backflow in low-volume suction lines: the impact of pressure changes. J Am Dent Assoc 1996; 127:611-615.

72. Watson CM, Whitehouse RL. Possibility of cross-contamination between dental patients by means of the saliva ejectors. J Am Dent Assoc 1993; 124:611-615.

73. Mielke M, Reitemeier B, Neumann K, Jatzmwank L. Zahnärztliche Absauganlagen – ein potenzieller Übertragungsweg für Hepatitisviren. Hyg. Med 2005; 30: 453-458.

74. Medizinprodukte-Betreiberverordnung (MPBetreibV) BGBl 2002; I:3397-3404.

75. Rapisarda E, Bonaccorso A, Tripi TR, Guido G. Effect of sterilization on the cutting efficiency of rotary nickel-titanium endodontic files. Oral Surg Oral Med Oral Pathol Oral Radiol Endod 1999; 88:343-347.

76. Filho IB, Esberard RM, Leonardo R, del Rio CE. Microscopic evaluation of three endodontic files preand postinstrumentation. J Endodontics 1998; 24:461-464.

77. Silvaggio J, Hicks ML. Effect of heat sterilization on the torsional properties of rotary nickel-titanium endodontic files. J Endodontics 1997; 23:731-734.

78. Kazemi RB, Stenman E, Spangberg LS. The endodontic file is a disposable instrument. J Endodontics 1995; 21:451-455.

79. Muller-Bolla M, Lupi-Pegurier L, Velly AM, Bolla M. A survey of disinfection of irreversible hydrocolloid and silicone impressions in European Union dental schools: epidemiologic study. Int J Prosthodont 2004; 17:165-171.

80. Sofou A, Larsen T, Fiehn NE, Owall B. Contamination level of alginate impressions arriving at a dental laboratory. Clin Oral Investig 2002; 6:161-165.

81. Sofou A, Larsen T, Owall B, Fiehn NE. In vitro study of transmission of bacteria from contaminated metal models to stone models via impressions. 2002; 6(3):166-170.

82. Jagger DC, Huggett R, Harrison A (1995) Cross-infection control in dental laboratories. Br Dent J 1995; 179:93-96.

83. Merchant VA. Update on disinfection of impressions, protheses, and casts, ADA 1991 guidelines. J Calif Dent Assoc 1992; 20:31-35.

〈Chapter 3〉

1. 一般社団法人日本医療機器学会（監修）, 小林寛伊（編集）. 改訂第4版 医療現場の滅菌. 東京：へるす出版, 2013；1-2.

2. 日本歯科医学会（監修）. エビデンスに基づく一般歯科診療における院内感染対策実践マニュアル改訂版. 京都：永末書店, 2015；68-70.

3. 一般社団法人日本医療機器学会. 医療現場における滅菌保証のガイドライン2015. 東京：一般社団法人日本医療機器学会, 2015；82-83.

4. 一般社団法人日本医療機器学会（監修）, 小林寛伊（編集）. 改訂第4版 医療現場の滅菌. 東京：へるす出版, 2013；86-97.

5. 日本薬局方解説書編集委員会. 第十六改正日本薬局方解説書. 東京：廣川書店, 2011.

6. 小林寛伊, 大久保憲, 尾家重治. 新版 増強版 消毒と滅菌のガイドライン. 東京：へるす出版, 2015；8-43.

7. 島崎豊, 吉田葉子. 医療器材の洗浄から滅菌まで. 東京：ヴァンメディカル, 2013；63-69.

8. 小林寛伊, 大久保憲, 尾家重治. 新版 増強版 消毒と滅菌のガイドライン. 東京：へるす出版, 2015；44-120.

9. 一般社団法人日本医療機器学会（監修）, 小林寛伊（編集）. 改訂第4版 医療現場の滅菌. 東京：へるす出版, 2013；16-33.

10. 日本歯科医学会（監修）. エビデンスに基づく一般歯科診療における院内感染対策実践マニュアル改訂版. 京都：永末書店, 2015；3.

11. 角野猛. 微生物の発見と性質について（2）. 日本調理科学会誌 2011；44(1):88-93.

12. 満田年宏, 丸森英史（監訳）. 歯科医療における感染管理のためのCDCガイドライン. 東京：国際医学出版, 2004；4-5.

13. Bolyard EA, Tablan OC, Williams WW, et al. Guideline for infection control in heath care personnel. Hospital Infection Control Practices Advisory Committee, 1998.

14. Szymanska J. Exposure to bacterial endotoxin during conservative dental treatment. Ann Agric Environ Med 2005; 12:137-139.

15. Department of Health. Decontamination in primary care dental practices. 2013.

16. Kommission für Krankenhaushygiene und Infektionsprävention. Bundesgesundheitsbl 2000; 43:230-233.

17. Medizinprodukie-Betreiberverordnuug(MPBetreibV). BGBl. 2002; 3397-3404.

18. Kommission für Krankenhaushygiene und Infektionsprävention. Anforderungen on die Hygiene bei der Aufbereitung von Medizinprodukten. Bundesgesundheitsbl 2001; 44:1115-1126.

19. Gesetz über Medizinprodukte(MPG) vom 2. August 1994, BGBl. I :1963; zuletzt geändert durch Art. 109 V vom 25. November 2003, BGBl. I :2304.

20. 満田年宏（監訳）. 医療現場における手指衛生のためのCDCガイドライン. 東京：イマインターナショナル, 2003；9-12.

〈Chapter 4〉

1. University of Leeds. "Hand dryers can spread bacteria in public toilets, research finds." ScienceDaily. ScienceDaily, 20 November 2014. https://www.sciencedaily.com/releases/2014/11/141120082136.htm.

2. Ishihama K, Koizumi H, Wada T, Iida S, Tanaka S, Yamanishi T, Enomoto A, Kogo M. Evidence of aerosolized floating blood mist during oral surgery. J Hosp Infect 71:359-364, 2009.

〈Chapter 5〉

1. 一般社団法人日本医療機器学会（監修）, 小林寛伊（編集）. 改訂第4版 医療現場の滅菌. 東京：へるす出版, 2013；17-19.

2. Prüfung und Deklaration der Wirksamkeit von Desinfektionsmitteln gegen Viren. Bundesgesundheitsbl - Gesundheitsforsch – Gesundheitsschutz. 2004; 47:62-66.

あとがき
～ヨーロッパ基準に準拠した歯科医院のための感染対策～

患者さんの誰もが「医療現場で感染したくない」との思いから、医療の安全への関心が高まっています。それゆえに、患者さんの誰もが清潔で安全な歯科医院での歯科治療を願っています。

かつて中村歯科醫院では、清潔で安全な歯科医院となるべく、その当時では最良と言われた感染対策を実践し来院される患者さんの願いに応えるように努めました。その結果、安全安心な歯科医院として評判が広まり、増患、増収となりました。患者さんの誰もが納得する感染対策を実践することが、歯科医院の差別化戦略となったのです。また、優秀な歯科衛生士の人材の確保にも役立ちました。

反対に、万が一病院感染を発生させてしまったら、歯科医院の評判を落とすだけでなく、医療訴訟に発展しないとも限りません。正しい感染対策を実践することは患者さんの安全管理だけでなく、歯科医院経営の安全管理（リスクマネジメント）にもつながるのです。

しかし、「ハンドピースを滅菌すれば……」「クラスBオートクレーブなどの高性能な滅菌機器を購入すれば……」「ていねいな用手洗浄を施行すれば……」といった "あいまいな" 感染対策の情報が氾濫していることが正しい感染対策の実践を邪魔立ていたのです。これこそが日本規格のインフェクションコントロールと言っても過言ではありません。

ひとたび口腔内に手指や滅菌した器材を挿入したら、それは唾液に汚染された湿性感染性物質（コンタミネーション）となります。装着した補綴装置や印象体もコンタミネーションとなります。洗口したスピットンや吸引したカニューレ、サクションシステムもコンタミネーションとなります。そうして、その手指や汚染器材あるいは補綴装置や印象体から診療室や消毒室へ、そして歯科医院全体へと汚染が拡大していくのです。また、エアロゾルやさまざまな湿性感染粉塵が浮遊することで、診療室から歯科医院全体へと汚染が拡大していくのです。これこそが院内における職業感染、院内感染を発生させ

る原因なのです。ゆえに、汚染の拡大を阻止するディコンタミネーションが、感染対策となるインフェクションコントロールの基本となります。すなわち、6つのコンタミネーションルート別にRKIガイドラインに準拠する感染経路別予防策（トランスミッション-ベースドプリコーション）を講じることが、もっとも適切な「歯科医院のための感染対策」となるでしょう。

RKIとはロベルト・コッホ研究所（Robert Koch Institut）と呼ばれるドイツ連邦共和国連邦中央行政機関保健省の研究機関であり、ヨーロッパ規格を管理する欧州標準化委員会（CEN）を統括しています。したがって、RKIガイドラインこそがヨーロッパ規格であると言えるのです。

そのガイドラインでは、汚染器材の洗浄・消毒・滅菌は、歯科医院のためのリスク分析によって、その方法や手順が明確に示されています。また、汚染の拡大のリスクがもっとも高い手指は、環境汚染対策も含めた手指衛生（グローブも含む）の徹底方法や手順が示されています。「歯科医院のための感染対策」にはRKIガイドラインによるインフェクションコントロールが不可欠なのです。しかし、今後の感染対策の変遷により、2012年に改訂されたRKIガイドラインであっても幾度となく更新されることでしょう。

最後になりましたが、このような執筆の機会を与えてくださったクインテッセンス出版株式会社、編集に尽力していただいた長谷川 恵氏、すばらしい写真を撮影していただいた鈴木敦詞氏、そしてイラストレーターの吉田真琴氏にお礼を申し上げます。

本書が、正しいインフェクションコントロールを学ぼうとする方々にとってお役に立つことを願って、"序" とします。

2018年7月
中村健太郎

索引

執筆者一覧

監修・執筆

中村健太郎（なかむら・けんたろう）

Shurenkai Dental Prosthodontics Institute 院長

博士（歯学）

日本補綴歯科学会 専門医・指導医

Infection Control Research Center センター長

執筆（掲載順）

山本司将（やまもと・もりまさ）

やまもと歯科醫院 院長

博士（歯学）

日本補綴歯科学会 専門医・指導医

一般社団法人日本医療機器学会 第1種滅菌技師

NPO法人日本・アジア口腔保健支援機構 第二種歯科感染管理者

伊藤磨樹（いとう・まき）

Shurenkai Dental Prosthodontics Institute 歯科衛生士

一般社団法人日本医療機器学会 第2種滅菌技士

NPO法人日本・アジア口腔保健支援機構 第二種歯科感染管理者

Shurenkai感染管理担当

山本美由紀（やまもと・みゆき）

やまもと歯科醫院 歯科衛生士

一般社団法人日本医療機器学会 第2種滅菌技士

NPO法人日本・アジア口腔保健支援機構 第二種歯科感染管理者

Shurenkai感染管理担当

イラスト

吉田真琴（よしだ・まこと）

メディカル・デンタルイラストレーター

弓矢図版工房

博士（歯学）

写真

鈴木敦詞（すずき・あつし）

フォトグラファー

クインテッセンス出版の書籍・雑誌は、歯学書専用
通販サイト『**歯学書.COM**』にてご購入いただけます。

PC からのアクセスは…

歯学書　検索

携帯電話からのアクセスは…
QR コードからモバイルサイトへ

QUINTESSENCE PUBLISHING
日本

決定版　歯科医院のための感染対策
ヨーロッパ基準のインフェクションコントロール

2018年 9 月10日　第 1 版第 1 刷発行

監　著　者　　中村健太郎
　　　　　　　なかむらけんたろう

著　　　者　　山本司将 / 伊藤磨樹 / 山本美由紀
　　　　　　　やまもともりまさ　いとうまき　やまもとみゆき

発　行　人　　北峯康充

発　行　所　　クインテッセンス出版株式会社
　　　　　　　東京都文京区本郷 3 丁目 2 番 6 号　〒113-0033
　　　　　　　クイントハウスビル　電話(03)5842-2270(代表)
　　　　　　　　　　　　　　　　　　(03)5842-2272(営業部)
　　　　　　　　　　　　　　　　　　(03)5842-2278(編集部)
　　　　　　　web page address　http://www.quint-j.co.jp/

印刷・製本　　サン美術印刷株式会社